TRAITÉ PRATIQUE

DES

MALADIES DES FEMMES

ET

DES JEUNES FILLES

GUIDE MÉDICAL DES FAMILLES

PAR

PAUL LANDRY

Docteur en médecine de la Faculté de Paris,
Membre titulaire de la Société homœopathique de France,
Correspondant de la Société des Sciences médicales de l'arrondissement de Gannat,
Médecin des Dispensaires homœopathiques,

Avec Figures intercalées dans le Texte,

DESSINÉES ET GRAVÉES PAR VIEN

TROISIÈME ÉDITION

SOIGNEUSEMENT REVUE ET CONSIDÉRABLEMENT AUGMENTÉE.

PARIS

CHEZ L'AUTEUR, 122, RUE DU BAC,

JULES MASSON, LIBRAIRE,

rue de l'Ancienne-Comédie, n° 26.

1869

TRAITÉ PRATIQUE

DES

MALADIES DES FEMMES

ET

DES JEUNES FILLES

Cet ouvrage étant la propriété de l'auteur, tout exemplaire non revêtu de ma signature sera réputé contrefait

J. LECERF, IMPRIMEUR DE LA COUR IMPÉRIALE ET DE LA MAIRIE,
RUE DES BONS-ENFANTS, 46.

TRAITÉ PRATIQUE

DES

MALADIES DES FEMMES

ET

DES JEUNES FILLES

GUIDE MÉDICAL DES FAMILLES

PAR

PAUL LANDRY

Docteur en médecine de la Faculté de Paris,
Membre titulaire de la Société homœopathique de France,
Correspondant de la Société des Sciences médicales de l'arrondissement de Gannat,
Médecin des Dispensaires homœopathiques,

Avec Figures intercalées dans le Texte,

DESSINÉES ET GRAVÉES PAR VIEN

TROISIÈME ÉDITION

SOIGNEUSEMENT REVUE ET CONSIDÉRABLEMENT AUGMENTÉE.

PARIS

CHEZ L'AUTEUR, 122, RUE DU BAC,

JULES MASSON, LIBRAIRE,

rue de l'Ancienne-Comédie, n° 26.

1869

AVERTISSEMENT

DE CETTE TROISIÈME ÉDITION

———

Lorsqu'un livre qui n'a pas l'attrait d'un roman ou d'une actualité, politique ou autre, arrive aussi promptement que celui-ci à une honorable notoriété, on est en droit de supposer qu'il répond à un besoin réel et qu'il vient à son heure. Deux éditions successives n'ont pas épuisé la vogue de cet ouvrage ; c'est pourquoi nous nous déterminons à publier aujourd'hui une troisième édition. Rien n'a été négligé pour que, digne en tous points de ses devancières, elle leur fût supérieure sous quelques rapports. Le lecteur en jugera. Nous espérons que les personnes qui composent notre public, et avec lesquelles nous demeurons en communion d'idées, continueront d'apprécier nos efforts et de nous lire avec le même intérêt.

PRÉFACE

DE LA SECONDE ÉDITION

Lorsque, après de longues hésitations, l'auteur se détermina enfin à faire paraître cet ouvrage, il n'était pas sans quelque appréhension. Si désireux que l'on puisse être de rendre service, si sûr que l'on soit de ses bonnes intentions, on peut être encore plus certain que ces intentions et ces désirs seront souvent dénaturés, travestis quelquefois, et toujours en butte à des interprétations plus ou moins malveillantes. Cette épreuve n'a pas manqué à notre modeste essai. Plusieurs personnes, parmi lesquelles il est regrettable de pouvoir signaler des confrères, ont pris la peine de s'occuper de ce livre, pour en critiquer, assez amèrement d'ailleurs, et l'esprit, et l'opportunité, et bien d'autres choses encore. L'auteur n'a aucun motif de dissimuler que cette épreuve lui fut alors très pénible. Heureusement, il y eut de larges compensations. D'autres médecins, de ceux-là qui ne se croient pas obligés d'accepter des idées toutes faites et des formules de convention, ont prodigué à l'auteur des témoignages de sympathie et l'ont encouragé à persévérer courageusement dans la voie qu'il s'était tracée. Et le public, auquel ce livre s'adresse, pour qui il est fait, le public, disons-nous, l'a accueilli avec une faveur marquée dès sa première apparition. Le secret de cet empressement, le voici. Pénétré de l'importance, presque de la sainteté de sa mission, l'auteur a voulu que son livre pût être lu avec une entière sécurité par tous ceux et celles qu'il intéresse, chefs et mères de familles, maîtresses et institutrices, personnes vouées à la vie religieuse ; sans excepter ceux qui, ayant reçu la mission sacrée de guider les consciences, sont quelquefois appelés à donner des conseils dont personne ne méconnaîtra l'importance. On peut être assuré que ce but a été atteint ; car l'auteur a reçu encore à ce sujet des félicitations et des encouragements des personnes le mieux placées pour apprécier la haute moralité de son œuvre.

Il y a bien là de quoi dédommager amplement des criailleries et des clameurs intéressées de quelques adversaires trop particulièrement prévenus. L'auteur se sent fort de ces suffrages honorables; et c'est pour lui comme un engagement de chercher à mériter de plus en plus les témoignages d'estime et de sympathie que ce livre lui a valus.

La première édition de cet ouvrage, bien que tirée à plusieurs milliers d'exemplaires, a été rapidement épuisée. Celle que nous présentons aujourd'hui a été l'objet des soins les plus attentifs. Elle a été complètement revue; et l'on s'est appliqué d'une manière toute particulière à faire disparaître les imperfections et les défauts qui avaient été signalés dans la première édition. Le caractère étant plus compacte, on a pu, sans rendre le livre beaucoup plus volumineux, y introduire des additions considérables. Le nombre des figures a été notablement augmenté; il en a été de même pour les observations, qui intéressent généralement, et dans lesquelles les malades peuvent retrouver et saisir plus facilement les symptômes signalés. De plus, le traitement homœopathique, entièrement omis dans la première édition, a été indiqué dans celle-ci à propos de chaque maladie. Enfin, rien n'a été négligé pour que ce petit ouvrage devînt de plus en plus digne de la faveur dont le public l'a honoré jusqu'à ce jour. Si ce résultat est obtenu, nous serons amplement payé de nos peines.

AVANT-PROPOS

DE LA PREMIÈRE ÉDITION

Le livre que j'offre au public répond à un besoin général de notre époque. Aujourd'hui, on aime assez à se rendre un peu compte de tout; il existe, d'ailleurs, une tendance manifeste à vulgariser la science et à la rendre accessible, autant que faire se peut, à toutes les intelligences. Il est toujours bon de porter la lumière quelque part; et ceux-là seuls s'en plaindront, qui croient avoir le droit de conserver pour eux seuls le privilége de l'instruction.

La médecine ne pouvait demeurer étrangère à ce mouvement des idées. Aussi, déjà plusieurs bons livres ont été publiés dans le sens que je viens d'indiquer. D'autres suivront sans aucun doute; et dans un avenir prochain, les personnes du monde les plus étrangères à notre art se trouveront quelque peu initiées aux connaissances médicales. Doit-on conclure de là que les gens du monde trouveront ainsi moyen d'apprendre la médecine et de pouvoir faire concurrence aux médecins? Il serait insensé de le prétendre, et je ne m'arrêterai pas à combattre une pareille utopie.

Le *Traité des maladies des femmes et des jeunes filles* sera lu avec fruit par les sages-femmes, souvent consultées sur ces matières, et pour lesquelles il n'existe, que je sache, aucun ouvrage spécial de la nature de celui-ci. Mais ce livre s'adresse aussi aux gens du monde et en particulier aux mères de famille, aux maîtresses et institutrices, et en général à toutes les personnes qui ont pour mission de s'occuper de l'éducation de la femme. Elles trouveront ici d'utiles renseignements et des indications dont, je l'espère, elles apprécieront la portée.

Quelques mots maintenant sur le plan général de l'ouvrage.

On ne doit pas s'attendre à trouver ici une description complète et détaillée de toutes les maladies spéciales à la femme. Il eût fallu, pour remplir ce programme, écrire plusieurs volumes comme celui-ci, ce qui nous eût entraîné trop loin. D'ailleurs, il ne faut pas oublier que si telle question présente un grand intérêt pour une personne, elle n'en offre aucun pour une autre et réciproquement. Et puis, certains détails, certaines nuances seront très-difficiles à faire saisir par des personnes étrangères à l'art de guérir ; et il faut bien savoir que les particularités relatives à chaque malade considérée isolément ne peuvent guère être abordées que dans une consultation. J'ai donc dû me borner à noter les faits les plus saillants, et qui présentent le plus grand intérêt pratique. Je me suis pareillement attaché à donner à mes descriptions toute la clarté désirable, et je n'ai rien négligé pour atteindre ce but. A cet effet , je me suis fait aider par un artiste consciencieux, M. Vien, qui a bien voulu dessiner et graver lui-même, d'après mes indications, toutes les figures que l'on trouvera dans ce livre. Ces figures, œuvre d'un homme rompu à ce genre de travail, seront d'une grande utilité pour faire ressortir l'exactitude des descriptions, et initier le lecteur à l'intelligence des faits.

Comme je me préoccupe avant tout de la guérison des malades, et nullement des rivalités d'écoles, il ne paraîtra pas étonnant que, pour ce qui concerne le traitement, je n'adopte aucune méthode exclusivement à toute autre. Je m'explique. Tout le monde sait qu'aujourd'hui l'homœopathie, si vantée par les uns, si décriée par les autres, est parvenue, en dépit d'adversaires aussi passionnés que puissants, à conquérir une place des plus honorables, et à s'imposer, en quelque sorte, par l'évidence des faits. Quelques-unes des observations citées dans cet ouvrage prouveront, et le cas que je fais personnellement de cette méthode, et les services que l'on peut en attendre. Mais si, à mes yeux, l'homœopathie constitue un progrès réel, incontestable, immense, si son efficacité ne peut être mise en doute, il faut cependant reconnaître que, datant d'hier à peine, elle n'a pu encore prendre son entier développement et répondre à tous les besoins de la thérapeutique. Il serait d'ailleurs injuste de méconnaître les services que la médecine traditionnelle a rendus et rend encore tous les jours. J'ai dû à l'une et à l'autre de trop beaux succès, pour rougir de celle-ci ou renier celle-là. Et puis, n'est-il pas évident qu'en adoptant de parti pris l'une des deux méthodes exclusivement, on se prive volontairement, dans bien des cas, de précieux moyens de guérison ? Or, n'est-ce pas là encourir une grave responsabilité ! Certes, en fait des choses de son ministère, le médecin ne relève que de sa conscience. Mais, sans vouloir critiquer ni blâmer personne, je ne puis m'empêcher de regretter que la force du préjugé soit assez grande pour détourner de la bonne voie des hommes honorables et désireux de bien faire.

Chercherai-je maintenant à faire ressortir l'utilité de cet ouvrage? Ce soin me paraît superflu, et le sujet se recommande assez de lui-même. L'étude des maladies spéciales aux femmes est une de celles qui présentent le plus grand intérêt pour le médecin comme pour l'homme du monde. Cette vérité ne sera contestée par personne, si l'on veut bien remarquer que, de la bonne ou de la mauvaise santé de la femme, dépendent en grande partie la santé et parfois la vie des enfants que, d'après les lois de la nature, elle est appelée à porter dans son sein, mettre au monde et nourrir de son lait.

Mais si cette étude est intéressante, il faut reconnaître qu'elle présente des difficultés assez nombreuses. Elle demande, outre un travail sérieux et soutenu, une certaine expérience, et constitue véritablement pour le médecin une spécialité importante. Or, sans vouloir défendre ici contre quelques esprits chagrins les spécialités en médecine, je tiens cependant à bien établir que cette étude est une des plus fécondes en résultats; elle a toujours produit de grands avantages, non-seulement pour le progrès de la science, mais encore et surtout pour le bien des malades. Du reste, ceux-ci ne s'y trompent pas; et dans les cas graves, ils s'adressent de préférence aux praticiens connus pour s'adonner plus particulièrement à l'étude du mal dont ils sont atteints. J'en ai tous les jours la preuve.

Or, si certaines parties de la médecine peuvent et doivent même donner lieu à des études plus spéciales, cela est surtout vrai pour les affections si nombreuses et si complexes qui font l'objet de ce livre. En effet, les femmes ont le triste privilége d'être sujettes à de nombreuses infirmités, qui peuvent trop facilement dégénérer en affections plus ou moins graves si l'on n'y prend garde, et si l'on n'applique à temps le remède. C'est en vue de prévenir le mal chez les unes, de le guérir chez les autres que je me suis déterminé à faire connaître les résultats de ma pratique. Voué spécialement, depuis plusieurs années, à l'étude et au traitement des maladies des femmes, j'ai pensé que la meilleure manière d'être utile aux malades était de les faire bénéficier directement de mon expérience. Souvent, d'ailleurs, un sentiment de retenue exagérée empêche de s'dresser à l'homme de l'art. Cela n'entraîne pas toujours de fàcheuses conséquences, si l'affection est bénigne. Mais dans le cas contraire, on s'expose à de graves accidents et l'on perd un temps précieux. On trouvera ici quelques indications qui pourront servir de guide suivant les circonstances. Pour les affections légères et de peu d'importance, les malades pourront souvent se soigner elles-mêmes et mettre en usage les moyens indiqués dans le livre. Il ne saurait évidemment en être ainsi dans le cas contraire. Mais les malades pourront juger elles-mêmes de l'opportunité plus ou moins grande qu'il y aurait à s'adresser au médecin. Là est tout l'intêrêt pratique de l'ouvrage.

Dʳ LANDRY.

AVIS.

L'auteur reçoit journellement des lettres de personnes qui désirent le consulter. Afin de donner à l'exposition des faits la plus grande clarté possible, on est prié de vouloir bien indiquer : 1° *L'âge des malades, leur constitution, leur vie ordinaire ;* 2° *les maladies antérieures ;* 3° *le début et la marche de la maladie, ainsi que les traitements déjà suivis ;* 4° *enfin, et surtout, l'état actuel de la maladie dans ses plus grands détails. — Adresser les lettres au docteur* LANDRY, *rue du Bac, 122, Les* **consultations** *ont lieu le* **lundi**, *le* **mercredi** *et le* **vendredi**, de midi à 2 heures.

TRAITÉ

DES

MALADIES DES FEMMES

ET DES

JEUNES FILLES

NOTIONS PRÉLIMINAIRES

Comme je me propose, dans cet ouvrage, de rendre abordables pour les personnes étrangères à la médecine, les questions que je traite, il m'a paru utile d'entrer d'abord dans quelques détails indispensables sur l'anatomie et la physiologie des organes dont on étudiera ensuite les maladies. Il est inutile d'ajouter que je me renfermerai dans les limites du strict nécessaire. Les questions oiseuses seront donc écartées, et je m'efforcerai d'être aussi réservé dans mes descriptions que la matière pourra le comporter.

Je ne me dissimule pas les difficultés inhérentes au sujet que je vais essayer de traiter. Il est bien difficile, en effet, d'être suffisamment clair et intelligible, quand on s'adresse, comme je le fais, aux personnes du monde. Il faut alors tâcher d'éviter deux écueils. Une trop grande prolixité, des détails multipliés, ennuient et fatiguent le lecteur, dont l'attention ne peut rester sans cesse tendue. D'un autre côté, si l'on vise trop à la concision, on s'expose à omettre des particularités intéressantes, et dont la connaissance est peut-être indispensable pour l'intelligence du reste ; je me suis efforcé de ne tomber dans aucun de ces deux excès.

Encore un mot avant d'entrer pleinement en matière. Les descriptions anatomiques sont, à coup sûr, ce qu'il y a de moins intéressant dans tout ce livre. Mais leur connaissance est absolument indispensable, cependant, pour pouvoir se rendre compte de tout ce qui suit. Aussi quelque aride que soit ce sujet, je ne saurais trop conseiller de s'y appesantir le plus possible, et de n'aborder une autre étude que quand on se sera bien rendu compte de l'état et de la disposition des organes. Ce sera la vraie et la seule manière de tirer quelque profit de la lecture de cet ouvrage.

Mais il ne suffit pas encore de connaître, d'une manière plus ou moins approfondie, l'anatomie des organes générateurs de la femme. Il importe encore de pouvoir se rendre compte du jeu et des fonctions de ces mêmes organes à l'état de santé, afin de pouvoir apprécier ensuite, plus nettement, les désordres qui peuvent s'y manifester. Cette nouvelle étude, d'ailleurs fort intéressante, a déjà besoin du secours de l'anatomie pour être bien comprise.

Ces notions préliminaires comprendront, en conséquence, deux parties. Dans la première, je donnerai l'anatomie, c'est-à-dire la description des organes génitaux et urinaires de la femme; la seconde sera consacrée à la physiologie ou étude des phénomènes vitaux ordinaires dont ces organes sont naturellement le siége. — Ce sera seulement après avoir consacré quelque temps à ces questions, que nous pourrons aborder, avec fruit, l'étude des diverses lésions ou altérations dont ces mêmes organes peuvent être affectés.

I. — ANATOMIE.

1. ORGANES GÉNITAUX.

Les organes génitaux de la femme se composent de : 1° la *vulve*, 2° le *vagin*, 3° l'*utérus* ou *matrice*, 4° les *trompes de Fallope*, 5° les *ovaires*. Je procède ici du dehors au dedans, des parties découvertes à celles qui sont cachées. A ces différents organes, il convient de joindre le *sein* ou *mamelle*, qui joue chez la femme un rôle important, et qui, d'ailleurs, peut devenir le siége d'un grand nombre de maladies. A part l'organe de la lactation, tous les autres dont nous avons à nous occuper ici sont reliés ensemble, ou, pour parler plus exactement, ne constituent, à vrai dire, que les différentes parties d'un même tout dont se compose l'appareil de la génération. En effet, chacun a ici son rôle, qui concourt toujours vers le **même** but ; c'est, du reste, ce qui ressortira davantage des **descriptions** qui vont suivre.

L'appareil génital de la femme est tout entier contenu dans la partie inférieure du ventre ou abdomen. Pour l'intelligence de ce qui suivra, j'adopterai, avec les anatomistes, une division de convention, laquelle consiste en ce que l'on considère l'abdomen comme composé de trois régions, en allant de haut en bas (*fig.* 1). Ce sont les

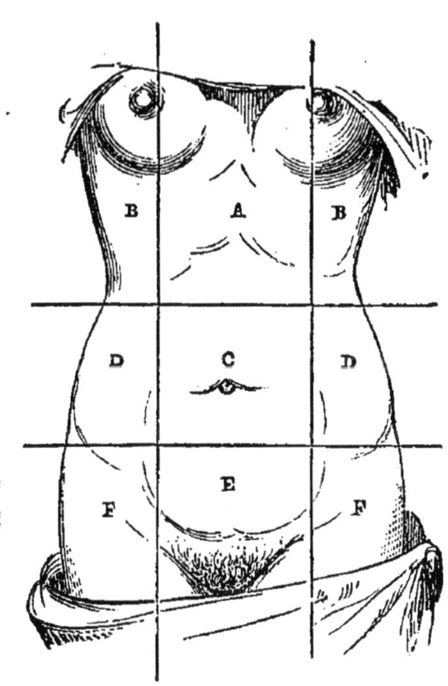

Figure 1.

Cette figure représente les diverses régions du ventre ou abdomen : A, épigastre ou région épigastrique. B B, hypochondres. C, ombilic ou région ombilicale. DD, région lombaire antérieure ou flancs. E, région hypogastrique, hypogastre ou bas-ventre. FF, région ou fosse iliaque, désignée aussi quelquefois sous le nom de région inguinale, région de l'aine.

régions épigastrique, ombilicale et hypogastrique. Chacune de ces régions, ayant une partie médiane et deux
latérales, peut elle-même se subdiviser en trois : ainsi, la
région épigastrique comprend l'épigastre au milieu, et les
hypochondres latéralement. La région ombilicale comprend
de même l'ombilic et les flancs. Enfin, l'hypogastre et
les fosses iliaques constituent la région inférieure.
Inutile sans doute de dire que cette division n'a rien
d'absolu, et que les limites de chaque région ne sont pas
déterminées d'une manière rigoureuse. Telle qu'elle est,
cependant, elle est d'une grande utilité, et sert souvent de
point de repère pour déterminer la position d'un organe.

Nous pouvons maintenant passer à l'étude de chaque
partie.

§ 1er. — VULVE.

La vulve est non-seulement la fente longitudinale qui
se présente tout d'abord quand on examine les parties
génitales de la femme ; on doit encore comprendre, sous
cette dénomination, l'ensemble des parties génitales externes, c'est-à-dire : le pénil ou mont de Vénus, les
grandes et petites lèvres, le clitoris, le méat urinaire, et
enfin les glandes vulvo-vaginales.

1° Le pénil ou mont de Vénus est la partie tout à fait
extérieure et antérieure, nue chez l'enfant, couverte de
poils chez la fille pubère et la femme.

2° Les grandes lèvres (*fig.* 2, *i*), sont deux replis de la
peau qui bordent l'ouverture vulvaire. Elles s'étendent de
la partie inférieure du mont de Vénus jusqu'au périnée
(le périnée est l'espace compris entre l'ouverture postérieure de la vulve et l'anus). Elles se réunissent en cet

endroit et forment une espèce de commissure appelée
fourchette. Leur surface externe est recouverte de poils
plus ou moins abondants dont le bulbe, c'est-à-dire la
partie qui reste cachée sous la peau et qui forme comme
la racine du poil, est sujet à s'enflammer quelquefois.
Leur surface interne est lisse, tapissée par la membrane
muqueuse de la vulve. Elles contiennent dans leur épaisseur un tissu cellulaire graisseux abondant. Leurs surfaces

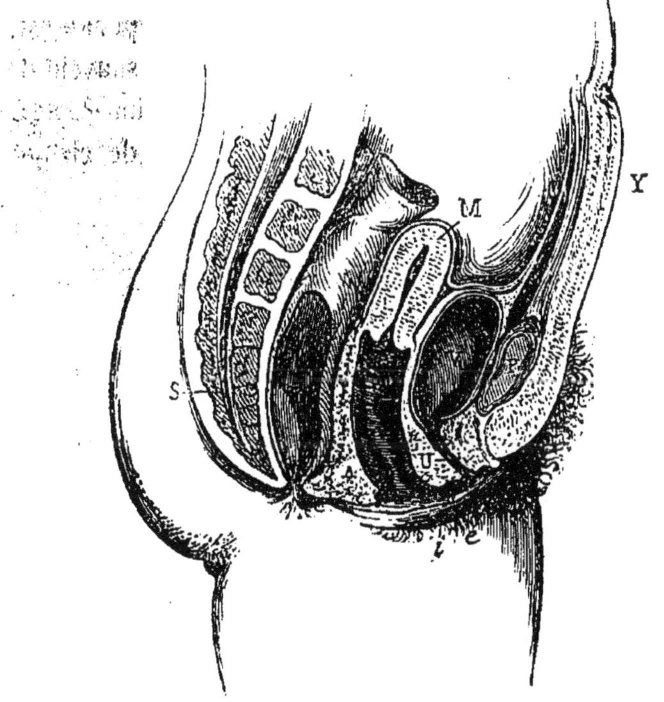

Figure 2.

Cette figure représente les rapports des organes entre eux, vus de
profil. La section a été faite exactement par le milieu du corps. S, os
sacrum. R, intestin rectum se terminant par l'anus ; on a fendu en partie
cet intestin, afin d'en faire voir le calibre. M, matrice. A, vagin. V, vessie. U, canal de l'urèthre. P, os pubis. Y, parois du ventre ; *i*, grandes
lèvres ; *e*, petites lèvres.

tant interne qu'externe sont pourvues d'un grand nombre de follicules sébacés, glandes microscopiques qui sécrètent une matière graisseuse destinée à lubrifier les parties. Ces glandes, classées par les anatomistes parmi les glandes en grappe, se composent d'un certain nombre de cellules, dont le conduit excréteur va se réunir à un ou plusieurs autres pour former, par leur réunion, un canal plus considérable. Chacun de ces canaux débouche directement dans un canal central et unique qui vient s'ouvrir à la surface de la muqueuse. Les follicules sébacés s'enflamment quelquefois, et cette inflammation constitue une maladie que nous étudierons plus loin.

3° Les petites lèvres (*fig.* 2, *e*), situées en dedans des précédentes, sont quelquefois aussi désignées sous le nom de nymphes. Elles sont plus larges en avant qu'en arrière. Leurs deux faces sont recouvertes par la muqueuse vulvaire, et pourvues de follicules mucipares, dont la structure est à peu près analogue à celle des follicules sébacés. Ces follicules, du reste, sont sujets à s'enflammer comme ceux des grandes lèvres. On voit quelquefois les nymphes prendre un développement considérable et acquérir des proportions démesurées. Chez les femmes appartenant à certaines races, ces appendices arrivent souvent à une longueur de 10 à 15 centimètres.

4° Le clitoris est un tubercule situé à la partie antérieure de la vulve, presque caché dans un repli des petites lèvres. C'est un organe érectile, c'est-à-dire susceptible de subir une certaine dilatation ou érection, lorsqu'il est pénétré par une quantité de sang plus grande qu'à l'état ordinaire. Dans ce cas le clitoris se développe et apparaît très distinctement. Sa longueur ne dépasse guère, en moyenne, 6 à 8 millimètres. Mais, chez certaines personnes, ce petit organe prend un développement considérable.

5° En arrière du clitoris, et en avant de la membrane hymen dont je parlerai plus loin, se trouve le méat urinaire, ouverture extérieure du canal de l'urèthre. Je décrirai plus loin ce canal, quand nous étudierons l'anatomie des voies urinaires.

6° La glande vulvo-vaginale est située, ainsi que son nom l'indique, sur les limites de la vulve et du vagin, mais plutôt à la partie postérieure et latérale de celui-ci. Cette glande, de forme aplatie, du volume d'une amande environ, est formée d'un certain nombre de lobes dont chacun est pourvu d'un canalicule excréteur. Ces branches débouchent dans trois conduits qui se joignent ensemble et forment finalement le canal excréteur de la glande qui vient déboucher à la surface de la muqueuse vulvo-vaginale. Ce canal s'ouvre à environ un centimètre au-dessus de la fourchette vaginale. Cette glande paraît destinée à lubrifier le vagin. Nous verrons plus loin les maladies qui peuvent l'atteindre.

§ 2. — VAGIN.

Le vagin (*fig.* 2, A, et *fig.* 3, V) est un conduit membraneux, contigu par une de ses extrémités avec la matrice, dont il embrasse le col, et aboutissant par l'autre à la vulve. Il est de forme à peu près cylindrique ; mais, à l'état de repos, ses parois sont toujours appliquées l'une contre l'autre. Sa longueur ordinaire est de 10 à 12 centimètres ; sa largeur est de 3 centimètres environ. Mais il est très dilatable, et son calibre peut augmenter dans des proportions très grandes.

Si l'on suppose la femme debout, la direction du vagin, à partir de la vulve, est oblique de bas en haut et d'avant en arrière. Son axe forme avec celui de la matrice un angle obtus à ouverture antérieure.

Le vagin est situé dans la partie inférieure de l'hypogastre, en arrière de la vessie et du canal de l'urèthre, auxquels il est d'ailleurs uni par un tissu cellulaire assez serré. Cette circonstance, qui ne doit pas être perdue de vue, donne l'explication de plusieurs cas pathologiques. En arrière du vagin se trouve le rectum, dernière partie de l'intestin, qui vient aboutir à l'anus. Dans sa partie inférieure, le vagin est uni au rectum comme à la vessie.

La surface interne du vagin, auquel on donne aussi quelquefois le nom de conduit vulvo-utérin, est tapissée par une membrane muqueuse qui se continue avec celle de la vulve d'une part, avec celle de la matrice de l'autre.

A l'entrée même du vagin, et tout près de la vulve, la membrane muqueuse forme un repli qui intercepte en partie l'entrée du canal vulvo-utérin, et sépare les parties génitales internes des parties externes et des voies urinaires. Ce repli de la muqueuse a reçu le nom de membrane hymen. L'hymen affecte tantôt la forme d'un croissant, d'une demi-lune; tantôt il forme un cercle complet, perforé au milieu; dans quelques cas cette membrane ne présente aucune ouverture et obture complètement l'entrée du vagin. Nous verrons plus loin quelles conséquences peut entraîner cette conformation. Souvent mince et transparente, cette membrane est quelquefois dure et résistante.

L'hymen est considéré comme l'indice de la **virginité** chez la femme. Cette membrane, en effet, se rompt **ordinairement** aux premières approches sexuelles.

§ 3. — UTÉRUS OU MATRICE.

Cet organe est destiné à la gestation du produit de la conception depuis la fécondation jusqu'à la naissance.

La matrice (*fig*. 2, M. *fig*. 3, U. *fig*. 6 et 7), située dans l'excavation du bassin sur la ligne médiane, est maintenue en place par les ligaments appelés ligaments ronds et ligaments larges, dont nous nous occuperons plus bas.

Considéré isolément et en dehors de l'état de grossesse, cet organe a une forme qui se rapproche de celle d'une poire aplatie d'avant en arrière, la grosse extrémité étant en haut. Les dimensions sont les suivantes : 7 à 8 centimètres de hauteur, 3 à 4 centimètres 1/2 dans la plus grande largeur, sur une épaisseur de 2 centimètres environ. Telles sont les dimensions ordinaires de la matrice quand elle a pris tout son développement. Mais chez les petites filles, aussi bien que chez les femmes qui ont passé la période critique, c'est-à-dire avant et après le temps pendant lequel l'utérus jouit de toute sa vitalité, cet organe a des proportions beaucoup moindres.

La matrice présente à considérer un corps et un col ; l'un et l'autre ont une surface externe et une cavité que l'on étudie séparément.

Extérieurement, l'utérus présente deux faces : une **antérieure**, une **postérieure**. La première (*fig*. 3, A, ou voir la *fig*. 2) est en rapport dans sa partie inférieure avec la **vessie**

et dans sa partie supérieure, que recouvre d'ailleurs le péritoine, avec les circonvolutions intestinales. La face
postérieure, que recouvre aussi en partie le péritoine, est
pareillement en rapport avec les circonvolutions intestinales et médiatement avec le rectum. Il y a aussi un bord
supérieur qui ne présente aucune particularité, et deux
bords latéraux qui donnent attache aux ligaments rond et
large, que nous avons dit destinés à maintenir l'utérus en

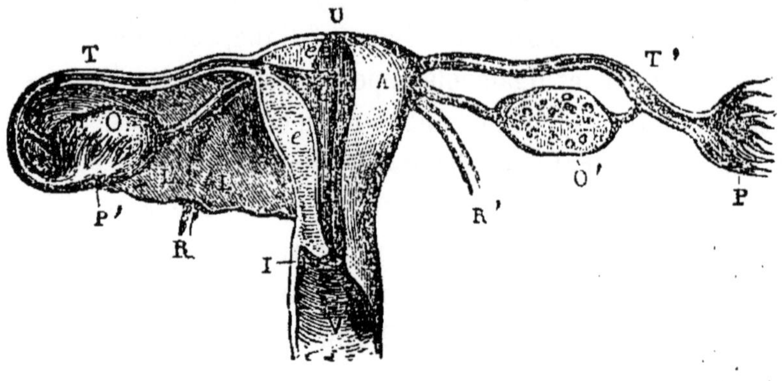

Fig. 3.

Cette figure représente l'ensemble des organes génitaux de la femme,
c'est-à-dire la matrice et ses annexes, vus de face. U, utérus ou matrice.
L'organe est coupé par le milieu, afin de faire voir la cavité C, en même
temps que la partie extérieure et antérieure A. e e, parenchyme ou
tissu propre de l'utérus. I, col de l'organe faisant saillie dans le vagin.
V, le commencement du vagin. TT', les trompes de Fallope. P' P, pa-
villons de la trompe. O O', ovaires. LL, ligament large, qui n'est autre
chose qu'un repli du péritoine. RR', ligament rond. Le pavillon P' est
appliqué sur l'ovaire, du même côté, ainsi qu'il arrive au moment de
l'évolution de l'ovule. La trompe T est fendue dans une partie de sa
longueur pour permettre de voir son trajet et son embouchure dans la
cavité utérine. L'ovaire O' a été coupé par le milieu, afin de faire voir
dans le stroma ou tissu propre, les vésicules de Graaf et les ovules qui y
sont contenus.

place (*fig.* 3, *ll*). La partie inférieure de l'organe, qui va en
s'amincissant, constitue ce que l'on appelle le col (*fig.* 3 I,
fig. 4 *et* 5,) de l'utérus. Celui-ci reçoit sur son pourtour
les insertions du vagin et fait dans ce conduit une saillie
variable suivant les individus, mais toujours plus profonde
en arrière qu'en avant ; cette saillie (*fig.* 4 *et* 5) qui ressemble assez à celle que fait le fond d'une bouteille dans
le corps du vase, est généralement plus accusée chez la
jeune fille et affecte plus franchement la forme conique.
La partie inférieure du col utérin qui proémine dans le
vagin est percée dans son milieu d'un orifice (*fig.* 4 *et* 5, *a*)
petit et circulaire chez les jeunes filles et les femmes sans
enfants, et présentant chez les autres une fente transversale. Cette fente offre à considérer deux lèvres : une

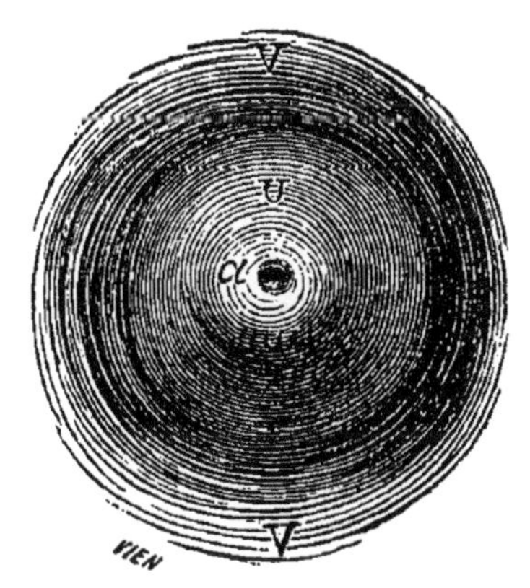

Fig. 4.

Fig. 4. — Col de l'utérus chez la jeune fille et la femme sans **enfants.**
VV, Portion du vagin, relevée comme un doigt de gant. **U, col de**
l'utérus, vu extérieurement. *a*, orifice externe de la cavité du col.

antérieure et l'autre postérieure. L'ensemble, formé par la saillie du col, son ouverture et les deux lèvres qu'elle présente, constitue ce que les anatomistes appellent souvent le museau de tanche, par analogie de configuration.

La capacité intérieure de l'utérus est divisée en cavité du corps et cavité du col.

La cavité du corps (*fig.* 6 et 7, C) est triangulaire et aplatie d'avant en arrière. Ses trois faces, dont la supérieure constitue ce qu'on appelle le fond de l'utérus, ne présente d'ailleurs rien de bien remarquable. Les deux angles supérieurs, dont la forme se rapproche plus ou moins de celle d'un entonnoir, se terminent en haut et sur les côtés par les orifices très petits des trompes de Fallope (*fig.* 3). Quant à l'angle inférieur, son ouverture qui est

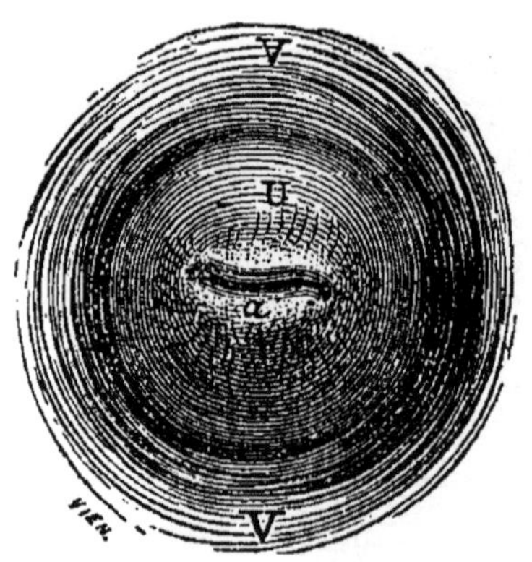

Fig. 5.

Fig. 5. — Col de l'utérus chez la femme ayant eu des enfants.
Les lettres sont les mêmes et donnent les mêmes indications que dans la fig. 4.

moins rétrécie fait communiquer la cavité du corps de l'utérus avec celle du col ; elle constitue l'orifice interne ou utérin du col.

La cavité du col (*fig*. 3, 6 et 7), aplatie aussi d'avant en arrière, un peu renflée vers sa partie moyenne, est un canal de deux centimètres de longueur environ, qui se termine inférieurement par l'orifice vaginal ou externe du col, au museau de tanche.

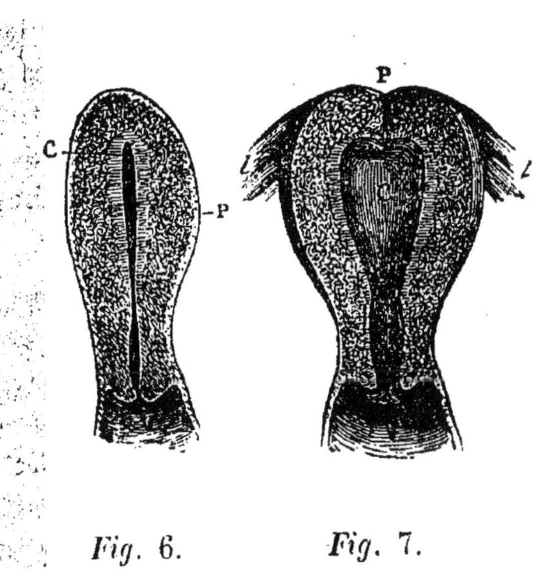

Fig. 6.   Fig. 7.

Fig. 6. — Utérus vu de profil et coupé suivant une ligne qui séparerait exactement sa partie droite de sa partie gauche. Celle qui reste ici est la gauche. C, cavité de l'organe, P, son tissu propre ou parenchyme. V, commencement du vagin.— On peut voir, d'après cette figure, qu'à l'état de vacuité, la cavité utérine est relativement fort petite.

Fig. 7. — Utérus vu de face et coupé suivant une ligne qui séparerait exactement sa partie antérieure de sa partie postérieure. La partie qui reste ici est la partie postérieure.

P, parenchyme ou tissu propre de l'organe. C, sa cavité, *i*, le col de l'utérus faisant saillie dans le vagin. V, commencement du vagin, *l l*, origine des ligaments qui maintiennent l'organe en place.

Du reste, à l'état de vacuité, la capacité intérieure tant du corps que du col de l'utérus est très petite, surtout si on la compare à la totalité de l'organe.

C'est qu'en effet l'utérus est constitué par un tissu propre, appelé aussi parenchyme, qui présente une épaisseur telle qu'à peine reste-t-il un peu d'espace pour former la cavité. Il est facile de se rendre compte de cette disposition en examinant une matrice coupée d'avant en arrière (*fig.* 6). Inutile d'ajouter que, dans l'état de grossesse, les choses . changent complètement, et que si l'utérus prend extérieurement un grand accroissement, la cavité devient proportionnellement plus vaste que les parois.

Le tissu propre de l'utérus est (*fig.* 6 et 7, P.; *fig.* 3, *c c*) très dense, fibreux, résistant. Pendant la grossesse, il prend les caractères du tissu musculaire.

Quelques explications ne seront pas inutiles ici, et je saisis volontiers cette occasion de donner une notion de ce que c'est que le tissu musculaire. Ce n'est autre chose que la chair proprement dite, la viande, si l'on aime mieux. Or, tout le monde sait que la viande présente des fibres dans un certain sens. La réunion d'un certain nombre de fibres constitue un faisceau, et il faut ordinairement plusieurs faisceaux pour faire un muscle. Les muscles jouissent de la propriété de pouvoir se contracter, c'est-à-dire se raccourcir. Cette contraction se fait volontairement pour les muscles de la vie de relation, ceux par exemple à l'aide desquels nous faisons mouvoir nos membres. Quant aux muscles de la vie dite organique, ils entrent en contraction sous l'influence d'autres causes. C'est ainsi que les fibres musculaires de l'intestin agissent et se contractent sans que nous en ayons conscience; de même des autres muscles de la vie organique. Quoi qu'il en soit, la manière dont s'opèrent ces contractions est identique dans l'un et l'autre cas. Chacun des faisceaux, chacune des fibres qui constituent le muscle se contracte isolément, mais avec une force qui paraît égale ; on voit alors, et j'ai pu le constater moi-même, les fibrilles devenir striées, de droite qu'elles étaient d'abord, et c'est ainsi que le raccourcissement s'opère.

Il est facile maintenant de se rendre compte de l'action musculaire. Quel que soit le point auquel elle s'applique, elle rapprochera ou enserrera l'objet. Supposons, par exemple, un muscle qui s'insère à deux os différents ; le résultat de sa contraction sera de les rapprocher l'un de l'autre sous un angle quelconque. Si, au contraire, un muscle est disposé circulairement autour d'un organe ou d'un orifice, ce muscle, en se contractant, tendra à tenir fermé l'orifice ou à diminuer la capacité de l'organe. Nous verrons plus loin quelques-unes des conséquences que l'on peut tirer de ces données. En ce qui concerne l'utérus, la présence de tissu musculaire dans son parenchyme explique admirablement le travail de l'accouchement.

La cavité de la matrice est tapissée par une membrane muqueuse dont l'existence, longtemps contestée, a enfin été mise en pleine lumière dans ces derniers temps. On sait que la membrane muqueuse est aux organes internes ce que la peau est au reste du corps. C'est une muqueuse qui tapisse l'intérieur de la bouche, des intestins, des bronches, des organes génitaux, etc. Mais jusqu'à notre époque on avait pensé que, par une exception d'ailleurs difficile à expliquer, la cavité de l'utérus n'avait pas de membrane muqueuse. Elle existe cependant, cela est maintenant parfaitement prouvé ; et même, ainsi que nous le verrons, cette membrane a ici une importance peut-être plus grande qu'ailleurs, à cause du rôle qu'elle est appelée à jouer dans les phénomènes de la menstruation, de la grossesse et de l'accouchement.

La matrice, comme tous les autres organes, est pourvue de vaisseaux artériels et veineux. Pendant la grossesse, ces vaisseaux prennent un accroissement considérable et affectent une disposition flexueuse.

Quant aux nerfs de l'utérus, peu nombreux sur le corps, ils sont en plus petit nombre encore sur le col de l'organe; leur existence en cet endroit est loin d'être démontrée. C'est sans doute ce qui explique l'insensibilité presque complète de cette partie que l'on peut soumettre à des opérations qui seraient très pénibles ailleurs, sans que les malades en aient à peine conscience. C'est ainsi que, maintes fois, j'ai cautérisé le col au fer rouge sans que la malade ait ressenti la moindre douleur.

Le péritoine recouvre extérieurement l'utérus dans sa partie supérieure, les deux feuillets de cette membrane se rejoignent de chaque côté sur les bords latéraux de l'organe, et de leur réunion résulte un faisceau ligamenteux auquel on a donné le nom de ligament large (*fig*. 3, L L). Le ligament large n'est donc autre chose qu'une expansion du péritoine, membrane séreuse qui tapisse la cavité abdominale et se prolonge sur la plupart des organes contenus dans cette cavité. Ici, la membrane péritonéale est constituée par un tissu plus dense et plus résistant que dans les autres parties où elle s'épanouit.

Le ligament large s'étend des bords de l'utérus aux côtés du bassin, partie osseuse de cette région, où il est solidement fixé. C'est donc ce ligament qui tient en suspension l'utérus dans la cavité du bassin. On considère au ligament large trois ailerons : un inférieur, un moyen, un supérieur.

Dans l'aileron inférieur se trouve compris et comme enclavé le ligament rond, faisceau arrondi qui s'étend du bord de l'utérus à la partie antérieure du bassin, et contribue, avec quelques autres moins importants, à maintenir la matrice en place.

Les ailerons moyen et supérieur contiennent la trompe et l'ovaire dont nous avons maintenant à nous occuper.

§ 4. — TROMPES DE FALLOPE.

On nomme ainsi (*fig*. 3, T T') deux conduits canaliculaires qui naissent chacun de l'un des angles supérieurs de la matrice, se portent en dehors sur les parties latérales, dans l'épaisseur du ligament large. D'abord étroites et rectilignes, les trompes s'élargissent et deviennent flexueuses; de sorte que, dans la dernière partie de leur trajet, elles sont dirigées du côté de l'ovaire, auquel les relie un petit ligament nommé tubo-ovarien. Elles ont une longueur de 10 à 12 centimètres environ. La trompe a deux orifices: l'un, qui aboutit à l'intérieur de la cavité utérine, est, ainsi que nous l'avons dit, assez étroit et se trouve au fond de chacun des angles supérieurs de la partie interne de la matrice. L'orifice externe ou abdominal présente une extrémité libre, flottant librement dans le ventre, et dont la forme particulière mérite de fixer l'attention. En effet, cet orifice est tout à fait évasé, à la manière du pavillon d'un cor de chasse ou d'une trompette; d'où le nom de pavillon de la trompe donné à cette partie (*fig*. 3, P' P). Ce pavillon est découpé dans son contour en franges ou languettes, sortes de découpures à formes variées et plus ou moins profondes, qui ont valu à cette partie le nom de morceau frangé. Souvent une des franges ou découpures adhère à l'ovaire; mais il ne paraît pas que cette disposition soit constante.

Quant au canal de la trompe, il fait communiquer la cavité de la matrice avec celle du ventre. Très étroit d'abord, il s'élargit peu à peu vers sa partie moyenne pour se rétrécir de nouveau avant de donner naissance au pavillon.

La trompe de Fallope, recouverte extérieurement par le péritoine, tapissée à l'intérieur par une muqueuse peu épaisse, est constituée d'ailleurs par un tissu propre cellulo-fibreux assez dense.

Ainsi que nous le verrons plus tard, la trompe est destinée à servir de canal à l'ovule qui se détache chaque mois de l'ovaire pour arriver dans la matrice.

§ 5. — OVAIRES.

Les ovaires (*fig*. 3, O O'), au nombre de deux, sont des organes glandulaires situés de chaque côté de la matrice, dans l'épaisseur du ligament large dont ils constituent un aileron. Ils sont un peu en arrière des trompes de Fallope.

La forme de l'ovaire varie suivant une foule de circonstances, notamment suivant l'âge, l'état de grossesse ou la vacuité de la matrice, etc. Néanmoins, dans les cas ordinaires, l'ovaire représente un corps demi-ovale, aplati d'avant en arrière, d'une longueur de 6 à 10 millim. sur 4 à 5 millim. de large environ.

Le péritoine du ligament large revêt extérieurement l'ovaire qui possède de plus une enveloppe propre sous-jacente à celle-ci. Sous cette double enveloppe se trouve le tissu de l'ovaire; il est mou, rougeâtre, à apparence glanduleuse, parsemé de nombreux vaisseaux sanguins. Ce parenchyme est appelé par quelques anatomistes *stroma* (*fig.* 3, O'), mot qui signifie *nid*, parce qu'en effet il sert de nid aux ovules, et voici comment :

Dans le stroma, on trouve un grand nombre de petits sacs membraneux disséminés, à peine visibles à l'œil nu, auxquels on a donné le nom de *vésicules de Graaf*, du nom de l'anatomiste qui les a le mieux décrites. Ces vésicules, dont on n'a pu connaître la structure qu'à l'aide du microscope, renferment un liquide, au milieu duquel nage l'ovule, d'où dérive l'embryon dans le cas où il y a fécondation. Si l'on veut bien remarquer que la vésicule elle-même est fort petite, on comprendra facilement que l'ovule ne doive pas affecter de grandes proportions. En effet, c'est tout au plus s'il a un diamètre de 1 à 2 dixièmes de millimètre.

Néanmoins, si petit que soit ce corpuscule, c'est lui qui, s'il est fécondé, devient un embryon dont sortira plus tard un nouvel être. Nous verrons plus loin que chaque mois environ, chez la femme bien portante, il se détache un ovule qui chemine à travers la trompe jusque dans la matrice, où il reste s'il a été fécondé, dont il est expulsé dans le cas contraire, exactement comme il arrive pour un œuf de poule, tant il est vrai que tout être vivant sort d'un œuf! On voit donc le rôle important que jouent les ovaires, et dès main-tenant on peut comprendre que, si ces organes sont en souffrance, toute l'économie de la femme peut en ressentir le contre-coup. Nous verrons plus loin que c'est ce qui arrive en effet quelquefois.

§ 6. — MAMELLES.

Situées de chaque côté de la poitrine, à la partie supérieure et en avant, les mamelles (*fig.* 8) sont deux corps dont la forme se rapproche plus ou moins de celle d'une demi-sphère. Au centre s'élève le mamelon (*fig.* 8, M), autour duquel existe un disque rosé ou tirant plus ou moins sur le brun :

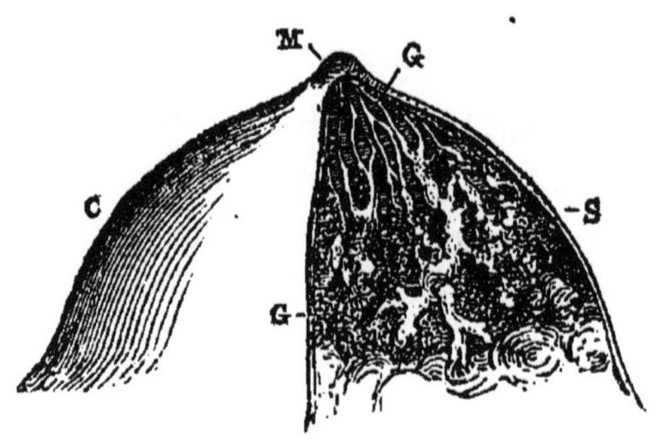

Fig. 8.

REPRÉSENTANT LE SEIN OU MAMELLE.

La partie gauche de la figure représente l'apparence extérieure du sein. La partie droite fait connaître la structure de l'organe.— C, partie externe du sein. GG, divers détails de la glande mammaire et conduits galactophores. M, mamelon. S. tissu graisseux interposé entre les divers éléments de la glande.

c'est l'aréole ou auréole. La peau qui recouvre le sein est d'une finesse remarquable.

La mamelle reste à l'état rudimentaire chez l'enfant. Elle ne commence à se développer chez la jeune fille qu'au moment de la puberté; mais pendant la grossesse, et surtout pendant la lactation, la mamelle prend un développement souvent considérable.

La structure de la mamelle mérite d'être étudiée à cause des maladies fréquentes de cet organe.

Or, si l'on examine le sein de l'extérieur à l'intérieur, on trouve d'abord sous la peau un tissu graisseux abondant, lequel entoure de toute part, en avant comme en arrière et latéralement, la glande mammaire, organe spécial de la sécrétion du lait. Il est très important de ne pas oublier ces rapports de la glande avec les tissus et organes environnants. Il faut savoir aussi que, derrière la couche graisseuse située en arrière de la glande, se trouvent quelques muscles et les côtes.

Quant à la glande mammaire (*fig.* 8, G G), elle présente une masse aplatie, d'avant en arrière, assez irrégulière. Elle est formée de petits lobes blanchâtres, composés eux-mêmes de lobules plus petits. Chaque lobule contient lui-même un certain nombre de grains, de chacun desquels émerge un petit canal qui se réunit à celui des grains voisins pour former un conduit galactophore (qui porte le lait). Le nombre des conduits galactophores n'est pas le même chez tous les sujets; il varie de dix à vingt; ils se dirigent des parties profondes vers l'aréole, sous laquelle ils passent, et viennent s'ouvrir chacun isolément dans le mamelon. Il est à remarquer que ces conduits ne communiquent pas entre eux, et que chaque lobule de la glande est indépendant des autres, disposition avautageuse qui permet, en cas de maladie, que ceux qui sont sains suppléent les autres.

La glande mammaire affecte des dispositions qui l'ont fait considérer par les anatomistes comme le type des glandes en grappes. Cette comparaison est heureuse parce qu'elle donne très bien l'idée de la disposition des divers éléments entre eux.

Du reste, il est bon de remarquer que c'est surtout au moment de l'allaitement que la disposition glanduleuse de l'organe est le plus saillante.

2. — VOIES URINAIRES.

Chez la femme, l'appareil urinaire n'affecte point, comme chez l'homme, des connexions intimes avec les organes de la génération. Néanmoins, les rapports qui les unissent sont encore assez étroits. C'est la seule différence capitale que présente l'anatomie des voies urinaires dans les deux sexes.

Je ferai une rapide description des voies urinaires, afin de rendre intelligible ce que je dirai plus loin relativement aux maladies de cet appareil.

Il se compose de plusieurs organes : 1° le rein ; 2° l'uretère ; 3° la vessie ; 4° enfin le canal de l'urèthre.

§ 1er. — DU REIN.

Le rein (*fig.* 9, R R'), ou plutôt les reins, car il y en a ordinairement deux, sont les organes dans lesquels se forme l'urine.

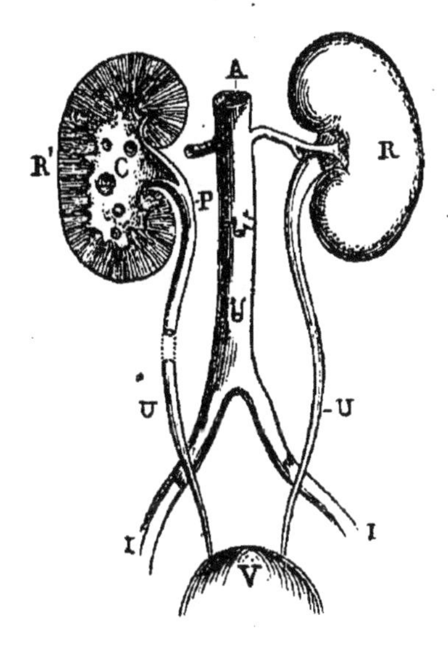

Fig. 9.

REPRÉSENTANT L'ENSEMBLE DES ORGANES ET VOIES URINAIRES.

A, artère aorte qui longe la colonne vertébrale et se divise plus bas en deux autres artères qui sont les iliaques primitives I I. R R', reins. Le rein R' est coupé par le milieu, pour faire voir la structure interne de l'organe. C, calice. P, bassinet. U U, uretère. V, vessie. L'uretère du côté gauche a été coupé, dans une partie de son trajet, pour faire voir son calibre.

Ce sont deux corps glanduleux d'une longueur de 10 centimètres environ, sur 5 à 6 de large. La forme du rein ressemble beaucoup à celle d'un haricot, sauf les dimensions. Sa couleur est d'un rouge lie de vin.

Les reins sont situés dans les hypochondres droit et gauche, de chaque côté de la colonne vertébrale. Ils présentent deux faces, toutes deux convexes et lisses. Par la face postérieure, le rein répond aux muscles de la partie postérieure du tronc qui le séparent des dernières côtes ; la face antérieure est en rapport avec une partie de l'intestin : à droite avec le foie, à gauche avec la rate. Le bord du rein est convexe dans sa partie externe, concave intérieurement ; sur le milieu de ce bord interne se trouve une partie très échancrée, à laquelle on a donné le nom de hile du rein. C'est par cette scissure que pénètre l'artère rénale et que sort l'uretère.

J'ai dit que le rein était un organe glanduleux. Son parenchyme se compose de deux substances principales : l'une externe ou corticale, l'autre interne ou tubuleuse. La première est une sorte d'enveloppe granuleuse assez épaisse. La substance tubuleuse se compose d'une multitude de petits canalicules qui se réunissent deux à deux, quatre à quatre, etc., sous des angles très aigus, formant ainsi des pyramides dont la base pénètre dans la substance corticale ; tandis que le sommet est formé par la réunion de plusieurs tubes s'abouchant dans quelques conduits principaux qui font alors comme une sorte de mamelon. Tous les mamelons du sommet des pyramides rayonnent vers le hile du rein, et par conséquent ont tous une direction opposée ; mais, néanmoins, ils aboutissent en fin de compte dans la même cavité, dont nous parlerons tout à l'heure. Le nombre des pyramides, et par conséquent des mamelons qui constituent leur sommet, varie de 10 à 20.

Chaque mamelon est contenu dans une cavité nommée calice (*fig*. 9, C), à cause de sa ressemblance avec le calice d'une fleur. Généralement, chaque calice reçoit deux mamelons. Les calices sont reçus, à leur tour, dans une cavité plus grande encore en forme d'entonnoir, à laquelle on a donné le nom de bassinet (*fig*. 9, P). Il existe en général une dizaine de calices; il n'y a qu'un seul bassinet. Cette espèce d'infundibulum se rétrécit bientôt, et est continué par l'uretère que nous allons étudier.

§ 2. — URETÈRE.

L'uretère (*fig*. 9, U U) est un canal membraneux destiné à conduire l'urine du rein à la vessie. Ainsi que je l'ai dit plus haut, c'est la continuation du bassinet. Le calibre de l'uretère, assez variable, est en général celui d'une plume à écrire; mais dans certains cas il peut se distendre d'une manière considérable.

Ce conduit se dirige de haut en bas, et de dehors en dedans, le long de la paroi postérieure du tronc jusque dans le bas-ventre, où il rencontre la vessie dans laquelle il pénètre obliquement, chaque uretère de son côté. Chez la femme, l'uretère, dans une partie de son trajet, répond à la partie supérieure et latérale du vagin; puis, quand il a pénétré dans la vessie, à la lèvre antérieure du col de l'utérus.

§ 3. — VESSIE.

C'est un réservoir (*fig.* 9 et *fig.* 2, V) musculo-membraneux, destiné à recevoir l'urine et à la contenir jusqu'à ce que l'accumulation d'une certaine quantité de ce liquide en sollicite l'expulsion.

La vessie est située dans le bas-ventre et répond en partie à l'hypogastre. Sa capacité est variable, plus considérable chez les personnes qui ont l'habitude de conserver leurs urines pendant longtemps. Aussi a-t-on remarqué que chez la femme la vessie est généralement plus grande que chez l'homme.

La vessie présente une surface interne et une surface externe (*fig.* 2, V); celle-ci répond en arrière et en bas à l'utérus et au vagin. En avant, les rapports diffèrent suivant que le réservoir est vide ou plein; dans le premier cas, elle reste dans le bas-ventre, dépassant à peine l'os pubis. Mais à mesure qu'elle s'emplit, la vessie s'élève dans l'abdomen, et dans les cas de distension considérable, elle peut même arriver très haut. Cette circonstance est importante à noter, pour les cas où l'on aurait besoin de pénétrer dans la vessie à travers les parois du ventre.

La surface interne de la vessie, revêtue d'une membrane muqueuse, présente trois ouvertures occupant les angles d'un triangle à sommet dirigé en avant. Aux deux angles postérieurs sont les ouvertures des deux uretères; à l'angle antérieur se trouve l'orifice du canal de l'urèthre avec le *col de la vessie*. On a donné ce nom à une sorte de prolongement de la partie antérieure et inférieure de la vessie, représentant un goulot très court, en forme de cône tronqué qui se continue avec le canal de l'urèthre en avant. L'espace compris entre ces trois ouvertures a reçu le nom de trigone vésical. En arrière se trouve ce que l'on appelle le bas-fond de la vessie. C'est dans cette partie que l'on trouve le plus souvent des pierres ou calculs.

Examinons maintenant quelle est la structure de cet organe. Dans une partie de sa surface externe la vessie est recouverte par le péritoine, qui lui forme une enveloppe séreuse. De plus, la vessie possède une tunique musculaire et une tunique muqueuse. La tunique musculaire contient deux ordres de fibres : les unes longitudinales, les autres circulaires plus épaisses que les premières. Celles-ci se remarquent surtout au voisinage du col de la vessie, dont elles forment le sphincter. La muqueuse de la vessie fait suite à celles des uretères, et se continue avec celle de l'urèthre. Elle tapisse d'ailleurs toute la capacité intérieure de la vessie. C'est après avoir cheminé quelque temps entre les tuniques musculaire et muqueuse, que l'uretère pénètre définitivement dans l'intérieur de la vessie.

§ 4. — CANAL DE L'URÈTHRE.

Ce canal, beaucoup plus court chez la femme que chez l'homme (*fig*. 2, U), ne présente guère ici qu'une longueur de 25 à 35 millim. Sa direction est de haut en bas et d'arrière en avant, avec une légère courbure à concavité antérieure. Ce canal est la continuation du col de la vessie ; il se trouve, pour ainsi dire, creusé dans l'épaisseur de la paroi supérieure du vagin. Nous avons vu que son extré-

mité externe ou méat urinaire s'ouvrait à la partie antérieure du vagin, derrière le clitoris.

Ce canal, tapissé intérieurement par une membrane
muqueuse qui fait suite à celle de la vessie, possède de
plus des fibres musculaires dont les unes sont longitudinales
et les autres circulaires. Ces dernières encore forment au
canal de l'urèthre un sphincter puissant.

Dans l'état ordinaire, le calibre de l'urèthre n'excède
guère celui d'une plume à écrire. Mais on peut le dilater
assez facilement, circonstance qui, jointe à sa brièveté,
rend beaucoup plus facile chez la femme que chez l'homme
certaines opérations qui se pratiquent sur la vessie.

II. — PHYSIOLOGIE.

La physiologie est, dans le sens où je l'entends ici, l'é-
tude des phénomènes vitaux de l'organisme.

J'ai décrit, aussi sommairement que possible, l'appareil
de la génération chez la femme. Il me paraît utile d'entrer
maintenant dans quelques détails relatifs aux fonctions
spéciales à ces organes. Avant d'aborder l'étude du groupe
de maladies auxquelles la femme est plus particulièrement
assujétie, il est important de pouvoir se rendre compte du
jeu des organes à l'état de santé. Et la vérité de cette assertion sera mieux appréciée encore, si l'on veut bien remarquer que, la plupart du temps, la maladie n'est autre
chose que le résultat d'un désordre quelconque dans les
fonctions ordinaires.

Je vais donc consacrer quelques pages à l'étude de la

physiologie de la femme. Et, afin de ne point me laisser entraîner trop loin, je me bornerai à l'examen de la principale fonction spéciale à la femme, je veux dire l'éruption des règles ou menstruation. C'est qu'en effet, suivant qu'une femme est plus ou moins bien réglée, le plus généralement sa santé s'en ressent, en bien ou en mal. C'est, d'ailleurs, à la menstruation que se rattachent les questions relatives à la grossesse et à l'accouchement, questions dont je dirai aussi quelques mots.

§ 1er — DE LA MENSTRUATION.

La menstruation est une évacuation sanguine qui se fait par les parties génitales de la femme, et dont le retour périodique a lieu régulièrement chaque mois. Cet écoulement de sang a reçu différents noms qu'il est bon de connaître. Les femmes disent qu'elles ont leurs règles, qu'elles sont à leur époque, qu'elles voient, etc., pour exprimer que l'action du flux menstruel se fait sentir. La menstruation est aussi appelée quelquefois flux ou écoulement cataménial.

L'écoulement des règles a lieu généralement tous les mois ; mais il s'en faut que l'on doive considérer cette période comme exprimant, d'une manière absolue et rigoureuse, le laps de temps qui sépare ordinairement chaque époque. Rien de plus variable, chez un certain nombre de personnes, que le moment auquel se manifeste chez elles le flux menstruel. Toutefois, dans la véritable acception du mot, il est admis que cet écoulement apparaît ordinairement à la même date du mois.

J'ai dit plus haut que cette fonction avait une incontestable influence sur la santé de la femme. Afin de nous en rendre mieux compte, nous l'étudierons, d'abord au moment de son apparition, c'est-à-dire à la puberté ; puis dans la période pendant laquelle la femme jouit de la plénitude de ses facultés ; et enfin, à l'époque où les règles cessent d'apparaître, c'est-à-dire à l'âge critique ou retour d'âge.

I. Puberté. — La puberté est l'état qui succède à l'enfance. Quand on dit d'une jeune fille qu'elle est pubère, cela signifie qu'elle est nubile, qu'elle est devenue apte à concevoir, porter dans son sein et mettre au monde un nouvel être. Sans doute, il ne faudrait pas considérer cette assertion comme rigoureusement et toujours absolument vraie, car beaucoup de jeunes filles chez lesquelles ont eu lieu les premières manifestations de la puberté supporteraient très difficilement une grossesse et toutes les fatigues qui en sont la conséquence. Néanmoins, il est toujours exact de dire, d'une manière générale, que la puberté opère un changement total chez la jeune fille, qui d'enfant devient femme.

Il serait extrêmement intéressant de chercher à se rendre compte de l'*âge* auquel la puberté apparaît d'ordinaire chez les jeunes filles. Mais cette étude nous entraînerait trop loin. Je dirai seulement, à ce propos, qu'il règne dans le monde beaucoup de préjugés sur cette question, notamment en ce qui concerne les différences d'âge qui résulteraient de l'influence du climat. J'ai pu m'assurer, à l'aide de rapports que je me suis procurés, qu'il y a des pays chauds dans lesquels les jeunes filles sont plus en retard que dans certaines contrées de la zone tempérée. Cela tient à diverses causes, sur la valeur desquelles je ne puis suffisamment m'appesantir ici. Disons seulement que des observations nombreuses, et faites dans les meilleures conditions, permettent d'attribuer une large part soit à la constitution du sujet, soit au genre de vie qu'il mène.

Ainsi, la puberté se manifeste généralement plus tôt chez les filles bien constituées, robustes, surtout chez celles dont le tempérament paraît nerveux et sanguin, que chez celles qui sont faibles, étiolées, cacochymes. Il est à remarquer au surplus que, chez ces dernières, il existe souvent des flueurs blanches, dont la persistance est quelquefois un obstacle à l'apparition des phénomènes de la puberté.

Le genre de vie que mène la jeune fille, les occupations auxquelles elle est assujétie, etc., peuvent accélérer ou retarder l'époque de la puberté. Il est notoire que les femmes des villes sont généralement plus tôt réglées que celles de la campagne. Les filles qui fréquentent les bals et les sociétés, les spectacles ; celles qui s'adonnent avec ardeur à l'étude des beaux-arts, et notamment de la musique, sont nubiles plus promptement. Cela tient, sans doute, à ce que l'imagination est très excitée et qu'elle réagit sur le système nerveux. De là le conseil, pour les mères dont les filles sont impressionnables, d'essayer autant que possible d'éloigner d'elles tout ce qui pourrait surexciter leur imagination. Malheureusement il n'en est pas toujours ainsi, et nombre d'excellentes mères de famille, mourant d'envie de voir vanter la grâce et l'élégance de leurs enfants, n'épargnent rien pour arriver à ce but. Les plus grands sacrifices leur paraissent légers quand ils sont faits pour obtenir ce beau résultat. Or, qu'obtient-on ainsi? Voici ce que dit à ce propos un auteur contemporain : « Ces petites créatures, façonnées d'avance aux usages du monde, baissent les yeux, rougissent, même sans savoir pourquoi (apparemment, c'est dans leur programme). Mais elles n'en éprouvent pas moins, très jeunes encore, des sensations qui ébranlent leur cerveau, agitent leurs sens, et les mettent ainsi prématurément dans une disposition morale et physique propre à favoriser la révolution pubère *avant l'époque fixée par la nature.*» (Maygrier.) Je ne saurais trop recommander à l'attention des mères ces considérations, et surtout les paroles qui terminent la citation. C'est qu'en effet, le plus mauvais service que l'on puisse rendre à une jeune fille, c'est de l'exposer prématurément, et alors que ses organes n'y sont pas encore suffisamment préparés, à cette crise qui n'est pas toujours sans dangers, et qui, en tout cas, ne peut rien gagner à être hâtée par des moyens artificiels en désaccord avec les éléments du plus simple bon sens. Ce sont là des vérités incontestables. Et, cependant, parmi les mères qui liront ces lignes, combien me croiront ? Et, s'il en est une qui soit de mon avis, voudra-t-elle, ou plutôt osera-t-elle le mettre en pratique? Question grave, à laquelle il vaut mieux ne pas essayer de répondre !

Bien qu'on ait beaucoup exagéré l'influence du climat relativement à la question qui nous occupe, il ne faudrait pas cependant la considérer comme tout à fait nulle. Toutes choses égales d'ailleurs, les femmes des pays chauds sont généralement nubiles à un âge moins avancé que celles qui habitent des contrées plus froides. Mais c'est tout ce que l'on peut dire sur ce point.

Peut-être eût-il été plus juste d'attribuer à la différence de race la précocité relative de la puberté chez certains sujets. Des relevés très bien faits permettent d'affirmer que, même dans les pays chauds, il y a une différence marquée entre les femmes blanches et celles qui, de près ou de loin, appartiennent à la race nègre. Celles-ci sont beaucoup plus précoces que celles-là. Il est vrai que, par compensation, elles vieillissent plus vite.

Au surplus, ces questions n'ont pour nous qu'un intérêt de curiosité. Il nous importe beaucoup plus de savoir ce qui se passe dans nos climats qu'ailleurs.

Or, quel est, chez nous, l'âge moyen auquel se déclare la puberté chez la jeune fille? En tenant compte de toutes les données d'une statistique faite dans de bonnes conditions, il me paraît que c'est, en moyenne, entre 14 ans 1/2 et 15 ans 1/2 que s'accomplit cette révolution si importante pour la femme. Il va de soi que je ne prétends, en aucune façon, qu'il en soit toujours ainsi. Car, à vrai dire, rien n'est plus variable que ce moment tant désiré, et souvent non moins redouté par les mères. Pour ne citer que quelques exemples, il résulte d'un tableau dressé après l'examen de 1,200 femmes, qu'il s'en était trouvé :

> 90 non encore réglées, à 18 ans.
> 35   —   19 —
> 30   —   20 —

D'autre part on a noté :

> 93 réglées à . . . . 11 ans.
> 29   — . . . . 10 —
> 10   — . . . . 9 —
> 2   — . . . . 8 —

J'ai donné les cas les plus extrêmes, et, cependant, il y en a de plus extraordinaires encore. J'ai connu, pour mon compte, une femme de 35 ans, concierge à Paris, qui jamais n'avait été réglée. D'un autre côté, M. le professeur Velpeau cite l'observation d'une jeune fille de la Havane, dont les règles ont paru, pour la première fois, à l'âge de dix-huit mois ; l'enfant avait de la gorge et tous les signes de la puberté. Mais ce sont presque des monstruosités que de pareilles exceptions. Il ne convient donc pas de nous y arrêter davantage.

L'apparition du flux sanguin ou des règles est le phéno-mène capital de la puberté chez la femme. Mais il est rare que la menstruation s'établisse brusquement et sans avoir été précédée de quelques symptômes précurseurs. Ces symptômes sont de deux ordres : les uns purement phy-siques, se remarquent plus spécialement dans les organes générateurs et leurs annexes. C'est à ce moment, en effet, que les parties sexuelles se recouvrent de poils ; les han-ches deviennent plus accusées ; les mamelles prennent un dévoloppement rapide et peuvent devenir le siége d'un gonflement douloureux, mais en tous cas transitoire. En même temps les formes du corps s'arrondissent. Avant le moment de la puberté, la conformation de la jeune fille paraît à peine ébauchée : les membres sont grêles, allongés, anguleux ; la poitrine est peu développée, la taille manque d'élégance et de souplesse, et la démarche est loin d'avoir la grâce et la précision qu'elle offrira plus tard. Mais quand la jeune fille passe à un autre état, tout change chez elle d'une manière notable, évidente pour les moins clair-voyants. Il est rare que les modifications physiques s'ob-servent sans un changement dans l'état moral de la jeune fille. Elle devient plus réservée ; elle est habituellement pensive et rêveuse. Une mélancolie douce ou triste, le goût des lieux solitaires remplace celui des plaisirs brusques de l'enfance. Sa voix prend ordinairement un timbre plus doux, ses regards sont plus timides, et, sans pouvoir se rendre compte de ses sensations, elle est embarrassée auprès des personnes avec lesquelles, peu de mois auparavant, elle jouait comme une enfant. D'autre part, il se développe instinctivement et confusément dans son esprit des idées ayant trait au rapport des sexes, idées qui souvent s'emparent malgré elle de son imagination.

Rien de plus digne d'intérêt qu'une étude attentive de ce qui se passe alors chez la jeune fille. Mais aussi rien de plus difficile, peut-être, que la conduite à tenir vis-à-vis d'elle dans ces circonstances délicates. C'est à l'instinct des mères de les guider alors, et tous les conseils qu'on pourrait leur donner à cet égard ne vaudront jamais ceux que leur cœur leur dictera.

Mais bientôt d'autres symptômes plus prochains indiquent que l'hémorrhagie menstruelle est bien près d'apparaître. La jeune fille accuse de la lassitude ; il survient de temps en temps des bouffées de chaleur au visage ; les traits sont tirés, et les yeux cernés ont une expression languissante. Les unes ont la tête lourde et éprouvent des envies continuelles de dormir ; d'autres ont des vertiges et des palpitations. Il y a aussi parfois des coliques ou tranchées. accompagnées de douleurs dans les reins, de chaleur et de tension dans les parties génitales, et même, dans certains cas, de fièvre.

A la suite de ces symptômes, qui peuvent durer plusieurs jours, on voit survenir par la vulve un écoulement d'abord muqueux, lequel, après quelque temps, se mélange de quelques gouttes de sang et devient enfin du sang presque pur. Cette excrétion sanguine, ordinairement peu abondante, dure deux, trois ou quatre jours, quelquefois davantage, puis cesse pour reparaître après un temps plus ou moins long ;

et, après quelques intervalles irréguliers, elle prend la périodicité qu'elle doit conserver jusqu'à l'époque où elle cessera naturellement d'avoir lieu. Il ne faut donc pas se préoccuper outre mesure des irrégularités que la fonction menstruelle présente quelquefois dans les premiers temps de son évolution. A moins de circonstances exceptionnelles qui appelleront la sollicitude du médecin, ces irrégularités ne compromettent en aucune façon la santé générale de la femme, et bientôt tout rentrera dans l'ordre. En tous cas, les moyens à employer dans ces circonstances diffèrent peu de ceux indiqués plus loin aux articles consacrés à l'étude des désordres qui résultent chez la femme des diverses irrégularités de la menstruation. J'en dirai quelques mots plus bas.

Tels sont les principaux phénomènes qui précèdent et accompagnent la puberté chez la femme. Je n'ai fait que noter les plus saillants. Et cependant il est rare que l'on trouve chez le même sujet tous les symptômes dont j'ai parlé. Il arrive même assez souvent que la première menstruation s'effectue sans avoir été précédée d'aucun malaise. C'est parfois en jouant, en dansant, ou même pendant le sommeil, que l'éruption sanguine apparaît.

Maintenant, nous allons étudier la fonction menstruelle chez la jeune fille devenue femme, c'est-à-dire pendant la période où elle jouit du plein et entier exercice de ses fonctions.

II. Période d'état. — J'appelle ainsi le temps qui s'étend de la puberté à l'âge critique.

Quand la femme est complètement formée et en possession de sa fonction naturelle, la menstruation prend une périodicité régulière qu'elle conserve en général sans autre interruption que celle qui a lieu chez les nourrices **ou les femmes enceintes**. Mais cette périodicité n'est point la même chez toutes les femmes. En effet, il y en a qui sont réglées tous les vingt-cinq jours, d'autres tous les trente jours; il en est chez lesquelles la menstruation ne se fait que toutes les six semaines, ou de deux mois l'un. Si les choses sont ainsi établies et fonctionnent régulièrement, cela ne saurait avoir aucun inconvénient pour la santé.

La durée de l'écoulement est de un à huit jours. Le plus communément, il a lieu pendant trois à quatre jours.

Quant à la quantité de sang expulsée à chaque époque, il est fort difficile de savoir à quoi s'en tenir à cet égard, non-seulement à cause des différences individuelles, mais encore parce que l'on conçoit parfaitement qu'on ne peut guère mesurer, même approximativement, le résultat d'une hémorrhagie qui s'opère dans de pareilles conditions. J'accepte, mais sans me porter caution, l'évaluation de 90 à 150 grammes comme moyenne. Au surplus, le régime, le genre de vie, d'occupations, etc., paraissent avoir une certaine influence sur l'abondance de l'écoulement. Ainsi, les femmes d'une condition aisée, menant une vie oisive, et dont la nourriture est succulente, perdent généralement plus que celles qui se trouvent dans des conditions opposées. D'autre part, il paraît constant que dans les pays chauds, l'hémorrhagie mensuelle est plus considérable que dans les autres. Si l'on considère ce qui est relatif aux saisons dans le même pays, on voit se produire un résultat analogue, c'est-à-dire que chez la même personne les règles sont généralement plus abondantes en été qu'en hiver.

J'ai dit que chez les femmes enceintes les règles étaient

supprimées. C'est en effet ce qui arrive presque toujours. Mais il ne faudrait pas cependant considérer ceci comme une règle sans exception. Il est bien avéré, en effet, que chez certaines femmes la menstruation continue d'avoir lieu, même pendant l'état de grossesse. Toutefois, il y a très peu d'exemples de cas dans lesquels cette fonction aurait continué de s'accomplir jusque dans les derniers mois. Mais il est bon que l'on soit prévenu de la possibilité de cette anomalie, afin de ne point s'exposer à de graves malheurs. C'est ainsi que, dans une circonstance qu'il me sera difficile d'oublier, je fus appelé à donner mes soins à une jeune femme qui fit une fausse couche à trois mois environ. Depuis longtemps, elle désirait ardemment un enfant ; mais comme aucun changement, aucune interruption n'avait eu lieu dans l'exercice des fonctions menstruelles, elle ne se doutait aucunement qu'elle fût enceinte, et avait continué l'exercice du cheval, exercice dont elle avait depuis longtemps l'habitude. Ce fut à la suite d'une promenade à cheval qu'arriva la catastrophe. Et il y a bien lieu de s'étonner de ce que ce malheur ne fût pas arrivé plus tôt.

Quant aux nourrices, il est encore plus fréquent de voir chez elles les règles revenir et affecter la périodicité ordinaire. Cette exception à la règle est très commune. Et, je me hâte de le dire, il ne faudrait pas que cette circonstance fît concevoir des appréhensions relativement à la santé du nourrisson. Bon nombre d'exemples prouvent que, chez les femmes qui nourrissent, le retour de l'hémorrhagie mensuelle ne nuit en aucune façon aux qualités du lait. Je pourrais citer à cet égard les faits les plus concluants. Le préjugé, cependant, est tellement fort sur ce point, que bien des familles se privent des services d'une nourrice pour ce seul motif. C'est une fort mauvaise pratique, d'abord parce que l'on doit, autant que possible, ne point changer la qualité du lait que prend l'enfant; et aussi parce que, si l'on n'a pas d'autre motif que celui-là, on a dix chances contre une de tomber sur une nourrice moins bonne sous tous rapports que celle qu'on a congédiée.

Chez quelques femmes, la menstruation n'apparaît que fort tard ; chez d'autres, elle se trouve supprimée pendant un temps plus ou moins long, par suite de causes que nous n'avons pas à étudier ici. Enfin, mais ceci est beaucoup plus rare, on cite des exemples de femmes qui n'ont jamais été réglées, ce qui ne les a pas empêchées de vivre le temps ordinaire et en état de parfaite santé. Or, dans les diverses circonstances auxquelles je fais allusion, et dans les cas analogues, il se présente souvent un phénomène fort curieux. L'hémorrhagie qui n'a pas pu avoir lieu par les voies ordinaires se fait jour ailleurs, et se produit d'une manière pour ainsi dire supplémentaire, en d'autres points plus ou moins éloignés. C'est ce que l'on appelle ordinairement *règles dévoyées*. Il serait difficile d'indiquer ici toutes les voies artificielles par lesquelles le sang s'écoule au dehors. On peut dire d'une manière générale qu'il n'y a peut-être pas une partie du corps, soit interne, soit externe, qui ne puisse devenir le siége de cette hémorrhagie supplémentaire. Dire que le saignement de nez, le crachement de sang, les hémorrhoïdes ne sont souvent autre chose que des règles dévoyées, c'est exprimer une vérité que presque personne n'ignore. Mais d'autres ouvertures naturelles, d'autres surfaces de la peau ou des muqueuses donnent parfois issue au sang dans la déviation des menstrues.

C'est ainsi que l'hémorrhagie se produit quelquefois à la surface interne de l'estomac ou de l'intestin, ou encore de la vessie; de sorte que le sang se trouve mêlé soit aux excréments, soit à l'urine. Dans d'autres cas, on a vu le sang sortir par le mamelon, ou par le conduit auditif, etc., etc. Ordinairement, ces hémorrhagies supplémentaires cessent d'avoir lieu quand la menstruation reprend sa voie naturelle. D'autres fois elles persistent, mais à un degré moindre; enfin, dans d'autres circonstances, le flux menstruel demeure définitivement tari, et le sang des règles s'écoule d'une manière désormais périodique et régulière par la voie nouvelle qu'il s'est frayée. Je n'ai pas besoin de dire que l'on devra toujours respecter ces hémorrhagies, moyen heureux dont se sert la nature pour suppléer une fonction qu'elle ne peut plus accomplir par les voies ordinaires.

En effet, quelle que soit la voie par laquelle se fait l'écoulement menstruel, il est bien certain que cette fonction est une des plus importantes, sinon la plus importante de celles qui incombent à la femme. C'est pourquoi on recommande instamment aux personnes du sexe les plus grandes précautions au moment de leurs époques. Une impression physique ou morale un peu vive peut suffire dans bien des cas pour arrêter l'écoulement des règles. Or, tout le monde sait, sans être médecin, qu'il peut résulter de là des conséquences fort graves et, dans certains cas, désastreuses. Je ne m'y arrêterai pas ici, devant consacrer un ou deux articles plus loin à l'étude de ces questions.

En présence de ce phénomène bizarre et tout d'abord inexpliqué, phénomène qui est comme le régulateur de la santé chez la femme, on s'est bien souvent demandé quelle

était la nature de cette hémorrhagie si importante, et sous
l'empire de quelles causes elle se produisait. Cette recherche, il faut en convenir, était chose toute naturelle, et
l'on conçoit facilement que la solution d'un pareil problème
ait exercé longtemps la sagacité des physiologistes.

Mais si la question était intéressante à étudier, elle
présentait aussi bien des difficultés qui, aujourd'hui, paraissent à peu près résolues, grâce aux beaux travaux de
l'école contemporaine. Aussi, sans m'arrêter à toutes les
hypothèses plus ou moins fondées, formulées jusqu'à ces
dernières années, je dirai tout de suite le dernier mot de
la science à ce sujet.

Si l'on veut bien se rappeler ce que j'ai dit à propos
des ovaires et de leur structure, on aura présent à l'esprit
ce détail important que, dans le parenchyme ou tissu
propre ou stroma, se trouve un grand nombre de petits
sacs membraneux nommés vésicules de Graaf. Chacune de
ces vésicules renferme un ovule presque microscopique,
car il ne mesure guère que 1 à 2 dixièmes de millimètre.

Chaque vésicule, avec l'ovule qu'elle contient, est
d'abord logée dans l'épaisseur du stroma. Mais, peu à peu,
et à mesure que sa formation est plus complète, la vésicule
arrive à la surface de l'ovaire dont elle soulève l'enveloppe,
d'autant qu'elle a pris un développement plus considérable,
si bien qu'elle finit par former une tumeur surajoutée à
l'organe. Mais la distension énorme qu'ont subie les parois
de la vésicule finit par affaiblir cette enveloppe, qui se dé-
chire. Alors l'ovule se trouve expulsé et mis à nu. Que
devient-il alors ? C'est à ce moment que le pavillon de la
trompe de Fallope vient s'appliquer sur l'ovaire. L'ovule,
mis à nu, se trouve alors logé sous cette espèce de cloche; mais

il ne reste pas là. Cheminant, suivant toute la longueur de la trompe, l'ovule finit par arriver jusque dans la matrice. Pendant que ces phénomènes s'accomplissent, la trompe, l'utérus et surtout la membrane muqueuse qui le revêt à l'intérieur, se congestionnent et même s'enflamment, tant qu'enfin il se produit d'abord une exsudation de quelques gouttes de sang ; puis, après quelques heures ou quelques jours, suivant les sujets, une véritable hémorrhagie a lieu, hémorrhagie que nous connaissons dans ses résultats, mais dont la cause avait jusqu'à présent échappé aux plus sérieuses investigations. Or, est-il maintenant nécessaire de le dire ? On l'a deviné sans doute : c'est l'évolution de l'ovule qui a provoqué tout ce trouble de l'organisme.

Telle est, en abrégé, l'histoire d'une des plus admirables découvertes de notre époque, qui en compte cependant beaucoup. Chercher à expliquer comment on est arrivé à la connaissance de ces faits intéressants m'entraînerait trop loin. Seulement il faut bien se persuader que, pour parvenir à constater ces phénomènes si intéressants, il a fallu des travaux gigantesques.

L'ensemble des phénomènes que je viens de décrire sommairement a reçu le nom de ponte spontanée. C'est qu'en effet la femme, rentrant en ceci dans le plan général de la création, pond un œuf véritable chaque mois. Cet œuf, c'est ce que nous avons appelé l'ovule ; et nous verrons en effet, plus tard, que c'est cet ovule fécondé qui est appelé à devenir l'embryon dont sortira un nouvel être.

Il est donc bien reconnu et avéré aujourd'hui que l'effusion de sang qui se produit chaque mois chez la femme est provoquée par la ponte de l'œuf. Contestée pendant quelque temps, cette vérité est maintenant au-dessus de toute discussion.

Nous n'avons pas à nous occuper ici des désordres et des difficultés de la menstruation, devant traiter dans des articles à part ces questions importantes.

Nous allons maintenant étudier la dernière phase de la fonction menstruelle, c'est-à-dire la période de déclin ou âge critique.

III. AGE CRITIQUE. — Cette époque si redoutée de bien des femmes, est connue sous différents noms. On l'appelle âge de retour, retour d'âge, période critique, etc., ménopause en terme de médecine.

L'époque à laquelle les règles se suppriment naturellement est loin d'être la même, suivant les climats et suivant les individus. Mais afin de ne point faire à ce sujet des statistiques dont l'utilité est pour le moins contestable, je dirai tout de suite que, dans nos contrées, c'est en moyenne vers l'âge de 45 ans que les règles cessent de paraître chez la femme, ce qui n'empêche pas que certaines femmes cessent de voir avant 40 ans, tandis qu'il y en a d'autres qui dépassent 50 ans sans que cette fonction ait même commencé de donner des signes précurseurs de sa prochaine disparition. Pour mon compte, j'ai connu une femme qui, à 52 ans, avait encore ses règles aussi régulièrement et aussi abondamment qu'une jeune femme.

La cessation des règles n'a pas lieu le plus souvent d'une manière subite. La nature semble vouloir avertir la femme du changement qui va s'opérer en elle. Ordinairement, il s'opère une diminution progressive dans l'évacuation menstruelle, et cette diminution se remarque soit à cause de l'abondance de l'écoulement qui est moindre, soit parce que les intervalles entre chaque époque deviennent de plus en plus considérables. Le cas contraire se présente quelquefois, et au lieu d'une diminution progressive, il se manifeste des dérangements d'une nature inverse. C'est ainsi que certaines femmes voient leurs règles revenir tous les quinze jours, et parfois avec une abondance telle, que cela dégénère en une véritable perte. Chez quelques personnes, il se fait à des intervalles plus ou moins réguliers un écoulement alternativement de sang et de flueurs blanches, jusqu'à ce qu'enfin l'un et l'autre cessent complètement. Il serait fort difficile au surplus de tracer d'une manière toujours exacte l'histoire de cette période chez la femme : car les choses se passent bien différemment suivant les sujets, et l'on pourrait noter presque autant de variétés que d'individus. Il est certain, en effet, que si chez quelques-unes les choses se passent de la manière la plus naturelle et sans aucune secousse, chez d'autres, au contraire, il se produit une foule d'accidents plus redoutés les uns que les autres, bien que souvent il y ait plus de peur que de mal. Entre ces deux extrêmes il y a bien des nuances. Mais on peut dire d'une manière générale que celles qui traversent ce moment critique sans ressentir aucun dommage constituent presque une exception. Il est beaucoup plus fréquent de voir les femmes éprouver dans ces circonstances des incommodités qui cependant, j'ai hâte de le dire, ont rarement toute la gravité qu'on leur attribue d'habitude.

C'est ainsi que, outre les irrégularités déjà signalées, tant dans la périodicité de l'écoulement que dans sa quantité, on observe encore chez la femme d'autres changements, comme à l'époque de la puberté, on voit se manifester des symptômes de congestion, surtout du côté de la tête ou des poumons. De là, une difficulté plus grande de la respiration, de là encore une somnolence difficile à dompter, surtout chez les femmes qui mènent une vie oisive et sédentaire. On remarque encore des vertiges, des étourdissements et autres accidents que l'on a pu constater au moment de la première éruption menstruelle. Chez beaucoup, l'appétit diminue notablement, les digestions deviennent difficiles. Il y a des aigreurs, des flatuosités, des éructations fréquentes. Le moindre exercice devient fatigant ; les jambes sont souvent engourdies, et les femmes accusent souvent des douleurs de reins. Il faut joindre à cela des insomnies fréquentes, des rêves pénibles.

En même temps le physique de la femme subit aussi certaines modifications. La peau perd son coloris et sa souplesse ; elle se couvre de rides ; les traits du visage grossissent, les mamelles se flétrissent. En un mot, tous les ornements de la jeunesse s'évanouissent ; et pour tout dire, la femme n'a plus alors qu'à jouir des droits qu'elle a acquis à l'amitié de ceux qui l'entourent.

Tels sont les phénomènes que l'on remarque le plus fréquemment chez les femmes au moment du retour d'âge. Cette époque, je le sais, est généralement considérée comme fort dangereuse ; mais à part les cas dans lesquels il y a des complications en dehors de l'état physiologique et naturel, je crois pouvoir affirmer que ces appréhensions sont fort exagérées. Il y a plus. Chez beaucoup de femmes, celles surtout dont une menstruation très abondante abattait souvent les forces, on peut dire que ce moment devient pour elles le commencement d'un état de santé plus satisfaisant. On a dit et l'on répète tous les jours que la mortalité est plus grande à cette époque; c'est là une assertion sans fondement et complètement erronée; car ceux qui ont étudié sérieusement cette question ont vu, à leur grand étonnement, que, dans la période de 40 à 50 ans, il n'y avait pas plus de mortalité que dans celle de 10 à 20. D'autre part, on a constaté que, de 30 à 70 ans, on n'aperçoit chez la femme d'autre accroissement de mortalité que celui nécessairement voulu par les progrès de l'âge.

Je terminerai par quelques conseils aux femmes qui éprouvent quelques difficultés au moment de la période critique. Ici, c'est moins à la médecine qu'à l'hygiène qu'il faut avoir recours. Ainsi l'on diminuera, et l'on préviendra même certains accidents causés par la congestion en prenant de l'exercice et menant une vie active. A cela il convient de joindre une nourriture un peu moins riche qu'à l'ordinaire. Pendant quelque temps, la femme fera bien de s'abstenir de viandes fortes : elle devra se contenter de viandes blanches et surtout de légumes herbacés. Les alcooliques et excitants de toute espèce, comme le thé et le café, devront être proscrits pendant cette période, quitte à y revenir plus tard. Si la tête était très embarrassée, il serait peut-être bon d'user, dans certains cas, de bains de pieds chauds. Mais c'est un moyen qu'on ne devra employer qu'avec la plus grande circonspection. Je réprouve complètement la saignée que l'on emploie quelquefois dans ces circonstances et qui, à mon avis, ne doit être pratiquée qu'à la dernière extrémité. Le moindre inconvénient de cette pratique, c'est de prolonger indéfiniment un état auquel la nature assigne des limites, et de rendre dans certains cas une déplétion sanguine périodique à peu près nécessaire. On voit que cela peut mener loin. Je le répète donc, c'est surtout aux soins hygiéniques qu'il conviendra d'avoir recours.

En terminant cette rapide étude, je ne puis m'empêcher d'insister de nouveau sur la bénignité au moins relative de la période critique. Que l'on se persuade bien que l'on a fort exagéré les dangers de ce moment ; que les femmes, d'ailleurs, prennent la peine de remarquer si, parmi les personnes qui les entourent, la transition a été si difficile qu'on le prétend ; et, bientôt rassurées, elles traverseront bravement et tranquillement cette période, objet de tant d'appréhensions.

§ 2. — GROSSESSE ET ACCOUCHEMENT.

Nous avons vu plus haut que la cause à laquelle on doit rapporter l'hémorrhagie de chaque mois chez la femme, c'est la migration de l'ovule depuis l'ovaire jusqu'à la cavité interne de la matrice. Cet ovule, avons-nous dit, est destiné à donner naissance à un embryon, à la condition, toutefois, qu'il sera fécondé. La fécondation, voilà donc la condition nécessaire pour que l'œuf, littéralement pondu par la femme, au lieu d'être simplement excrété et rejeté au dehors, devienne le germe d'un nouvel être.

Or, la fécondation, dans l'espèce humaine, n'est possible que par le rapprochement des sexes. Et si elle ne s'opère pas chaque fois que des rapports ont lieu, cela peut tenir à diverses causes dont les unes sont connues, tandis que les autres nous échappent encore. J'en parlerai plus loin. Mais toujours est-il que sans le rapprochement des sexes, il n'y a pas de fécondation possible. Sans vouloir entrer ici dans des détails superflus, je dois dire cependant que l'acte conjugal ou copulation ne peut aboutir à ce résultat que si, outre ce qui concerne la femme, il n'y a du côté de l'homme aucune infirmité, aucune maladie, temporaire ou non, qui pourrait s'opposer, tant à l'accomplissement de l'acte en lui-même, qu'aux effets qu'on est en droit d'en espérer.

Or, quand le rapprochement de deux individus a lieu dans les conditions normales, il y a de la part de l'homme un jet de liqueur prolifique dans les organes de la femme. C'est ce qui constitue l'imprégnation. Mais la femme peut être imprégnée sans être pour cela fécondée. Car si l'ovule, abandonné à lui-même, est destiné à être rejeté au dehors au moment de l'éruption des règles sans avoir produit autre chose que les phénomènes ordinaires de la menstruation, d'un autre côté, la liqueur fécondante qui vient du mâle, le sperme, pour lui donner son véritable nom, n'agira qu'en tant qu'il rencontrera sur son chemin un ovule à féconder. S'il en est autrement, son effet sera tout à fait nul, et l'acte conjugal complètement inutile, au moins en ce qui concerne la génération. Or, si l'on veut bien se souvenir de ce que j'ai dit plus haut, on comprendra que, tant que l'ovule ne s'est pas détaché de l'ovaire, la femme sera imprégnée sans résultat. D'un autre côté, si l'ovule accomplit sa migration sans que la femme soit imprégnée, il n'y aura pas non plus de fécondation. Mais nous savons que tous les mois environ, un ovule se détache et fait au milieu des organes de la femme une évolution régulière. Il semblerait, d'après cela, que rien n'est plus facile que d'arriver au résultat désiré, en calculant l'époque du mois à laquelle on se trouve. Cependant, il ne paraît pas que l'expérience ait souvent justifié les prévisions de ce genre. Il suffit d'avoir eu l'occasion d'observer un certain nombre de femmes, pour se convaincre que l'on ne peut donner à ce sujet aucun renseignement bien précis. Une femme peut devenir enceinte à n'importe quelle époque du mois, et de nombreux exemples sont là pour le prouver. Quant à l'explication de ce fait, elle est encore à trouver. Néanmoins, il n'est pas impossible de se rendre compte jusqu'à un certain point, de l'aptitude constatée chez la femme à pouvoir être fécondée à toute époque du mois.

On sait que la physiologie doit un grand nombre de ses conquêtes à des expériences faites sur les animaux, surtout sur ceux qui se rapprochent le plus de l'homme. C'est ainsi, notamment, qu'en ce qui concerne la digestion, on est arrivé à des résultats inespérés. Il en a été de même pour la question qui nous occupe. Les phénomènes observés attentivement chez les femelles des animaux ont été pour les patients investigateurs la source d'une foule d'inductions qui les ont mis sur la voie des plus belles découvertes.

Il nous est impossible de suivre dans toutes leurs recherches nos persévérants physiologistes. Ne nous occupons ici que d'un seul des problèmes dont ils paraissent avoir aplani la solution par les remarques suivantes :

Quand les animaux vivent à l'état sauvage, les fonctions des ovaires ne s'accomplissent chez eux qu'à de rares intervalles, et les femelles conséquemment n'entrent en rut qu'à des époques éloignées. Mais à l'état domestique, les choses changent complètement, et la maturation des œufs peut devenir assez fréquente pour que, chez certaines espèces, la ponte soit à peu près quotidienne. Exemple : le pigeon sauvage qui ne dépose ses œufs qu'une fois ou deux par an, et qui accomplit cet acte sept ou huit fois dans le même espace de temps quand il fixe sa demeure dans nos colombiers ; de même encore pour la poule qui, tout le monde le sait, dépose ses œufs tous les jours pendant huit mois de l'année. Le lapin de bois n'a guère qu'une à deux portées par an ; mais, à l'état domestique, et avec des soins appropriés, on parvient à lui faire donner sept à huit portées. On peut donc parvenir à provoquer artificiellement chez les femelles des animaux la maturation de l'œuf. Et l'on a remarqué de plus que, pour arriver à ce résultat, un des meilleurs moyens que l'on pût employer, c'était de faire cohabiter constamment le mâle avec la femelle. Ainsi, une lapine, enfermée seule dans une cage, entre en rut à peu près tous les deux mois, et quand le moment de la surexcitation est passé, elle se refuse obstinément aux approches du mâle. Mais que l'on mette celui-ci avec elle dans la même cage, on peut avoir la certitude qu'au bout de quelques jours seulement elle aura cédé, parce que les sollicitations auxquelles elle sera incessamment en butte provoqueront le retour d'un état qui, autrement, eût été beaucoup plus lent à se reproduire. Ces exemples sont d'autant plus concluants que, chez les animaux, l'époque du rut coïncide toujours avec le travail ovarien.

Les réflexions qui précèdent tendent à faire admettre que s'il existe chez les femelles de tous les animaux une ponte spontanée revenant à des époques plus ou moins régulières, il y a aussi possibilité de provoquer presque à volonté une ponte que nous appellerons, si l'on veut, artificielle, et dont les résultats sont identiquement les mêmes.

Or, si l'on peut constater ce phénomène chez les animaux, pourquoi la femme ne serait-elle pas sujette aux mêmes influences? Cela est d'autant plus probable, que l'appareil reproducteur offre chez elle des analogies fondamentales avec celui des animaux, et que les quelques différences qui existent ne sont que des questions de détail.

Tels sont les faits sur lesquels on s'appuie pour expliquer l'aptitude constante de la femme à être fécondée. Qu'on accepte ou non ces théories, peu importe. Il n'en est pas moins vrai que cette aptitude est maintenant un fait acquis et depuis longtemps démontré. C'est là le principal. Ajoutons que vouloir toujours tout expliquer, c'est se préparer de bien grands embarras. Quel est celui, par exemple, qui pourra jamais dire comment et pourquoi une graine jetée en terre y germe et finit par produire une ou plusieurs autres plantes de la même espèce? Or, le problème dont nous cherchons en ce moment la solution n'est pas plus facile; et nous avouons sans rougir que, même à cette époque d'incommensurables progrès, il n'est pas probable que nous ni d'autres ayions jamais le dernier mot de cette question, et de bien d'autres encore dont Dieu seul s'est réservé le secret. Ceci ne doit cependant pas être une raison pour nous empêcher de rechercher toujours avidement la vérité. Et je suis loin de partager à cet égard l'avis de ceux qui considèrent comme une sorte d'atteinte à l'autorité divine des investigations de ce genre. Mais d'un autre côté, je tiens pour certain que l'on n'arrivera jamais à en connaître plus que Dieu ne voudra nous en laisser voir... Sur ce, et de peur de nous laisser entraîner trop loin, revenons à notre sujet.

J'ai dit que le concours des deux sexes était nécessaire pour arriver à la procréation d'un nouvel être, l'ovule ne pouvant être fécondé que par le contact de la semence de l'homme. Mais en quel endroit des organes de la femme s'opère la fécondation? Les recherches nombreuses qui ont été faites sur ce point permettent d'affirmer que l'ovule peut être fécondé jusque dans l'ovaire, ce qui suppose que le sperme a pu parvenir jusque là. Le fait a été démontré de la façon la plus irrécusable. Du reste, il suffit de réfléchir à la conformation des organes, et de se souvenir que, depuis le vagin, en passant par la matrice et les trompes, la liqueur prolifique lancée fortement peut très bien cheminer au milieu de tout l'appareil sans rencontrer d'obstacle. L'ovule, étant fécondé dans ces conditions, opère ensuite sa migration suivant sa voie ordinaire. Seulement il est à peu près impossible de savoir combien il met de temps à parvenir jusque dans la cavité utérine. Ce qui paraît le plus probable, c'est qu'un œuf ainsi fécondé n'arrive pas dans la matrice avant dix ou douze jours..

Mais de ce que la fécondation s'opère quelquefois dans l'ovaire, s'ensuit-il qu'elle ne soit possible que là? aucunement, et pour admettre une pareille hypothèse, il faudrait renverser toutes les lois de l'analogie. Il est bien vrai que, pour quelques hommes de science et des plus autorisés dans ces questions, l'ovule, une fois sorti de la vésicule, perdrait complètement la propriété d'être fécondé. Mais je ne puis partager cette manière de voir. D'autres physiologistes ont cru pendant longtemps qu'il fallait que l'ovule fût parvenu jusque dans la cavité de l'utérus pour pouvoir être fécondé, le sperme n'allant jamais au-delà. Si erronée que pût être cette opinion, elle se basait cependant sur quelques faits. Aussi je n'hésite pas à admettre que la fécondation peut se faire dans toute l'étendue des organes génitaux de la femme, depuis l'ovaire jusque dans l'utérus.

Lorsque l'ovule est fécondé, on dit que la femme a conçu. C'est au moment de la conception que commence la grossesse.

La grossesse est donc l'état d'une femme dans le sein de laquelle se développent un ou plusieurs germes, depuis la conception jusqu'à l'accouchement.

J'ai dit un ou plusieurs germes, parce qu'en effet il peut n'y avoir qu'un seul embryon, auquel cas la grossesse est simple; mais d'autres fois il y en a deux ou plus, et alors on dit que la grossesse est composée. Elle est compliquée, si, en même temps qu'un embryon ou fœtus, il existe dans le ventre une tumeur quelconque de nature pathologique.

Il est d'ailleurs quelquefois assez difficile de savoir si l'on a affaire à une véritable grossesse. Les femmes peuvent fort bien s'y tromper elles-mêmes, et, dans certains cas obscurs, il ne faut rien moins que l'expérience de l'homme de l'art pour lever tous les doutes. Et que l'on ne se fasse pas illusion. Il est telle circonstance dans laquelle un médecin expérimenté hésitera à se prononcer tout d'abord. L'on ne saurait, en effet, s'entourer de trop de précautions quand il s'agit d'une chose aussi grave que celle dont il est ici question.

En effet, l'importance de cette recherche n'échappe à personne : Une femme, une fille, peuvent avoir le plus grand intérêt à ce que l'on sache à quoi s'en tenir sur leur état. De plus, la morale publique exige, dans certaines circonstances, que des questions de ce genre soient élucidées, car s'il y a des femmes ou des filles qui, pour une raison ou une autre, veulent dissimuler leur grossesse, le cas opposé peut se présenter. Ainsi, une femme se dit quelquefois enceinte, afin d'obtenir certains avantages pécuniaires de son mari. Dans les diverses circonstances auxquelles je viens de faire allusion, la grossesse est simulée ou, au contraire, dissimulée.

Mais où la question peut devenir plus intéressante encore, c'est quand on a affaire à ce que certains accoucheurs appellent une grossesse fausse. On entend par là un état pathologique qui simule plus ou moins la grossesse, en sorte que la femme peut, de très bonne foi, se croire enceinte, et qu'un examen superficiel et mal fait pourra donner la même opinion, au moins à première vue, au médecin. On conçoit qu'il en puisse être ainsi quelquefois quand il s'agit d'une femme mariée, déclarant à son médecin qu'elle se croit enceinte. Celui-ci, quand il n'a aucune cause de soupçonner une erreur, croit le plus souvent sa cliente sur parole, surtout au commencement, sachant d'ailleurs qu'il a devant lui plusieurs mois pour vérifier l'exactitude de son dire. Malheureusement ces symptômes trompeurs peuvent se présenter pareillement chez une jeune fille, et occasionner parfois des soupçons injurieux pour sa réputation. C'est alors qu'on doit tout faire pour arriver à la connaissance de la vérité. Disons tout de suite qu'un examen attentif et bien dirigé rendra toute erreur impossible, et que, dans l'état actuel de la science, on n'est plus exposé à voir se renouveler des méprises regrettables et dont les conséquences sont incalculables.

Voyons donc à quels signes on reconnaît ordinairement qu'une femme est enceinte ; il est bien entendu que, quand il existe ce que j'ai appelé une fausse grossesse, on peut s'en assurer aussi à l'aide de ces mêmes signes. Mais je ne m'occuperai pas ici des fausses grossesses, parce que nous verrons plus loin, en traitant des maladies de matrice, quels sont les différents états qui peuvent simuler plus ou moins la grossesse. Je ne pourrai assurément donner à ce sujet tous les développements qu'il comporte ; la nature de ce livre et la classe de lecteurs auxquels je m'adresse ne me le permettent pas. J'essaierai seulement de donner une idée exacte de la question.

Les symptômes de la grossesse sont de divers ordres. Les uns ne donnent que des probabilités plus ou moins grandes, tandis que l'existence des autres constitue une certitude absolue. Aussi, tant que ces derniers ne se sont pas manifestés, si vraisemblable que paraisse la grossesse, on ne devra pas affirmer positivement son existence.

Or, les signes auxquels on reconnaît ordinairement qu'une femme est enceinte, sont les suivants :

Suppression des règles. — Généralement les femmes cessent d'être réglées pendant la gestation. Si donc, chez une femme bien portante, et sans autre cause connue ni probable, on constate que la menstruation a cessé de se produire, on suppose avec raison qu'elle est enceinte. Mais, il ne faut pas perdre de vue que cette suppression peut être le résultat d'une foule d'autres causes morbides ou autres, complètement étrangères à la grossesse. C'est pourquoi il conviendra de réserver pendant quelque temps son opinion. D'un autre côté, nous avons vu que, chez certaines personnes, l'hémorrhagie mensuelle continue d'avoir lieu, même pendant la grossesse. D'où il résulte que si, dans la très grande majorité des cas, la suppression des menstrues peut être considérée comme un signe de grossesse, c'est surtout un signe probable et qui n'emporte pas la certitude.

Ballonnement du ventre. — On doit le reconnaître, bien des circonstances peuvent produire ce phénomène sans qu'il y ait grossesse, ce qui donne à ce signe une valeur moins grande. Toutefois le développement de l'abdomen qui a lieu chez la femme enceinte se présente avec des caractères particuliers. En effet, outre que l'on ne peut lui assigner une cause pathologique connue, il faut remarquer que ce gonflement, d'abord considérable pendant le premier mois environ, diminue et disparaît même quelquefois, si bien qu'à la fin du second mois la femme paraît moins grosse que pendant le premier; de plus, vers la fin du troisième mois, la saillie se manifeste sur la ligne médiane de la région hypogastrique, tandis que les parties latérales paraissent aplaties. Une autre chose à noter, c'est que, dès le premier mois, la dépression du nombril paraît plus enfoncée, tandis que souvent et en même temps le pourtour de l'anneau est un peu douloureux et sensible à la pression. Mais vers la fin du troisième mois, et surtout au quatrième, la dépression n'existe plus, et même le nombril paraît à peu près de niveau avec le reste de la peau. Les choses suivant cette progression, on voit dans les deux derniers mois la peau du nombril aller jusqu'à faire saillie au-dessus du ventre. Si donc le gonflement abdominal est un signe d'une valeur peu considérable en soi, ce symptôme acquiert une importance beaucoup plus grande si l'on veut le soumettre au contrôle du raisonnement et faire attention aux phénomènes qui s'accomplissent dans la région ombilicale.

Modifications des mamelles. — Généralement, dès le début d'une grossesse, les femmes sentent leurs seins se tendre et se gonfler. Chez quelques-unes ce phénomène s'accompagne de douleurs plus ou moins intenses et d'engorgement, parfois même de fièvre; mais le plus ordinairement ces symptômes concomitants durent peu de temps. Le mamelon participe à ces modifications. Vers le second ou troisième mois, quelquefois même plus tard, il se gonfle à son tour, devient plus érectile, et prend une couleur plus foncée. Cette coloration se communique à l'aréole qui l'entoure; de sorte que, vers le cinquième mois environ, on peut constater, surtout chez les femmes brunes, la couleur foncée de l'aréole. Cette teinte plus foncée de l'aréole et parfois d'une partie du sein constitue ce que l'on appelle quelquefois le masque des femmes enceintes. On retrouve chez certaines personnes cette coloration prononcée sur d'autres parties du corps, notamment au visage; de là sans doute le nom donné à ce phénomène. Ces signes, aux yeux de certains accoucheurs, ont une très grande importance.

Les médecins anciens croyaient avoir trouvé dans l'*état du pouls* un moyen infaillible pour reconnaître la grossesse. Il s'en faut de beaucoup que l'expérience ait confirmé ces idées théoriques; et l'on sait bien aujourd'hui que le pouls d'une femme enceinte ne présente aucune particularité qui mérite d'être notée.

L'examen des urines a pu dans certains cas donner des indications importantes relativement à la grossesse. On trouve souvent dans l'urine des femmes enceintes un produit auquel on a donné le nom de kyestéine. C'est ordinairement vers le second mois que l'on peut constater sa présence. Toutefois, comme ce produit ne se rencontre pas dans l'urine de toutes les femmes enceintes, et que, d'autre part, on trouve de la kyestéine dans l'urine de femmes malades et non enceintes, il en résulte qu'on ne doit attacher à l'existence de ce signe qu'une importance secondaire et non capitale, comme le pensent quelques observateurs.

Les *mouvements de l'enfant* ne se font guère sentir à la femme que du quatrième au cinquième mois, pour continuer ensuite jusque vers la fin de la grossesse. On pourrait croire que du moment qu'une femme a senti remuer son enfant, elle peut avoir la certitude d'être enceinte. Ceci est vrai dans la très grande majorité des cas. Mais enfin il est arrivé quelquefois que des femmes ont cru de très bonne foi sentir les mouvements de l'enfant, et qu'elles se sont trompées. On croit si facilement ce qu'on désire, que l'illusion est bien permise dans ce cas. Au surplus, pour peu que l'on ait des doutes à cet égard, l'intervention du médecin pourra facilement lever toutes les difficultés.

A ces différents signes qui rendent probable l'existence d'une grossesse, il convient d'ajouter quelques autres symptômes qui, sans avoir une grande importance, ne laissent pas que de mériter quelque considération.

Ainsi l'on remarque en général que, dès les premières semaines de la grossesse, la femme éprouve de *fréquentes envies d'uriner*. Il est facile de se rendre compte de ce fait si l'on veut bien se rappeler quelle est la disposition relative des organes. La matrice, devenue plus lourde, pèse sur la vessie, et provoque ainsi ces besoins incessants.

La *constipation*, très fréquente d'ailleurs chez les personnes du sexe, est ordinairement plus opiniâtre au moment de la grossesse. Elle est souvent accompagnée de *ténesme*, c'est-à-dire de la sensation du besoin d'aller à la selle ; ces deux choses qui paraissent s'exclure sont cependant faciles à expliquer. La même cause produit l'une et l'autre. La matrice est en rapport avec la dernière partie de l'intestin. Devenue plus lourde, elle vient à peser d'une façon insolite sur lui. Dès lors, l'intestin comprimé laissera passer plus difficilement les matières fécales, d'où la constipation ; et d'un autre côté le contact perpétuel de la matrice produira une surexcitation continuelle du rectum, d'où la sensation de ténesme dont j'ai parlé.

Il n'est pas rare de noter chez les femmes grosses l'*enflure des jambes* et même des *varices* très accusées. Cet état n'étant que transitoire et devant cesser avec la cause qui l'a produit, on ne devra rien tenter pour le modifier.

Lorsque tous les symptômes dont je viens de parler se trouvent réunis chez une femme, elle peut avoir la certitude morale qu'elle est enceinte. Mais il ne faut pas se dissimuler que chacun de ces signes pris isolément, pouvant se retrouver dans d'autres circonstances, aucun d'eux en particulier n'a une valeur assez grande pour que sa présence permette d'affirmer qu'il y a réellement grossesse. Je n'en excepterai même pas la sensation des mouvements de l'enfant, tant que l'intervention du médecin n'aura pas levé tous les doutes à cet égard.

Au surplus, je n'ai parlé jusqu'à présent que des symptômes que la femme peut constater elle-même. Il faut avouer que si l'on n'avait point d'autres signes pour constater la grossesse, on resterait quelquefois dans l'incertitude. Mais il y a d'autres moyens d'arriver à la connaissance de la vérité. Ces moyens, mis en usage par le médecin ne sauraient faire ici l'objet d'une longue étude. J'en parlerai donc sommairement.

C'est surtout à l'aide du toucher que l'on arrive à connaître la position de la matrice. Le toucher consiste à introduire un doigt, qui est ordinairement l'indicateur de la main droite, dans le vagin, en pénétrant jusqu'au col de l'utérus. En combinant cette manœuvre avec la palpation de l'abdomen, le médecin, aidé d'ailleurs des données que lui fournit la science, parvient à savoir ce qu'il désire.

Un autre moyen consiste à ausculter le ventre de la femme. Si elle est enceinte, on constatera l'existence des *bruits du cœur de l'enfant*, en même temps qu'un bruit de souffle. Quand on a pu établir l'existence des bruits du cœur de l'enfant, c'est un SIGNE CERTAIN de grossesse. Le bruit de souffle a une importance moindre. En tout cas, la constatation de ces phénomènes est le fait du médecin ou, au besoin, de la sage-femme; mais il est impossible à quelqu'un d'étranger à ces questions de parvenir à découvrir ces signes importants. Du reste, il est bien rare qu'une femme, surtout quand elle est jeune, surtout quand elle en est à sa première grossesse, n'ait pas recours dès le principe aux lumières et à l'expérience de celui qui la soigne ordinairement. Agir différemment serait peu raisonnable et quelquefois imprudent, car il peut, dans certains cas, être très important pour l'accoucheur et encore plus pour la femme, que l'on ait pu constater d'avance la manière dont les choses se présentent.

Parlerai-je maintenant des phénomènes pathologiques de la grossesse? Il est à peine besoin de les indiquer ; tout le monde les connaît. Je signalerai seulement les principaux.

Les troubles de la digestion sont fréquents. Il y a des

femmes dont l'estomac ne peut rien supporter, et qui vomissent tous les aliments qu'elles essaient de prendre. D'autres ont des goûts bizarres, l'appétit capricieux, veulent un jour ce qu'elles dédaigneront le lendemain, et réciproquement. Chez quelques-unes il y a des crampes d'estomac, des aigreurs, des rapports acides, des éructations fréquentes.

Il est bien difficile d'indiquer ce qu'il conviendra de faire dans de pareilles conjonctures, parce qu'il faudrait pour ainsi dire tracer une ligne de conduite différente pour chaque sujet. On devra d'abord tâter la susceptibilité de l'estomac; et si l'on est assez heureux pour trouver des aliments plus facilement supportés que d'autres, on leur donnera naturellement la préférence. On a quelquefois réussi à calmer ces symptômes au moyen de légères infusions de thé, de tilleul, de fleur d'oranger, de camomille. L'eau de seltz produit aussi de bons effets dans certains cas : j'en dirai autant de l'eau de Vichy et de quelques autres boissons minérales. On conseille aussi l'emploi de la glace ou de l'eau glacée, l'eau de mélisse, le bismuth, pour triompher surtout des vomissements. Mais, il faut bien le dire, il y a des circonstances dans lesquelles tous les remèdes échouent; et il est vrai d'affirmer que le traitement de certains troubles digestifs de la grossesse, et notamment des vomissements qu'elle occasionne, constitue l'une des plus grandes difficultés de la médecine.

Quelques femmes, quand elles sont enceintes, se trouvent mal, ont des syncopes, des défaillances, des éblouissements pour la moindre cause, quelquefois même sans cause appréciable. Cela tient, dans certains cas, à une très grande surexcitation du système nerveux. On doit alors mettre en usage les calmants ordinaires, et employer les moyens les plus convenables pour faire reprendre à la femme ses sens, notamment l'eau froide, le vinaigre sur le front ou les tempes, l'éther, etc. Mais ces phénomènes sont parfois le résultat d'une grande faiblesse et d'un appauvrissement du sang. Cette cause paraît plus probable, si l'on a lieu de constater ces symptômes vers le cinquième ou le sixième mois, et si en même temps il y a de la pesanteur dans les membres, de la lourdeur de tête, des somnolences. Pendant longtemps on a cru, et beaucoup de personnes pensent encore que le meilleur remède à opposer à cet état, c'est la saignée. Mais cette opération qui, à la vérité, paraît produire tout d'abord du soulagement, doit être interdite ; car elle débilite la femme qui, après un soulagement momentané, voit bientôt apparaître de nouveau les mêmes symptômes, aggravés seulement par la perte de sang qu'elle a subie. Pour mon compte, je ne saigne pas dans ces circonstances ; et quand une femme vient, vers le cinquième ou sixième mois de sa grossesse, accuser les signes indiqués plus haut, je lui conseille un régime tonique et fortifiant, une nourriture substantielle et solide, du vin de Bordeaux et surtout des ferrugineux. A l'aide de ces moyens, la malade reprend bientôt des forces, et elle est bien mieux en état de résister aux épreuves de l'accouchement.

Quant aux changements qui se remarquent dans le caractère de la femme enceinte, nous n'aborderons même pas cette question dont l'étude, d'ailleurs peu nécessaire, pourrait nous entraîner beaucoup trop loin.

Toutefois, je dirai quelques mots à propos de ce que l'on appelle ordinairement les *envies* de femmes grosses. Ce mot doit être entendu dans deux acceptions différentes. Les *envies* sont, dans certains cas, ces appétits ou ces désirs plus ou moins bizarres dont j'ai parlé plus haut. Mais beaucoup de personnes croient qu'un objet par la vue, la crainte ou le désir duquel la mère aura été vivement impressionnée durant sa grossesse, vient se peindre pour ainsi dire sur le corps de l'enfant, et produire ces taches diverses auxquelles on donne le nom d'envies. Or, il faut bien le dire, si dans quelques circonstances ces productions ont pu être attribuées aux causes indiquées plus haut, le plus souvent on a singulièrement exagéré l'importance de ces causes, et donné pour des envies des productions complètement accidentelles.

Ici se présente une autre question d'une importance bien plus grande, je veux parler de la ressemblance des enfants avec leurs parents ou avec d'autres personnes. Certaines femmes, et des plus honorables, ont été quelquefois en butte à des soupçons injurieux, parce que leurs enfants ressemblaient, plus ou moins, à des personnes auxquelles ne les rattachait aucun lien de parenté. Eh bien! ici encore, l'opinion peut très bien avoir tort. D'abord, avant d'admettre un soupçon possible sur une femme, il faut être bien sûr de son fait. Chacun sait d'ailleurs qu'il y a dans la nature des faits inexplicables dont nous ne saurons jamais le dernier mot; sans aucun doute, la ressemblance d'un enfant avec une autre personne paraît donner le droit de penser qu'il y a entre eux deux des liens de parenté; et de fait, il en est ainsi dans l'immense majorité des cas. Mais enfin, il peut en être autrement, et il suffit d'un seul fait de ce genre bien avéré, pour renverser la doctrine ou plutôt le préjugé qui n'admet aucune exception à cette règle. Je ne puis traiter ici cette question à fond, mais je tiens à prouver ce que j'avance. Or, des expériences nombreuses faites sur les animaux, il ressort de la manière la plus évidente que si la conception a lieu sous telle ou telle influence, le produit s'en ressentira. Tout le monde connaît le fait du patriarche Jacob, qui fit emplir les femelles de ses troupeaux en présence de rameaux d'arbres, dont l'écorce était enlevée partiellement. Il voulait obtenir des produits diaprés et variés de couleur; et l'événement répondit si bien à son attente, que Laban l'accusa de sortilége ou peu s'en faut. Il est parfaitement admissible que dans l'espèce humaine, les choses puissent se passer d'une manière analogue, c'est-à-dire que, soumise à telle influence, la femme produise un fruit tout différent de celui qu'elle eût eu si les circonstances avaient été autres. Mais, dira-t-on, ce ne sont là que des preuves négatives. Sans doute, mais j'en ai d'autres dont on ne pourra pas contester la validité, et afin de ne point prolonger cette discussion outre mesure, j'arrive de suite au fait capital. On a vu des femmes veuves, contractant un second mariage, avoir du second mari des enfants qui ressemblaient au premier. Ce fait a été constaté plusieurs fois de la manière la plus authentique. En faudra-t-il davantage pour convaincre les plus incrédules? Il est donc bien prouvé qu'une femme peut avoir des enfants qui ressemblent à d'autres qu'à son mari sans avoir jamais cessé d'être honnête. Quoique très rare, le fait est avéré. Donc, avant de soupçonner une femme, il faudra d'autres certitudes que celle résultant seulement de ces ressemblances bizarres dues, dans certains cas seulement, au hasard.

Nous ne suivrons pas maintenant les diverses modifications que subit, dans le sein de sa mère, l'embryon destiné à produire un nouvel être. Quand l'embryon arrive à trois mois, on l'appelle fœtus. Le fœtus se forme petit à petit, et tire la nourriture qui le fait croître à l'aide du cordon ombilical (*fig.* 10, *e*), canal par lequel il se rattache à sa mère. Le cordon ombilical s'insère chez l'enfant au nombril, et chez la mère au placenta ou délivre (*fig.* 10, P), sorte de masse spongieuse qui est rendue par la femme après l'accouchement. Dans cette masse rampent une foule de vaisseaux entrecroisés appartenant à la mère et à l'enfant. C'est au moyen de ces vaisseaux que se fait l'échange continuel entre l'une et l'autre ; l'une donnant, l'autre recevant toujours.

Quand les choses ont ainsi duré pendant le temps assigné par la nature, le terme de la grossesse arrive, et l'accouchement a lieu.

Mais ici se présente une question assez importante. Combien faut-il que l'enfant ait été de temps dans le sein de sa mère pour pouvoir vivre ensuite de sa vie propre, pour être viable, selon l'expression consacrée ?

Là-dessus, les avis ont été assez longtemps partagés, sans que l'on puisse trop s'expliquer pourquoi, car les faits parlent assez d'eux-mêmes. Il est reconnu aujourd'hui que tout fœtus qui n'a pas sept mois de vie intra-utérine ne vient pas au monde viable. On voit bien quelquefois des fœtus de six mois et demi vivre quelques heures, quelques jours au plus ; mais c'est tout. Un exemple isolé du contraire n'infirmerait pas la règle.

Il faut donc au moins sept mois de conception pour que l'on soit en droit d'espérer que l'enfant pourra vivre. Mais ce terme n'est pas fatal, et il ne faudrait pas se laisser aller à ce préjugé assez commun qui consiste à croire, par exemple, qu'à huit mois un fœtus se présente dans des conditions moins favorables qu'à sept.

Quand l'accouchement se fait avant le moment fixé par la nature, on dit qu'il est avant terme, prématuré ou précoce. Si au contraire, ainsi qu'il y en a quelques exemples, l'enfant ne vient au monde qu'après l'époque attendue, l'accouchement est tardif ou retardé. Enfin, il est à terme, légitime ou tempestif, s'il s'accomplit, à quelques jours près, à la fin du neuvième mois qui suit la conception.

La durée ordinaire de la gestation dans l'espèce humaine est donc de neuf mois. Mais comme certaines circonstances peuvent influer plus ou moins sur cette durée, accélérer ou retarder le moment de l'accouchement, la loi a dû se préoccuper de ces particularités et statuer en conséquence. C'est pourquoi notre Code a tranché la question en déclarant que seraient seuls légitimes les enfants nés après le 180e ou avant le 300e jour, c'est-à-dire après six à dix mois de mariage. On voit que la loi admet les limites les plus larges. Si un enfant vient à naître dix mois après la mort du mari de sa mère, la légitimité de cet enfant, dit la loi, *pourra* être contestée. Si l'on veut bien se souvenir que les grossesses de dix mois sont très rares, et admettre que, selon une foule de probabilités, l'enfant n'a pas dû être conçu le jour même où le mari est mort, on reconnaîtra que cette loi n'a rien d'exagéré.

A un autre point de vue, on dit que l'accouchement est naturel quand il est dû aux seuls efforts de la nature; il est artificiel quand l'intervention de l'art est nécessaire. L'accouchement naturel est de beaucoup le plus fréquent, ce sera le seul dont je dirai ici quelques mots.

Nous avons vu que l'enfant se dévoloppait petit à petit dans la matrice, suivant une loi mystérieuse qui est demeurée inexplicable jusqu'à présent. Le fœtus existe ainsi, au milieu de l'organe, enveloppé de plusieurs membranes dont la plus interne a reçu le nom d'amnios. Cette membrane contient un liquide dans lequel baigne le fœtus depuis sa formation jusqu'au moment de son expulsion. Ce fluide a reçu le nom de liquide amniotique, eaux de l'amnios. C'est lui qui, renfermé dans la membrane dont nous venons de parler, et poussé au dehors en avant du fœtus au moment de l'accouchement, forme ce qu'on appelle la poche des eaux.

Quand le moment de la parturition approche, la femme éprouve, quelques jours ou quelques heures avant, dans les reins et le ventre, des douleurs légères auxquelles on a donné le nom de mouches. Ensuite, le travail commence. Pour s'en faire une idée, il faut se remettre en mémoire ce que j'ai dit en faisant l'anatomie de la matrice. Cet organe, qui s'est développé d'une manière considérable pendant la grossesse, est alors extrêmement tendu et rigide, et les fibres musculaires contenues dans le parenchyme commencent à se contracter en poussant la tête du fœtus du côté du col. Celui-ci commence alors à s'entr'ouvrir, et la poche des eaux fait saillie au dehors ; bientôt cette poche se rompt et laisse échapper une partie du liquide qu'elle contient. L'utérus continuant à se contracter, le col se dilate davantage, en même temps que les douleurs deviennent plus aiguës. On appelle grandes douleurs, pour les distinguer des mouches dont nous avons parlé, celles qui sont déterminées par les contractions de la matrice ; on leur donne aussi quelquefois le nom de douleurs expultrices. En effet, à chaque contraction utérine répond une douleur chez la femme, et, à mesure que le moment de la délivrance approche, les contractions s'exercent avec une intensité plus grande. Le travail est alors dans son plein ; généralement, après chaque douleur, il y a un temps de repos ; puis le travail recommence. Peu à peu, le col de l'utérus se dilate complètement, la tête s'engage dans l'orifice, et, après quelques nouveaux efforts, elle arrive à la vulve qu'elle ne tarde pas à franchir. C'est peut-être le moment le plus douloureux pour la femme ; mais aussi c'est sa dernière épreuve.

Dès que l'enfant est sorti, la première chose à faire c'est de couper le cordon ombilical à deux ou trois travers de doigt de longueur ; on laisse après écouler quelques gouttes de sang, et on lie ensuite ce cordon, c'est-à-dire qu'on l'étreint fortement au moyen d'un fil bien serré et solidement noué.

Pendant quelque temps on laisse la mère en repos, puis on procède à la délivrance, c'est-à-dire à l'enlèvement du placenta ou arrière-faix. Cette opération se fait quelquefois toute seule ; dans d'autres cas on est obligé d'opérer quelques légères tractions sur la partie du cordon ombilical qui communique avec le placenta. Ce corps arrive à la vulve après un temps qui varie entre une demi-heure et plusieurs heures.

Telle est la marche ordinaire de l'accouchement naturel. Je n'ai pu entrer ici dans tous les détails que comporte le sujet ; cela m'eût entraîné trop loin. En terminant ce qui a trait à cette question, je répéterai seulement que l'accouchement naturel est de beaucoup le plus fréquent.

Quant aux soins à donner à la mère et à l'enfant, ceci est l'affaire des gardes-malades, qui ont l'habitude de ces choses. L'enfant sera lavé, emmaillotté, puis couché ;

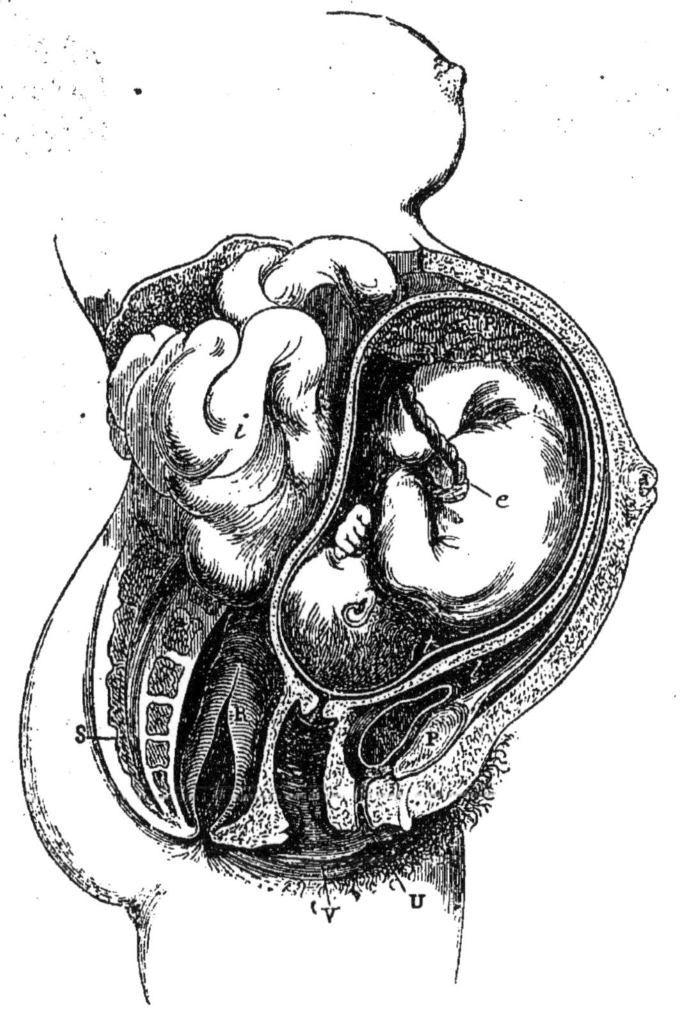

Figure 10.

ENFANT DANS LE SEIN MATERNEL, A LA FIN D'UNE GROSSESSE NORMALE.

S, os sacrum. R, intestin rectum, fendu pour faire voir son calibre·
'V, vagin. U, canal de l'urèthre. V, vessie. e, cordon ombilical. P, placenta, arrière-faix ou délivre. C'est par le placenta et le cordon ombilical que l'enfant tire sa nourriture. i, masse des intestins. l, tissu ou
parenchyme de la matrice dans laquelle est contenu l'enfant. t, membranes
qui enveloppent immédiatement l'enfant. Ces membranes, formées en
même temps que le fœtus, sont expulsées, au moment de la délivrance,
avec le placenta auquel elles adhèrent.

la mère conservera le lit pendant le temps voulu. C'est tout ce qu'il convient de dire là-dessus. S'il survient des complications, il est évident que le médecin seul sera compétent pour y remédier. Du reste, nous aurons occasion, dans le courant de cet ouvrage, d'étudier quelques-unes des maladies déterminées par ce qu'on appelle l'état puerpéral, c'est-à-dire la grossesse et l'accouchement.

§ 3. — FONCTIONS DE L'APPAREIL URINAIRE.

Tout le monde sait que, dans l'acte de la digestion, les liquides se séparent des solides. Les uns et les autres subissent encore une autre séparation, la nature prenant parmi les aliments les parties qui doivent s'assimiler à l'individu, et rejetant les autres. Nous n'avons à nous occuper ici que de l'élimination des matières liquides ou, pour mieux parler, de l'expulsion des urines; car il y a dans l'économie d'autres liquides que celui-ci, qui sont journellement excrétés, notamment la sueur.

C'est dans le rein que se forme, ou plutôt, pour nous servir de l'expression technique, que se sécrète l'urine. Les matériaux de ce liquide lui sont apportés par le sang qui lui vient de l'artère rénale. Par quel mystérieux travail le rein parvient-il à extraire de ce sang les matériaux désormais impropres à la nutrition, et qui doivent composer l'urine? Ceci est un problème à la solution duquel nous ne nous arrêterons pas. Disons seulement que l'on a pu suivre en partie le travail du rein. Les matériaux qui doivent former l'urine arrivent dans les canaux de la substance tubuleuse où ils continuent d'être élaborés, si bien que, lorsqu'enfin la masse arrive au mamelon, l'urine est complètement formée, et elle s'écoule alors goutte à goutte dans les calices, et de là dans le bassinet, à travers des milliers de petits pertuis microscopiques. L'uretère qui fait suite au bassinet conduit le liquide urinaire jusque dans la vessie, où il s'accumule. Et pour le dire en passant, admirons ici, jusque dans les choses qui paraissent les plus infimes, la prévoyance de la nature. Avec cette sécrétion perpétuelle qui s'élabore dans le rein, que serait-il advenu, s'il n'y avait pas eu un réservoir prêt à recevoir l'urine à mesure qu'elle se forme ? Il n'est que trop facile de s'en rendre compte, quand on a pu voir les infortunées affectées de fistules des voies urinaires, et chez lesquelles l'urine s'écoule constamment au dehors.

Une fois dans la vessie, l'urine y séjourne jusqu'à ce que l'accumulation du liquide soit assez considérable pour provoquer la sensation du besoin d'uriner, sensation à laquelle on obéit plus ou moins, ce qui fait que certaines personnes prennent l'habitude de conserver leurs urines plus longtemps que d'autres. Nous verrons plus loin, en parlant de la rétention d'urine, quelles conséquences cela peut entraîner.

Comment l'urine est-elle rejetée au dehors dans les conditions ordinaires ? Il est facile de s'en rendre compte. Nous avons vu que la vessie possédait une tunique musculeuse qui l'entoure de toute part. Quand le réservoir est rempli par le liquide, les parois étant beaucoup plus dilatées, l'action des muscles est sollicitée ; cette action, cependant, à part les cas morbides, ne s'exerce que **sous** l'influence de la volonté. Mais que les muscles de la vessie se contractent, on prévoit ce qui arrivera ; les contractions tendant à rapetisser l'organe, le liquide contenu cherche naturellement une issue pour s'échapper. L'urèthre offre la voie la plus naturelle ; et comme d'ailleurs les fibres circulaires qui l'entourent se relâchent en même temps que celles de la vessie se contractent, l'urine se trouve ainsi rejetée au dehors. Quand l'acte d'expulsion est accompli, les fibres circulaires du canal se contractent de nouveau, et la vessie est ainsi close jusqu'à ce qu'un nouveau besoin se fasse sentir.

Les choses se passent ainsi chez les sujets qui n'ont aucune infirmité. Des expériences très curieuses, faites à ce propos, ont permis de constater que l'urine se forme avec une rapidité prodigieuse. Ainsi, l'on a retrouvé dans l'urine expulsée par certains sujets les éléments chimiques décelant la présence de substances ingérées moins d'une minute auparavant. Nous verrons plus loin les modifications pathologiques de cette fonction si importante. Mais dès maintenant il est facile de pressentir les désordres qui peuvent se produire, si tout ou partie des organes urinaires ne fonctionne pas convenablement ; par exemple, si l'un des uretères ou tous les deux se trouvent diminués de calibre ou complètement oblitérés ; ou bien si la vessie demeure impuissante à expulser l'urine au dehors, etc. On voit que ces questions sont des plus intéressantes et méritent toute l'attention du malade et du médecin.

[illegible]

MALADIES DES FEMMES

ET DES

JEUNES FILLES.

PREMIÈRE PARTIE

MALADIES DÉPENDANT D'UN ÉTAT GÉNÉRAL DE L'ÉCONOMIE

Dans cette première partie, nous étudierons d'abord ce qui se rapporte aux désordres de la fonction menstruelle. Un second article sera consacré à la chlorose ou pâles couleurs. Dans un troisième, nous chercherons à bien nous rendre compte d'une maladie à propos de laquelle il règne encore aujourd'hui bien des préjugés : je veux parler de l'hystérie. Enfin, nous terminerons par quelques considérations générales sur un mal justement redouté : le cancer.

I.—DES DÉSORDRES DE LA MENSTRUATION.

J'ai fait plus haut l'histoire de la menstruation, et j'ai dit comment les choses se passaient à l'état normal. Maintenant, nous avons à étudier les dérangements et les désordres divers qui peuvent affecter cette fonction, qui exerce sur la santé de la femme une si incontestable influence.

Or, il peut ici se présenter plusieurs cas bien différents. Tantôt, en effet, les règles viennent peu ou point et occasionnent de vives souffrances quand elles apparaissent. C'est cet état que les médecins désignent sous les noms de *dysménorrhée* et d'*aménorrhée*, mots que nous adopterons comme synonymes de *rétention* ou *suppression des règles*, sans vouloir trop viser à la rigueur des expressions scientifiques. Tantôt la femme perd, soit à l'époque de ses règles, soit dans l'intervalle, une quantité de sang plus grande qu'il ne convient. C'est ce qui constitue les *pertes*, ou, pour parler médicalement, les *métrorrhagies*. Voyons maintenant ce qui a trait à chacun de ces états opposés.

§ Ier. — DE LA SUPPRESSION DES RÈGLES OU AMÉNORRHÉE.

Cette affection peut résulter de plusieurs causes que j'aurai soin de faire ressortir et dont la connaissance doit servir de base à la division que j'ai adoptée dans l'étude qui s'y rattache. Or, toutes ces causes peuvent être ramenées à trois chefs principaux. En effet, l'aménorrhée peut tenir à un état général de la constitution ; ou bien elle dépend d'une lésion soit de l'utérus, soit d'une autre partie des organes génitaux ; enfin, elle peut avoir pour point de départ une affection ou maladie quelconque dont elle n'est alors qu'un épiphénomène. En d'autres termes, l'aménorrhée peut être constitutionnelle ou symptomatique. Il est d'autant plus important d'admettre ces distinctions, que le traitement devra beaucoup varier suivant que l'aménorrhée se trouvera sous la dépendance de l'un ou l'autre des états que je viens d'indiquer.

I. — AMÉNORRHÉE CONSTITUTIONNELLE.—J'ai dit plus haut quels étaient les signes ordinaires de la puberté chez la jeune fille. Aux divers changements qui s'opèrent, soit dans le physique, soit dans le moral, vient s'ajouter le phénomène capital dont toutes les autres modifications n'étaient pour ainsi dire que la préparation, je veux dire l'éruption des règles. Ordinairement les choses se passent d'une manière satisfaisante, et la menstruation, une fois établie, continue d'avoir lieu régulièrement. Mais il n'en est pas toujours ainsi, et il n'est pas très rare de trouver des jeunes personnes chez lesquelles cette fonction ne s'accomplit qu'avec les plus grandes difficultés. On dit alors que les règles sont *retenues*. Chez d'autres femmes, les règles qui ont coulé pendant quelque temps d'une manière satisfaisante, cessent d'apparaître au moment voulu ou s'arrêtent plus ou moins brusquement. Les règles sont

alors *supprimées*. L'aménorrhée par rétention ne se constate guère qu'au moment de la puberté. Celle par suppression peut se rencontrer aux diverses époques de la vie de
la femme.

Causes de l'aménorrhée constitutionnelle. — Il est
parfaitement établi, d'après les recherches faites à ce sujet, que l'aménorrhée se rencontre chez des femmes de
tempéraments très différents. A proprement parler, aucune constitution, si robuste qu'elle soit, ne paraît devoir
être considérée comme une sauvegarde contre cet état.
Toutefois, il faut reconnaître que la menstruation est plus
souvent irrégulière chez les femmes qui présentent les attributs du tempérament lymphatique ou scrofuleux. Si
l'on veut bien remarquer que ces sujets ont ordinairement
une certaine débilité dans les organes, que leurs mouvements se font avec mollesse et lenteur, on comprendra
que chez ces femmes la matrice, qui joue un rôle important dans la production de la menstruation, manque de
la vitalité nécessaire pour devenir le siége de la congestion et de l'hémorrhagie intermittentes qui doivent s'établir. Au fond, il faut reconnaître que ce résultat négatif
est dû en dernière analyse à la diminution des forces.
Dès lors, il est facile de prévoir que l'aménorrhée se retrouvera chez toutes les femmes soumises à une cause
quelconque de débilitation ou d'épuisement. C'est, en effet,
ce qu'une observation approfondie a parfaitement mis en
lumière. C'est pourquoi les femmes qui habitent des lieux
bas et humides, des logements où le soleil ne pénètre que
peu ou point, celles qui ont une mauvaise nourriture ou
une alimentation insuffisante, sont sujettes à avoir des

troubles plus ou moins graves de la fonction menstruelle ; l'exercice de certaines professions humides et malsaines, l'usage de boissons aqueuses chaudes, en débilitant la constitution, conduisent aux mêmes résultats. Les peines morales, les chagrins de toute sorte ont aussi une incontestable influence sur la production de l'aménorrhée. Mais, selon toute probabilité, les causes débilitantes n'agissent que d'une manière médiate, en ce sens que, ainsi qu'on le verra plus loin, elles produisent le plus souvent l'anémie et surtout la chlorose. Or, la chlorose est une des causes les plus fréquentes et la plus évidente peut-être des désordres que l'on remarque dans la menstruation.

Les flueurs blanches ont souvent une grande part dans la production de l'aménorrhée constitutionnelle. Il est bien entendu que je parle ici seulement de celles qui ne se lient pas à une maladie de matrice ou d'un autre organe. Or, il arrive souvent que, chez une jeune fille, quelque temps avant l'époque de la puberté, ou même à ce moment, il se fait par les parties génitales un écoulement blanc qui se renouvelle à des époques plus ou moins régulières, ou qui même quelquefois persévère indéfiniment, si l'on n'y apporte pas remède. Dans ces circonstances, l'écoulement blanc ou leucorrhée, selon l'expression consacrée, paraît se substituer aux règles dont l'éruption dès lors est rendue difficile. Et ce qui prouve bien que les flueurs blanches sont une cause réelle d'aménorrhée, c'est que les règles apparaissent ordinairement quand on parvient à se rendre maître de cet écoulement morbide. Remarquons, toutefois, que la leucorrhée paraît être, dans beaucoup de cas, un des attributs les plus fréquents du tempérament lymphatique; que souvent aussi on la constate chez les femmes ou filles chlorotiques; ce qui fait que, dans un **grand** nombre de cas, cette cause n'aura pas une influence immédiate sur la production de l'aménorrhée. Peu importe, du reste, qu'une cause agisse plus ou moins directement, pourvu qu'en fin de compte on parvienne à neutraliser ses effets.

Si la faiblesse de la constitution est cause, dans certains cas, que la matrice n'a pas toute la vitalité nécessaire pour imprimer à l'économie le mouvement en vertu duquel doit se faire l'hémorrhagie physiologique, le même effet peut se produire en vertu d'une cause tout à fait contraire. Chez certaines femmes robustes et d'une constitution trop riche, l'écoulement des règles a beaucoup de peine à avoir lieu, parce que le sang se fait obstacle à lui-même par suite de sa grande plasticité.

Les causes que je viens d'énumérer prédisposent les femmes à l'aménorrhée. D'autres causes peuvent provoquer plus directement soit la rétention, soit surtout la suppression des règles. Ainsi, une émotion violente, causée par la colère, la crainte, le désespoir, une contrariété soudaine venant à se manifester au moment de la menstruation, peuvent en arrêter subitement le cours ou diminuer l'écoulement sanguin. Or, comme les passions agissent plus énergiquement chez les personnes nerveuses, on a inféré de là que le tempérament nerveux occasionnait souvent l'aménorrhée. Mais ceci est une erreur, et il faut dire et reconnaître que l'effet dont nous parlons est déterminé par les manifestations des passions, quel que soit le tempérament du sujet.

Il y a aussi des causes physiques qui peuvent provoquer presque subitement l'aménorrhée : je citerai particulièrement l'impression instantanée de l'air froid, l'immersion des pieds ou des mains dans l'eau froide (à moins cependant qu'il n'y ait certaines habitudes contractées), l'action de boire des liquides glacés quand on est à l'époque des règles, l'abus de certains purgatifs, etc.

Dans cette étude des causes de l'aménorrhée, je n'ai pas parlé de l'influence des climats et des saisons. Il est certain que, dans les pays chauds et pendant l'été, les femmes sont d'ordinaire mieux réglées que dans les conditions opposées. Mais il ne faudrait pas attribuer à ces influences une part trop grande.

Les symptômes qui accompagnent l'aménorrhée constitutionnelle sont nombreux et variés, ce qui prouve combien l'appareil générateur a de nombreuses connexions avec le reste de l'économie. Ainsi, les malades éprouvent souvent des douleurs plus ou moins vives qui ont leur siége dans le bas-ventre, les reins et quelquefois le bas des cuisses. Quand ces signes se manifestent chez une jeune fille non encore réglée, mais arrivée cependant à un âge où l'on peut soupçonner la possibilité d'une première hémorrhagie utérine, il convient d'examiner tout d'abord si les autres signes de la puberté ont commencé à se manifester. Au cas où il en serait ainsi, on serait fondé à supposer qu'il s'agit alors d'une véritable difficulté et peut-être d'une impossibilité réelle dans l'éruption des règles. Ce sentiment sera encore confirmé si, après un espace de vingt-cinq à trente jours, plus ou moins, on voit se renouveler ces mêmes symptômes locaux.

Ceux-ci, du reste, ne sont pas toujours observés, et, dans certains cas, on n'a à constater que des symptômes généraux. La femme éprouve une fatigue générale et des doulcurs dans tous les membres, particulièrement au niveau des articulations. Les nerfs sont agacés, et par suite il existe une disposition à la tristesse et à la mélancolie, ou à des impatiences sans motif. Finalement, les règles n'apparaissent pas, ou bien il vient très difficilement, très péniblement quelques gouttes de sang, mais l'écoulement normal n'a pas lieu.

Les choses peuvent durer ainsi pendant un temps plus ou moins long. Il faut d'ailleurs remarquer que, chez les jeunes filles qui n'ont jamais été réglées, la durée de l'aménorrhée ne peut pas toujours être constatée d'une façon exacte, parce que l'on ne sait guère à quelle époque elle a commencé. D'un autre côté, l'influence du traitement étant incontestable, on ne saurait dire combien de temps pourrait s'écouler avant que les règles parussent. Il y a cependant des femmes chez lesquelles la suppression du flux menstruel devient définitive, et cela sans qu'il en résulte de troubles graves dans leur santé. On a même cité des cas où la menstruation ne s'est jamais établie, sans que les femmes s'en portassent plus mal; mais ces exemples sont très rares et ne constituent que de très minimes exceptions à la règle générale.

Quoi qu'il en soit, la durée de l'aménorrhée paraît être plus longue quand l'affection est primitive que quand elle est accidentelle, ce qui se comprend facilement. Il est, en effet, plus facile de rappeler des règles qui ont été supprimées que d'habituer l'économie à une fonction qu'elle n'a pas encore exercée. La cause influe aussi d'une manière plus ou moins notable sur la longueur de l'aménorrhée. C'est ainsi que celle qui est déterminée par des causes morales, par des chagrins violents, persiste généralement davantage.

Des causes contraires à celles qui ont amené le désordre peuvent y mettre fin. La joie, une émotion de plaisir suffisent quelquefois pour imprimer à l'économie tout entière, et en particulier à l'utérus, une impulsion favorable qui détermine l'hémorrhagie salutaire. D'autre part, quand il y a eu suppression, il suffit ordinairement de quelques soins pour qu'à l'époque suivante l'écoulement des règles se rétablisse.

Il est généralement facile de reconnaître l'aménorrhée quand elle se fait par suppression. Il n'en est pas toujours de même quand elle est primitive et qu'elle existe chez une jeune fille qui n'a pas encore été réglée. J'ai dit plus haut à quels signes on pourrait soupçonner et finalement constater chez une jeune fille la rétention des règles. Mais il y a des circonstances en dehors de celle-ci, où il serait possible de commettre quelques erreurs. Ainsi, chez les femmes qui se rapprochent du temps critique, on est exposé à prendre pour une maladie ce qui n'est autre chose que la suite des progrès de l'âge. Ceci peut constituer pour le médecin une cause d'erreur d'autant plus fréquente, que beaucoup de femmes ont grand soin de dissimuler leur âge et emploient à cet effet une foule de subterfuges. Ce n'est point ici le lieu d'expliquer comment l'homme de l'art trouvera moyen de déjouer toutes ces combinaisons. Ce livre étant fait pour être lu par des femmes, celles-ci n'auront aucune raison de se cacher à elles-mêmes le nombre de leurs années. Conséquemment, quand une femme de quarante-cinq ans environ verra se supprimer chez elle l'hémorrhagie de chaque mois, elle ne sera pas portée tout d'abord à trouver dans ce phénomène l'indice d'une maladie quelconque. J'ai dit dans un autre article quelles étaient les précautions à prendre au moment de l'âge critique. Je n'y reviendrai pas ici.

On peut prendre pour une suppression de règles le commencement d'une grossesse. Et ici, il faut bien le dire, il peut y avoir de nombreuses chances d'erreurs, surtout s'il s'agit d'une jeune fille qui ait intérêt à cacher son état. Toutefois, dans ce cas, l'erreur ne pourra être de bien longue durée; on finira toujours tôt ou tard par savoir à quoi s'en tenir. En tout cas, il importe d'user des plus grandes précautions, afin de ne pas s'exposer à provoquer une fausse couche sous prétexte de rappeler les règles.

L'aménorrhée peut devenir elle-même la cause de complications assez graves, parmi lesquelles il faut noter des maladies nerveuses très variées, et, dans certains cas graves, l'aliénation mentale. Il faut se rappeler à ce sujet que les aliénistes les plus distingués ont accordé une grande influence aux maladies de matrice sur les troubles de l'intelligence.

La stérilité est souvent le résultat de l'aménorrhée, surtout quand elle est persistante. Cependant la conception n'est pas rendue absolument impossible chez les femmes dont les règles ne viennent pas; mais, en tout cas, il est très fréquent de les voir stériles. Et chez celles qui ont pu devenir grosses, il n'est pas ordinaire de voir la grossesse arriver heureusement à terme.

Le sang menstruel qui devrait s'écouler au dehors, ne trouvant pas d'issue, provoque souvent des congestions du côté des autres organes. C'est pourquoi l'on doit surveiller avec soin la santé des personnes dont les règles ont de la peine à venir. La congestion, en effet, peut dans certains cas dégénérer en apoplexie, et l'on sait tous les dangers d'une pareille complication.

Lorsque la suppression des règles a lieu brusquement, elle peut provoquer, surtout chez les femmes à tempérament sanguin, une hydropisie générale. Il se fait alors un épanchement rapide de sérosité sous la peau des membres et de la face; et dans certains cas l'infiltration est telle que la pression du doigt laisse son empreinte sur les tissus.

Enfin, chez les filles mal réglées on constate souvent des éruptions à la peau, des boutons, des ophthalmies, des érysipèles. On doit considérer ces diverses lésions comme autant d'exutoires et de voies supplémentaires de l'évacuation périodique.

II. — AMÉNORRHÉE DÉPENDANT D'UNE LÉSION DES ORGANES DE LA GÉNÉRATION. — Plusieurs des lésions qui occasionnent l'aménorrhée dans ces circonstances peuvent être constatées sur le vivant. Il y en a d'autres qui ne peuvent être que soupçonnées pendant la vie. Parlons d'abord de ces dernières.

Si l'on se rappelle la description anatomique des organes génitaux de la femme, et aussi les notions physiologiques données à propos de la menstruation, il sera facile de se rendre compte de quelques-uns des obstacles qui peuvent s'opposer à l'évolution de l'œuf, et conséquemment à l'hémorrhagie qui résulte de son passage au milieu des organes. Ainsi, il peut arriver que les ovaires aient subi une dégénérescence quelconque, par suite de laquelle ils soient devenus impropres à la production de l'ovule. D'autre part, le pavillon de la trompe, par suite d'inflammation ou

pour toute autre cause, contracte quelquefois des adhérences avec les parties voisines. Ces adhérences empêchent
qu'il puisse s'appliquer sur l'ovaire au moment où l'ovule
est sur le point de s'en détacher. L'ovule alors tombe dans
la cavité abdominale, et les résultats ordinaires de sa
marche normale n'ont pas lieu de se produire. La trompe
elle-même peut, à n'importe quel point de son trajet, avoir
son calibre diminué ou même oblitéré complètement; en
sorte que l'ovule ne peut franchir la partie rétrécie ou
fermée, et que par conséquent encore il lui est impossible
d'arriver jusqu'à l'utérus. Dans ce cas encore, pas de
menstruation possible, puisque nous avons dit que c'était
de la matrice même que venait l'hémorrhagie.

Toutes ces lésions peuvent résulter de causes diverses,
inflammatoires ou autres, comme le cancer, la gangrène
de certains tissus, etc. Mais elles peuvent aussi être congénitales, c'est-à-dire exister depuis la naissance, par suite
d'un développement vicieux des organes. Toutes les fois
que l'aménorrhée sera le résultat de quelqu'une de ces
lésions, la femme sera nécessairement stérile, ce qui se
comprend facilement si l'on veut remarquer que, dans ces
circonstances, il est impossible que l'ovule soit fécondé.
J'ai dit plus haut que ces lésions étaient quelquefois méconnues pendant la vie, et que souvent on pouvait à peine
les soupçonner. Sans doute, à l'aide de quelques inductions on arrive dans certains cas à en avoir une vague
idée; mais cela demande tout un travail et exige des connaissances médicales très approfondies.

Du reste, beaucoup de maladies de l'utérus deviennent,
soit temporairement, soit d'une manière définitive, la
cause ou le germe de l'aménorrhée. Citons seulement l'in-

flammation, l'engorgement, l'ulcération de l'organe gestateur. Dans le cas où la difficulté de la menstruation a
pour point de départ des désordres de cette nature, il
arrive le plus souvent que si l'on parvient à guérir la
maladie principale, les règles reparaissent naturellement
et sans qu'il soit besoin de provoquer autrement leur
retour.

Quelquefois l'aménorrhée reconnaît pour cause un obstacle purement mécanique à l'issue du sang. Cet obstacle
est ordinairement le résultat d'un vice de conformation soit
congénital, soit accidentel. C'est ainsi que, dans certains
cas, on a pu constater que le col de l'utérus était imperforé
soit de naissance, soit par suite d'inflammations qui
avaient déterminé des adhérences entre les deux lèvres du
col. Plus fréquemment peut-être, on a vu la membrane
hymen ne présenter aucune ouverture et conséquemment
obturer complètement le calibre du vagin. D'autres fois les
faces opposées de la muqueuse vaginale ou de la vulve
contractent des adhérences qui ont pour résultat d'oblitérer
plus ou moins complètement le calibre du canal. Les auteurs ont donné le nom d'aménorrhée par défaut d'excrétion à cette rétention véritable du sang des règles.

Les symptômes de l'aménorrhée dont je parle diffèrent
suivant la cause qui la produit. Quand il existe dans les
parties inaccessibles à l'exploration directe des obstacles à
l'évolution de l'ovule, comme je l'ai indiqué plus haut, il
ne se produit pas de symptômes bien accusés. Seulement,
quand cela tient à un vice de conformation congénital, les
choses restent toujours au même état, et les femmes qui en
sont atteintes ne sont jamais réglées, quoi que l'on essaie
pour arriver à établir chez elle l'éruption des règles.

Au surplus, et quelle que soit ici la cause de l'aménorrhée, les symptômes de cet état ne se révèlent qu'à l'époque de la puberté. Jusque-là, en effet, tout l'appareil de la génération a, pour ainsi dire, sommeillé. Mais alors la menstruation commençant à s'effectuer, le sang des règles s'accumule dans les organes au-dessus de l'obstacle qui s'oppose à son issue, et il se forme dans ces parties une tumeur qui a pour caractère propre de grossir à chaque époque menstruelle. Elle finit par s'élever graduellement dans l'intérieur du ventre, simulant dans certains cas la grossesse, et s'accompagnant comme elle du gonflement des seins. Si l'obstacle siége au col de la matrice, cet organe plonge dans le vagin où il forme une tumeur en forme de poire allongée. Toutefois, pour pouvoir constater la présence de cette tumeur et conséquemment se rendre compte de la nature de l'obstacle, il devient nécessaire d'introduire le doigt dans le vagin ou d'appliquer le spéculum, choses auxquelles répugnent beaucoup de femmes. Ce procédé offre d'ailleurs beaucoup de difficultés s'il s'agit d'une jeune fille chez laquelle la membrane hymen est encore intacte. Il y a cependant des circonstances dans lesquelles il faut forcément recourir à ce moyen d'investigation.

Si c'est la membrane hymen elle-même qui fait obstacle au cours du sang, il est facile de s'en assurer, parce qu'il se forme à l'entrée de la vulve une tumeur qui présente une saillie de forme ovoïde. En touchant cette tumeur avec le doigt, on perçoit quelquefois la sensation d'un corps mou et élastique, qui n'est autre que le caillot de sang accumulé derrière l'obstacle.

La tumeur sanguine, à mesure qu'elle devient plus considérable, comprime de plus en plus les organes situés dans le bassin, notamment la vessie et le rectum, ainsi que les nerfs qui se distribuent aux membres inférieurs. Il en résulte que les malades éprouvent des fourmillements dans les jambes ; elles ont de fréquentes envies d'uriner, de la constipation, etc., circonstances qui, jointes au gonflement des seins, ont pu faire croire dans bien des cas à l'existence d'une grossesse. Il faut dire que souvent il se joint à ces signes des douleurs de reins, des tranchées et des coliques. Les femmes ont aussi de fréquentes bouffées de chaleur au visage, des migraines et des troubles variés de la digestion. Enfin, le moral lui-même éprouve quelquefois de notables modifications. Le caractère devient tracassier, irascible. Il n'en faut pas davantage pour donner le change, surtout aux yeux de certaines personnes prévenues, et c'est ainsi que l'on peut s'exposer à commettre de graves erreurs.

La durée de l'aménorrhée est subordonnée à la maladie dont elle est le symptôme. Il est donc fort difficile, pour ne pas dire impossible, de fournir à cet égard des données satisfaisantes. J'en dirai autant relativement à la gravité plus ou moins grande que peut présenter cette affection. Il est clair que, selon que la maladie primitive sera plus ou moins fâcheuse, l'affection concomitante ou symptomatique s'en ressentira. Pour ne donner qu'un exemple : si on a affaire à un engorgement chronique de la matrice, il est bien certain que l'aménorrhée, qui en est quelquefois la conséquence, durera plus longtemps que si elle résultait d'une inflammation aiguë de l'organe.

Quant à pouvoir reconnaître de quelle maladie des organes génitaux l'aménorrhée est le symptôme, c'est dans bien des cas chose assez difficile. A l'aide des renseignements que l'on trouvera dans ce livre, on pourra dans quelques circonstances savoir à quoi s'en tenir. Mais il ne saurait en être toujours ainsi, et souvent il faut beaucoup d'expérience unie à beaucoup de science pour se préserver de toute chance d'erreur.

III. — Aménorrhée symptomatique d'une maladie quelconque. — On a dit avec raison que les règles étaient comme le thermomètre de la santé chez la femme. Tant qu'une femme est bien réglée, il n'y a généralement pas à se préoccuper de son état. Mais aussi, dès que la moindre indisposition a lieu, il est bien rare que la menstruation ne s'en ressente pas. Les désordres de cette fonction ne sont pas toujours très prononcés. Tantôt, en effet, il n'y a qu'un retard; dans d'autres cas une avance sur l'époque ordinaire; tantôt l'hémorrhagie est exagérée, et alors il y a perte ou métrorrhagie. Mais le contraire arrive quelquefois, et l'aménorrhée se produit dans beaucoup de cas, soit complètement soit incomplètement.

Il faudrait passer en revue presque toutes les maladies qui peuvent affecter la femme, si l'on voulait relater toutes les circonstances dans lesquelles l'aménorrhée se produit. Pour être aussi bref que possible, je me contenterai de citer comme la déterminant le plus souvent : les maladies de cœur, les inflammations intestinales, les humeurs froides ou écrouelles. Une maladie qui occasionne souvent l'aménorrhée est la phthisie pulmonaire ou maladie de poitrine. Il n'est que trop fréquent de voir chez les jeunes filles poitrinaires l'éruption des règles éprouver les plus grandes difficultés à se faire jour; et souvent même l'hémorrhagie ne peut s'accomplir. A ce sujet, je me permettrai une digression.

Je ne voudrais en aucune façon jeter l'épouvante chez les mères de famille en déclarant que la phthisie pulmonaire est une des causes les plus fréquentes d'aménorrhée chez les jeunes filles; je sais que beaucoup de femmes ont une malheureuse tendance à voir toujours les choses du côté le plus sombre. Ainsi, dans le cas présent, ces personnes, si elles ont une fille dont les règles n'apparaissent pas à l'époque voulue, se garderont bien d'attribuer ce retard à l'une des nombreuses causes possibles énumérées plus haut. Comme beaucoup de ces causes ne présentent en définitive rien de bien alarmant, cela ne ferait pas leur affaire. Il vaut bien mieux voir les choses tout en noir, et se pénétrer de cette idée qu'on a une fille poitrinaire ou qu'on l'est soi-même! Et cependant, combien j'en ai vu, de ces prétendues poitrinaires, auxquelles un traitement de quelques mois a rendu la santé! Je donne plus loin l'observation d'une jeune fille de dix-sept ans dont tout l'entourage avait prononcé l'arrêt de mort, et qui se porte aujourd'hui le mieux du monde. Certes, cette malade ne fut jamais poitrinaire. Les exemples de faits analogues sont nombreux; et cependant la force du préjugé est telle, qu'on lutte souvent contre l'évidence même. J'ai parmi mes clientes une jeune femme dont la santé, longtemps chancelante, avait donné de grandes inquiétudes à sa famille. On la croyait bien phthisique, et elle-même partageait cette triste conviction. Aujourd'hui, elle est complètement guérie et jouit d'une santé florissante. Elle le voit et le reconnaît; mais, malgré mes dénégations énergiques, je n'ai jamais pu l'empêcher de croire qu'elle avait été poitrinaire. Il n'entre point dans le plan de ce livre de faire l'histoire de la phthisie pulmonaire; ce sera le sujet d'un autre travail qui paraîtra plus tard. Mais je tiens essentiellement à dire dès maintenant que quand bien même il serait avéré de la manière la plus incontestable, ce qui arrive rarement, que l'aménorrhée constatée chez une jeune fille reconnaît pour cause évidente ce que l'on est convenu d'appeler la maladie de poitrine, il n'y aurait pas encore là de quoi se désespérer complètement, ainsi qu'il arrive trop souvent. En effet, on est tellement imbu dans le monde de cette idée que la phthisie pulmonaire est incurable, que les poitrinaires sont nécessairement et fatalement voués à une mort certaine, et que leurs jours sont comptés, que souvent, par suite de cette conviction déplorable, on néglige les soins nécessaires pour s'opposer au progrès du mal. On se persuade trop facilement que tout ce que l'on pourrait faire sera complètement inutile. On perd ainsi un temps précieux pendant lequel il eût été loisible d'agir et peut-être d'arracher de jeunes malades à une mort imminente. Car, il faut le dire et le proclamer bien haut, on guérit des poitrinaires. Il y a des exemples bien avérés de guérisons de ce mal terrible, et si l'on ne peut parvenir plus fréquemment à obtenir ce résultat heureux, cela tient sans aucun doute à ce découragement fatal auquel on se laisse aller trop souvent. Assurément on ne guérit pas tous les poitrinaires; quelle est d'ailleurs la maladie dont on puisse toujours se rendre maître? Il est même vrai de reconnaître que la phthisie pulmonaire sera encore pendant longtemps une des maladies qui feront plus de victimes. Cela tient à diverses causes que je n'ai pas le loisir d'examiner ici. Mais ce qui est bien certain, c'est que cette maladie est de plus en plus étudiée, conséquemment mieux connue, et que les heureux résultats obtenus jusqu'à ce jour permettent d'augurer mieux encore pour l'avenir. Or, si l'on peut guérir la maladie de poitrine dans quelques cas, est-il besoin de dire que c'est surtout chez les jeunes sujets qu'on a les plus grandes chances de réussite? C'est en effet chez les jeunes gens et les jeunes filles que l'on a constaté les plus nombreuses guérisons. J'en ai dit assez sur ce sujet, que je me propose de traiter complètement ailleurs, et je reviens à l'étude de l'aménorrhée.

La suppression ou la rétention des règles peut encore reconnaître pour cause des troubles plus ou moins accusés de diverses fonctions. C'est ainsi que l'aménorrhée peut résulter de la suppression rapide de la transpiration, sans même qu'il se produise aucune lésion du côté des voies respiratoires.

Des causes morales peuvent produire les mêmes effets. J'ai déjà dit que les émotions violentes de joie ou de peine pouvaient occasionner l'aménorrhée. Il en est de même, surtout pour l'aménorrhée primitive ou par rétention, des préoccupations continuelles d'une intelligence trop cultivée, ainsi que cela se voit fréquemment de nos jours dans certaines régions de la société. On élève des jeunes filles comme si elles étaient destinées à devenir des puits de science, on surexcite chez elles l'esprit d'émulation, et finalement on soumet à une telle tension leurs facultés intellectuelles, que la santé de beaucoup se trouve sérieusement compromise. Or, comme la menstruation est le régulateur de la santé chez la femme, il arrive dans ces circonstances, ou que cette fonction ne peut s'établir, ou qu'elle présente des troubles fréquents.

Du reste, l'aménorrhée se manifeste à des époques variables des maladies dont elle est le symptôme. On la voit apparaître, tantôt dès le début, tantôt dans une période plus avancée. Cependant, si les organes malades ont une connexion ou une sympathie étroite avec l'utérus, comme par exemple l'estomac, le cerveau, le cœur, le dérangement des règles survient de très bonne heure. Il en sera de même si la malade a une constitution nerveuse ou sanguine.

Ici encore, comme lorsqu'il s'agit de l'aménorrhée dépendant d'une lésion des organes génitaux, la gravité de l'affection est subordonnée à celle de la maladie dent elle est le symptôme. Il faut en dire autant de la durée du mal. Au surplus, il est extrêmement probable que, dans la presque totalité des cas, l'aménorrhée est symptomatique d'une maladie quelconque ; et si j'ai avancé que, quelquefois, elle était constitutionnelle, cela signifie que, dans ces cas, on ne connaît aucune maladie à laquelle on puisse la rattacher dans l'état actuel de la science.

J'ai dit que l'aménorrhée pouvait être complète ou incomplète. Elle est complète quand la menstruation ne se fait aucunement. Elle est incomplète quand l'éruption des règles, bien que douloureuse et difficile, parvient néanmoins à s'accomplir. C'est ce que beaucoup d'auteurs appellent de la dysménorrhée. Dans ces circonstances, la quantité de sang exhalé peut n'être pas diminuée sensiblement, ou bien l'écoulement ne se fait que goutte à goutte. Chez certaines personnes, les règles reviennent aux époques ordinaires ; mais pendant les jours qui précèdent, et même aussi durant le temps que l'émorrhagie a lieu, les malades éprouvent des douleurs dans les aînes, dans le bas-ventre, dans les reins ; en même temps elles accusent du malaise, de la courbature, quelquefois de la fièvre. Dans certains cas il y a des névralgies et des migraines, etc.

Je ne m'appesantirai point davantage sur cette variété de l'aménorrhée, d'autant plus que le traitement présente à peu près les mêmes indications.

TRAITEMENT DE L'AMÉNORRHÉE. — Il y a peu d'affections dont on se soit autant occupé en médecine que de celle-ci, ce qui s'explique facilement ; car on sait que dès que la menstruation ne se fait pas régulièrement chez une femme, il y a lieu de craindre quelque trouble plus ou moins grave dans sa santé. Mais si les moyens de traitement sont nombreux, le succès ne répond pas toujours à l'attente de ceux qui les emploient. Cela tient souvent à ce que ces moyens ne sont pas toujours employés avec discernement. C'est surtout ici que l'on doit tenir compte des trois divisions que j'ai admises dans l'aménorrhée, et ne pas appliquer, par exemple à celle qui est symptomatique, les remèdes qui conviendraient pour le cas où les désordres de la menstruation seraient inhérents à la constitution. Voyons donc ce qu'il convient de faire dans chaque circonstance.

Aménorrhée dite constitutionnelle. — Nous avons vu que le plus souvent l'aménorrhée constitutionnelle tenait à une faiblesse générale du sujet. Il s'agit donc de relever les forces de la malade, et pour cela plusieurs indications se présentent.

Tout d'abord, je conseille de mettre les malades dans les meilleures conditions hygiéniques. Ainsi, elles devront

habiter un logement où le soleil pénètre souvent et longtemps ; quelques promenades au soleil seront aussi très
utiles ; l'équitation et tout exercice qui ne fatiguera pas
trop les malades seront de puissants adjuvants. On les
éloignera des lieux bas et humides, et on leur fera respirer
l'air sec des montagnes. Nous verrons, en parlant de la
métrorrhagie, que l'habitation des lieux élevés provoque
quelquefois des pertes ; conséquemment, en mettant pendant quelque temps les femmes qui ne peuvent se régler
dans les mêmes conditions, on arrivera à provoquer chez
elles l'écoulement attendu. Il est à peine nécessaire de dire
que la nourriture devra être des plus substantielles ; on
choisira de préférence les viandes noires rôties et saignantes, si la malade peut les supporter. On donnera à
boire un vin généreux, Bourgogne ou Bordeaux. Il sera
très utile d'y ajouter quelque eau minérale ferrugineuse,
comme l'eau de Spa, de Passy, d'Aumale, etc. Les bains de
mer seront souvent fort utiles, aussi bien qu'une station
aux eaux minérales ferrugineuses. Et ici, il faut le dire, le
changement de lieu, les distractions que l'on trouve ordinairement aux eaux, seront des adjuvants presque aussi
utiles que les eaux minérales elles-mêmes ; car il ne faut
pas perdre de vue que souvent la tristesse ou le chagrin
sont des causes non équivoques de langueur profonde dans
laquelle tombent certains sujets. Il faut donc essayer par
tous les moyens possibles de donner le change à ces
préoccupations morales ; et, à mon avis, les distractions de
toute sorte, pourvu qu'elles ne soient pas trop fatigantes,
présentent les plus grandes chances de succès.

Mais cela ne suffit pas, et en même temps que l'on a
recours aux moyens que je viens d'indiquer, il faut em-

ployer les médicaments toniques pour rappeler les forces.
Or, le médicament tonique par excellence est le fer. On
l'administre sous divers états. Je vais donner quelques
formules afin qu'on puisse varier la forme du médicament.

Le fer se prend en poudre, de la manière suivante :
Fer réduit par l'hydrogène...   10 gram.
Faites 20 paquets.
A prendre un paquet, tous les jours, au
commencement des repas.

On donne aussi le carbonate de fer. Ce composé forme
la base des pilules de Vallet, qui se trouvent dans toutes
les pharmacies.

Quand l'aménorrhée se complique de symptômes nerveux, on peut prescrire la valériane de fer :

Prenez : Valérianate de fer..........   1 gram.
Miel et poudre de guimauve.. Q. S.
F. S. A. 10 pilules.
De 1 à 10 par jour.

Les pilules suivantes sont d'un bon usage, parce que,
en même temps qu'elles agissent comme toniques, elles
empêchent la constipation très fréquente chez les femmes,
surtout quand elles sont à l'usage du fer :

Pr. : Gomme ammoniaque........ }
Carbonate de fer........... } *ââ* 5 gram.
Aloès succotrin.............   5 gram.
F. S. A. 50 pilules.
De 2 à 6 par jour.

3.

Il y a beaucoup de personnes qui préfèrent prendre le fer sous forme de sirop. On trouve dans toutes les pharmacies des sirops ferrugineux d'un très bon usage.

Ainsi que je l'ai indiqué, l'usage du fer produit souvent une constipation opiniâtre. Il faut surveiller attentivement ce symptôme, et joindre alors au fer quelques amers, comme la rhubarbe, ou quelques laxatifs, comme l'aloès.

L'efficacité incontestable du fer dans beaucoup de cas d'aménorrhée constitutionnelle permet de penser que presque toujours la chlorose accompagne, si même elle n'occasionne pas ce trouble de la fonction menstruelle.

Quand il y a des flueurs blanches qui remplacent les règles, il y a encore lieu de prescrire le fer, indépendamment du traitement que j'indique en parlant de la leucorrhée.

Mais si la femme est robuste, d'un tempérament sanguin, il est bien évident qu'on ne lui appliquera pas le traitement qui précède. Ce serait alors le cas de mettre en usage les stimulants diffusibles, comme l'acétate d'ammoniaque ; ou les altérants qui diminuent la plasticité du sang, comme le alcalins, par exemple, le sels de nitre, le carbonate de soude, etc.

Une dernière indication reste à remplir, quand la constitution générale du sujet a été heureusement modifiée : il faut rappeler le sang du côté des parties génitales. Cela deviendra facile, si l'on a mis d'abord en usage les moyens indiqués plus haut. Dans ces circonstances, on emploie des substances auxquelles on a donné le nom d'emménagogues, parce que l'on suppose qu'elles poussent le sang vers la matrice. Que cette explication soit vraie ou non, il est certain que l'armoise, l'absinthe, le safran, pris en infusion chaude à trois ou quatre tasses par jour, paraissent avoir une certaine influence sur la production du flux menstruel, surtout quand on a soin de les donner au moment probable où les règles doivent paraître.

Il sera bon de joindre à cela des bains de pieds chauds, des fumigations aromatiques sur les parties génitales, des ventouses sèches à la partie supérieure et interne des cuisses, tous moyens destinés à appeler le sang de ce côté. Il faut même aller, dans quelques cas, jusqu'à appliquer cinq ou six sangsues aux cuisses, en ayant soin toutefois qu'elles ne saignent pas plus d'un quart-d'heure.

Il est rare que l'aménorrhée simple ne cède pas à quelques-uns de ces moyens. Si cependant ils échouaient, on aurait lieu de supposer qu'il s'agit d'un trouble sympathique, et alors on se conduirait comme nous allons dire.

Aménorrhée symptomatique d'une affection des organes génitaux. — Il est absolument impossible d'entrer ici dans tous les détails que comporte le traitement. Les moyens à employer seront variables comme les affections diverses dont l'aménorrhée peut être le symptôme. C'est ainsi que, quand il y a congestion de l'utérus, il sera utile de saigner, de donner des bains ; quelques purgatifs seront aussi conseillés.

Il y a des femmes chez lesquelles l'état général de la santé paraît assez satisfaisant, sauf ce qui concerne la menstruation. Quand arrive l'époque où les règles devraient venir, ces personnes éprouvent des douleurs, des tranchées utérines assez intenses. Puis, après quelques jours passés ainsi, elles rejettent par les parties génitales un caillot plus ou moins volumineux, et tout paraît rentrer dans l'ordre jusqu'à la prochaine époque. Lorsque les choses se passent de la sorte, il y a de fortes probabilités pour penser que cet état est sous la dépendance d'une flexion utérine, et l'on doit alors instituer le traitement en conséquence. Pour ceci, je renvoie à l'étude des flexions de l'utérus.

Mais je ne puis passer sous silence ce qu'il conviendrait de faire dans le cas où la rétention des règles serait le résultat d'un obstacle mécanique, siégeant soit à l'utérus, soit au vagin. Si le col de la matrice est imperforé, ce que l'on ne soupçonne souvent qu'au moment de la puberté, l'indication est de pratiquer une ouverture artificielle. Cette opération n'est peut-être pas sans présenter quelque gravité; je ne la conseille pas d'une manière générale; j'engage même à n'y avoir recours que dans le cas où il paraît urgent de venir au secours de la malade. Mais si le col de l'utérus présente seulement une ouverture trop étroite pour donner une issue facile au sang des règles, il est toujours possible d'élargir et de dilater cette cavité à l'aide de certains moyens que j'indiquerai succinctement. On introduit dans le col utérin des corps secs, ayant la propriété d'absorber les liquides et de se dilater par suite de cette absorption. On se sert le plus communément de l'éponge préparée. Cette éponge, encore humide, a été fortement serrée avec une corde dont les tours contigus ne laissent point entre eux d'intervalle; on la fait ensuite sécher, et on la conserve à l'abri de l'humidité. Quand on veut s'en servir pour dilater le col utérin, on taille, dans cette éponge durcie, un petit cône de 4 à 5 centim. de long, et l'on y fixe un fil de 40 centim. environ. Puis on saisit entre les mors d'une pince la base de ce cône, que l'on introduit par la pointe dans la cavité du col de la matrice, après avoir préalablement appliqué le spéculum. Afin d'éviter que l'éponge se trouve chassée, il est bon de tamponner le vagin. On laisse séjourner vingt-quatre heures l'éponge, qui bientôt se gonfle au moyen de mucosités qu'elle rencontre dans le col, et dilate ainsi doucement cet organe. On la retire ensuite facilement à l'aide du fil que l'on a laissé pendre hors de la vulve, et on la remplace par une autre d'un calibre un peu plus fort, jusqu'à ce que l'on soit arrivé au degré de dilatation que l'on désire obtenir.

Dans quelques cas, on emploie le dilatateur utérin (*fig.* 11-12); mais cet instrument ne peut être mis en usage que si le col a déjà subi une certaine dilatation. Il présente d'ailleurs cet avantage, qu'il permet de voir jusque dans l'intérieur du col : il sert pour ainsi dire de spéculum à cette cavité.

Mais quel que soit le moyen de dilatation que l'on mette en usage, il importe avant tout de bien s'assurer de l'état des organes, afin de ne pas appeler des phénomènes inflammatoires dans la matrice ou ses annexes, ou encore dans les tissus environnants. Une intervention intempestive pouvant entraîner de très graves conséquences, un médecin prudent et expérimenté devra toujours être consulté sur la conduite à tenir.

Enfin, si c'est la membrane hymen qui obture complètement le calibre du vagin, il est extrêmement facile de porter remède à cet état de choses, en perforant cette membrane, tout en respectant la virginité de la jeune fille. On ne fait, en définitive, que mettre les choses dans l'état

DILATATEUR DU COL DE LA MATRICE.

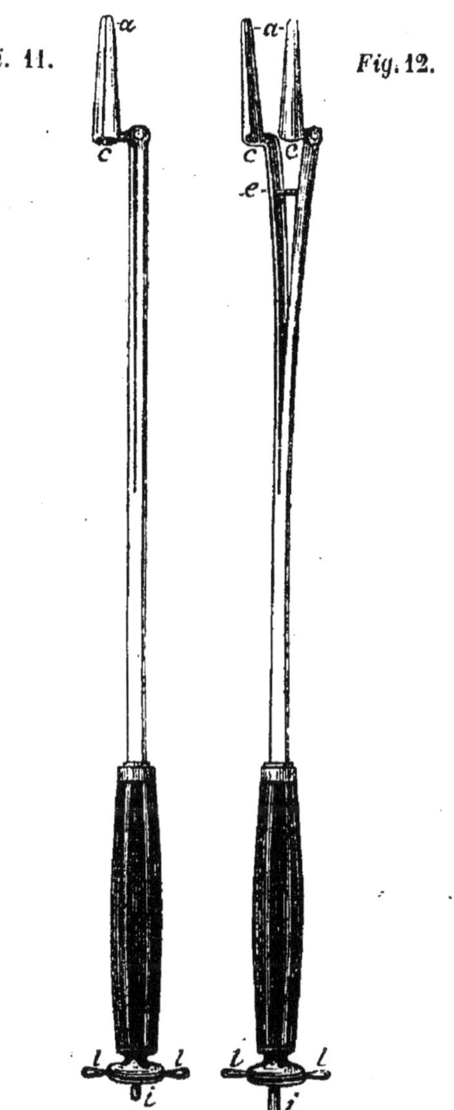

Fig. 11.   *Fig.* 12.

La *fig.* 11 représente l'instrument fermé, tel qu'on l'introduit dans le
col de l'utérus; *ll*, tourillon à l'aide duquel on écarte les branches *c*;
qui peuvent arriver à une dilatation plus ou moins grande, comme on
voit *fig.* 12 en *a*. La lettre *e* indique un petit ressort qu'on voit *fig.* 12,
et qui est destiné à maintenir les branches écartées.

naturel. Quelques précautions seront nécessaires, et, en particulier, il importe beaucoup de faire plusieurs injections d'eau tiède pour débarrasser les parties des caillots de sang qui s'y sont accumulés, les déterger et faciliter le passage du sang par ses canaux naturels.

Pour ce qui concerne le traitement de l'aménorrhée quand elle se lie à une maladie quelconque, je m'en réfère à ce que j'ai dit relativement à l'aménorrhée symptomatique d'un état des organes génitaux. Il est évident qu'ici encore la médication à suivre est subordonnée à l'état général de la maladie, et que les désordres de la menstruation persévéreront tant qu'on n'aura pas combattu avec succès l'affection principale.

Je ferai seulement à ce sujet une réflexion. Il n'est pas toujours opportun de chercher à faire revenir les règles dans le courant de certaines maladies, à moins d'indications particulières. Ainsi, par exemple, chez les jeunes filles poitrinaires, il est souvent préférable de ne point trop solliciter la venue de la menstruation, parce que l'établissement de cette fonction occasionne parfois de graves désordres dans ces circonstances. Il vaut mieux, je le répète, s'en prendre à la maladie principale, et si l'on a le bonheur de la guérir, le reste ira de soi-même.

Les homœopathes emploient contre l'aménorrhée plusieurs médicaments. Voici les principaux : *puls.*, *sulf.*, principalement chez les jeunes filles; puis, suivant les diverses occurrences, ils donnent : *acon.*, *sep.*, *con.*, *graph.*, *lyc.*, *sil.*, *n. vom.*, *mur.*, etc.

Je recommande particulièrement chez les jeunes filles l'usage de la médication homœopathique dans le cas présent. Il est à peine nécessaire de faire ressortir tous les

avantages que présente ici, particulièrement au point de
vue des convenances, cette méthode de traitement.

La suppression ou la rétention des règles étant une des
incommodités qui fatiguent le plus les femmes et finissent
à la longue par altérer leur santé, j'ai pensé qu'on ne lirait
pas sans intérêt les observations qui suivent et qui présentent des particularités dignes d'arrêter l'attention. Il
m'eût été facile d'en citer un nombre beaucoup plus considérable. Mais tous les faits que je possède ne méritent
peut-être pas au même titre d'être signalés avec détails,
et je ne veux pas m'exposer à fatiguer inutilement l'attention.

Obs. I.—*Suppression des règles chez une jeune fille de 26
ans. —Troubles nerveux et douleurs aiguës aux époques
menstruelles. — Traitement par l'homœopathie. —
Guérison.*

Voici ce que m'écrivait une mère de famille : « J'ai
une fille, âgée aujourd'hui de 26 ans. Elle est d'une
forte constitution, mais bien nerveuse : la moindre
chose l'agace, surtout depuis qu'elle souffre. Elle a été
formée bien difficilement, passé 16 ans; c'est-à-dire
que toutes les six semaines environ, le sang lui venait
pendant une journée, et c'était tout. C'est bien pis
maintenant. Depuis quatre ans, elle ne voit jamais
arriver son époque sans une sorte de terreur, car elle
souffre alors d'une manière incroyable. Elle a des
coliques affreuses, et souffre surtout dans le bas-ventre.
Les douleurs sont atroces, et tellement fortes que par
moments elle ne peut s'empêcher de crier, et finit
souvent par perdre connaissance. Il lui arrive aussi
d'avoir comme des spasmes et des attaques de nerfs,
et de se rouler sur son lit en se débattant. Cela va
ainsi, tantôt d'une façon, tantôt de l'autre, jusqu'à ce
qu'il vienne un peu de sang qui la soulage; mais c'est

toujours à recommencer chaque fois de la même façon. Dans les intervalles de ses époques, elle n'a point le temps de se remettre, et elle est encore fatiguée de la dernière épreuve, quand il lui faut recommencer. Aussi, sa santé s'altère visiblement, etc. » Je répondis à cette dame que je voulais bien commencer le traitement de sa fille, mais que cependant je désirais la voir. En attendant, je lui conseillai de faire prendre à la malade alternativement, de deux jours l'un, *puls.* et *acon.* pendant les dix ou douze jours qui précéderaient la venue probable des règles. A la première époque le résultat fut nul; j'avais eu soin de prévenir la mère qu'il en serait probablement ainsi. La seconde fois, les douleurs furent beaucoup moins intenses; le mois qui suivit, les règles vinrent presque à leur époque, et sans occasionner de souffrances à la jeune fille. Mais l'écoulement était toujours trop restreint. Sur ces entrefaites la mère m'amena ma malade. Je vis une jeune fille petite, mais bien prise, pâle au point qu'elle en était presque verte, les yeux cernés et entourés d'un cercle bistré. Elle se plaignait de fréquents maux de tête, se sentait faible, et avait conscience d'être très irritable. J'ordonnai qu'elle prit alors alternativement *sulf.* et *ferr.* Le mieux devint de plus en plus manifeste à chaque époque. D'abord la menstruation se régularisa, et enfin l'écoulement, qui déjà n'occasionnait plus de douleurs, devint suffisamment abondant pour répondre au but de la nature. Pendant plusieurs mois, on continua *ferr.* et *puls.*, en même temps que l'on donnait à la malade un régime substantiel, fortifiant et tonique. Chez cette malade, qui souffrait depuis longtemps, la guérison définitive fut longue à obtenir ; il nous fallut près d'une année de soins. Mais il ne faut pas perdre de vue qu'après trois mois de traitement elle se trouvait déjà dans des conditions de bien-être qui n'a fait qu'augmenter depuis.

Réflexions. — J'ai cité cette observation, non comme offrant l'exemple d'un succès remarquable, mais pour faire voir que, dans bien des cas, la guéri-

son est l'affaire du malade autant que celle du médecin.
Si après deux mois, ou même moins, la malade eût
perdu courage, elle aurait perdu tout le bénéfice du
traitement commencé, et n'aurait pas guéri. Son retour
complet à la santé a été surtout le fruit de sa persé-
vérance. C'est un exemple sur lequel je ne saurais trop
insister. Les femmes n'aiment pas se soigner longtemps ; et quand elles ne voient pas le succès répondre
de suite à leurs espérances, elles abandonnent tout et
compromettent ainsi leur santé, quelquefois au moment même où le succès allait couronner leurs efforts.

Obs. II. — *Vingt-neuf ans.* — *Rétention des règles.* —
Emploi de l'hydrothérapie. — *Guérison.*

Mme F... a été mariée à 20 ans, et n'a jamais eu d'enfant. Elle avait été formée un peu après 15 ans; mais
les choses ne se passèrent jamais bien. A 29 ans, elle
ne se souvenait pas d'avoir eu une époque régulière
ni sans souffrances. Elle connaissait que le moment
approchait, parce que, pendant un jour ou deux, elle
éprouvait, dans les reins et le bas-ventre, des douleurs
plus ou moins fortes, jusqu'à ce qu'apparût le flux cataménial. Celui-ci était toujours insuffisant, et comme
abondance et comme durée. Les phénomènes douloureux ne se présentaient pas toujours avec la même
intensité; mais ils n'avaient jamais fait défaut. Quand
Mme F... vint me consulter, elle était très affaiblie et,
me disait-elle, dans un état de lassitude perpétuelle.
Elle avait des lourdeurs et de fréquents maux de tête,
et me fit remarquer que ses membres inférieurs étaient
légèrement tuméfiés. Il y avait un peu de chlorose. Tous
les organes me parurent sains, et je ne découvris aucune lésion apparente qui pût expliquer l'état de la
malade. Seulement la matrice était un peu en état de
prolapsus. Je soupçonnai, dès lors, quelque relâchement des ligaments; et par suite, j'attribuai à un état
d'atonie générale, de manque de ressort, les troubles

de la menstruation. C'est pourquoi je me contentai
d'abord de conseiller une médication tonique, dont le
fer et le quinquina faisaient la base, ainsi qu'une nourriture solide et fortifiante, composée de viandes noires
et de vin de Bordeaux, etc. En même temps, la malade
devait prendre tous les deux jours une douche vaginale ascendante, pendant une minute d'abord, pour
arriver graduellement, si faire se pouvait, à cinq minutes et plus. Je me proposais de recourir plus tard
à d'autres moyens, si ceux-ci ne suffisaient pas. Mais
je n'en eus pas besoin. Les douches, très bien suppor-
tées dès le commencement, amenèrent rapidement un
résultat inespéré. Trois semaines après que nous avions
entrepris le traitement, les règles arrivèrent inopi-
nément, au grand étonnement de la malade, et durèrent cinq jours. Les douches furent reprises ensuite.
La troisième semaine qui suivit, retour des règles
dans des conditions de bien-être que Mme F... n'avait
jamais connues. Je fis alors espacer les douches, en
sorte que la malade n'en prenait plus qu'une fois par
semaine. Au bout de trois mois de ce régime, les règles vinrent naturellement et sans occasionner aucune
secousse. Il en fut de même le mois suivant. Cependant, je conseillai à la malade d'avoir de nouveau recours aux douches, s'il lui arrivait encore de se retrouver dans la même position. Sur le désir qu'elle
m'en exprima, je la vis pendant trois mois encore, et
je pus constater la solidité d'une cure qui ne s'est
jamais démentie depuis. Mme F... ayant en effet quitté
Paris, a eu soin de me tenir au courant de l'état de sa
santé qui n'a jamais été si florissante que depuis cette
époque.

RÉFLEXIONS. — On voit qu'il n'est pas toujours nécessaire de recourir à des moyens énergiques pour
obtenir des résultats satisfaisants. Il faut savoir seulement tomber juste, et, en tout cas, se conduire avec
prudence. Les douches mises en usage ici, ont contribué à réveiller la vitalité d'un organe qui avait paru

sommeiller jusqu'alors. Une fois les fonctions régulièrement établies, tout a bien marché. Or, c'est seulement par l'esprit d'observation que l'on parvient à
bien distinguer les différentes indications à remplir.
Et c'est à force d'appliquer constamment son attention
sur les mêmes objets, que s'acquiert ce tact médical
si justement apprécié chez les médecins spécialistes.

Obs. III.—*Vingt-six ans.*—*Un enfant.*—*Suppression des
règles; flueurs blanches; stérilité.*—*Tumeur siégeant au
col de la matrice.*—*Guérison complète en trois semaines.*

Mme F... avait toujours joui, tant avant qu'après son
mariage, d'une excellente santé. A 22 ans, elle avait
eu un enfant, qu'elle perdit deux ans après. Elle en
conçut d'abord un vif chagrin. Plus tard, elle et son
mari se montrèrent désireux de réparer cette perte;
et cependant Mme F... ne devenait point grosse.
D'ailleurs, elle remarquait que, depuis quelque temps,
ses règles venaient beaucoup moins que par le passé.
Elle n'attacha pas d'abord grande importance à ce
phénomène. Mais elle vit ensuite apparaître un écoulement blanc qui, graduellement, devint extrêmement
ment abondant. Cela l'inquiéta d'autant plus, que
jamais elle n'avait été sujette à rien de semblable.
Préoccupée de son état, cette dame se présenta un jour
à ma consultation. A part un peu de rougeur au col
de la matrice, je trouvai les organes en bon état. Les
flueurs blanches venaient évidemment de la cavité
utérine. Or, en essayant d'introduire dans le col le
petit dilatateur-spéculum (v. *fig.* 11-12), je découvris
immédiatement, presque à l'entrée, une petite tumeur
implantée sur la lèvre postérieure du col de la matrice,
et interceptant en partie le calibre de ce canal. Cette
tumeur, de nature fibreuse, de la grosseur d'un petit
pois, était pédiculée, et je pus l'exciser immédiatement. Dès lors, il me fut facile de faire pénétrer la
sonde jusqu'au fond de l'organe. Je terminai par une
légère cautérisation, et je prescrivis des injections

simples. Quinze jours après, l'écoulement leucorrhéique était devenu insignifiant. Les règles apparurent à ce moment, devançant de près de deux semaines le moment de leur arrivée prévue, et durèrent cinq jours. Les injections furent reprises ensuite, et en moins de quatre semaines, il ne restait plus chez Mme F... aucun symptôme morbide. Tout a parfaitement marché depuis lors ; cette guérison s'est maintenue dans les meilleures conditions ; j'ai pu le reconnaître moi-même, car à six mois de là, la malade guérie vint réclamer mes conseils pour une grossesse commençante qu'elle a menée à très bonne fin.

RÉFLEXIONS.—Il est toujours extrêmement important d'examiner les organes avec la plus scrupuleuse attention. Cela répugne aux malades et ennuie le médecin. Mais c'est un devoir qu'il faut savoir accomplir. Dans le cas présent, si cet examen n'avait pas été fait, jamais on n'aurait soupçonné la présence de la petite tumeur, cause évidente de tous les désordres, puisqu'en même temps que disparurent les accidents, l'ablation qui en fut faite rendit à la malade sa fécondité première, et para aux graves désordres qui auraient pu survenir plus tard, si l'on avait laissé prendre à cette tumeur un plus grand développement.

OBS. IV.— *Vingt-trois ans. — Rétention perpétuelle des règles.— Emploi du dilatateur.— Guérison. — Grossesse consécutive.*

Mme R... est douée d'une constitution assez forte. Elle n'a jamais eu de maladie grave. L'enfance et la première jeunesse ne présentèrent chez elle aucun incident notable. Mais, lorsque vint le moment de la puberté, plusieurs troubles graves se manifestèrent. Le travail de la nature avait peine à s'accomplir; et ce ne fut qu'après deux années d'espérances constamment déçues que se produisit le premier écoulement cataménial. La jeune fille avait alors près de 18 ans.

Mais le léger soulagement qui résulta de l’apparition
des règles ne fut que momentané. Les époques ne
furent jamais régulières, et le sang ne venait qu’en
petite quantité. Chaque fois, d’ailleurs, la jeune fille
était tourmentée de coliques, de tranchées et de douleurs telles, que souvent il lui fallait garder le lit. On
avait mis en usage les moyens usités en pareil cas,
notamment les bains de pieds, les sinapismes, les
sangsues. Celles-ci avaient une certaine efficacité, et
dégageaient les parties supérieures du corps, surtout
le cerveau, car la malade était sujette à des somnolences et à de fréquents étourdissements. Mais on
était obligé de recommencer chaque fois, si l’on ne
voulait pas voir se renouveler les mêmes accidents.
A vingt ans, la jeune fille se maria. On espérait que
le changement de vie apporterait quelque heureuse
modification dans son état. Mais il n’en fut rien; et
après trois années de ménage, il n’y avait aucune amélioration. Un écoulement insignifiant, durant à peine
une journée, acheté au prix des plus pénibles souffrances, c’était tout ce qui arrivait à des époques,
d’ailleurs, fort irrégulières.

Lorsque Mme R... eut pour la première fois recours
à mes soins, il y avait quinze jours que ses règles
étaient venues, si l’on peut appeler ainsi l’espèce de
crise que provoquait chaque fois chez elle le retour du
molimen cataménial. La face était rouge et congestionnée, état habituel chez cette dame depuis plusieurs
années. Les mouvements, lents et difficiles, ne pouvaient s’exécuter sans provoquer une grande fatigue.
La lassitude était continuelle. De plus, la malade me
déclara que ses facultés intellectuelles étaient beaucoup moins actives que par le passé, et qu’elle en avait
parfaitement conscience. Au total, elle était profondément découragée.

Au toucher, j’avais reconnu que la matrice était
lourde et avait un volume plus fort qu’à l’état normal.
Du reste, les manœuvres ne provoquèrent aucune
douleur, non plus que l’introduction du spéculum.

A l'aide de cet instrument, je découvris le col de la matrice qui, extérieurement, ne présentait aucune lésion. Mais quand je voulus introduire la sonde utérine (*fig.* 32), je sentis une résistance qui ne me permit pas d'aller au-delà d'un demi-centimètre. Le calibre du col utérin était en partie oblitéré, et je ne parvins que difficilement à faire pénétrer un stylet mousse jusque dans le corps même de la matrice. Dès lors, la cause de la dysménorrhée m'était connue. Les règles étaient retenues dans l'utérus, faute d'issue par où elles pussent s'écouler au dehors. Il ne s'agissait que de leur frayer un chemin. Séance tenante, je mis en usage le dilatateur (*fig.* 11) dont j'ai déjà parlé. L'introduction de l'instrument n'occasionna aucune douleur. L'opération fut répétée deux autres fois, en laissant deux jours d'intervalle entre chaque application. J'avais la précaution d'introduire et de laisser à demeure dans le col une mèche de charpie, enduite de cérat, et dont j'augmentais chaque fois le volume. Tout marcha sans accident; si bien que, lorsque je me présentai pour recommencer une quatrième fois, les règles venaient d'arriver, presque sans douleur, au grand étonnement de Mme R..., qui ne restait jamais moins de six semaines, et souvent davantage, sans rien voir. Mais l'écoulement était fétide et contenait de nombreux caillots plus ou moins corrompus, circonstance qui s'expliquait par le séjour prolongé du sang dans l'intérieur de la matrice. Quelques injections d'eau tiède, poussées doucement, servirent de correctif et d'adjuvant. Cette fois, les règles durèrent toute une semaine. Après quoi, Mme R... éprouva un soulagement tel, que selon son expression, elle ne s'était jamais sentie si bien vivre. Vingt-deux jours plus tard, les règles apparurent de nouveau, sans avoir provoqué aucune secousse, et durèrent cinq jours. Pendant ce temps, les symptômes de congestion avaient disparu, les forces étaient revenues, et tout allait pour le mieux. J'ai suivi cette dame pendant trois autres mois, afin de bien me rendre compte de l'état de sa santé. La guérison, obtenue pour ainsi dire en quelques jours, s'est parfaitement maintenue. Une autre satisfaction était réservée à Mme R... Elle désirait vivement un enfant, et cependant n'avait jamais pu devenir enceinte, ce qui s'explique facilement par l'état dans lequel étaient ses organes. Trois mois après que je l'eus perdue de vue, cette dame vint me trouver de nouveau et me consulter pour une grossesse qui datait de deux mois. En effet, je l'accouchai à terme (juin 1864). Elle a nourri son enfant, et depuis lors, sa santé n'a laissé rien à désirer.

RÉFLEXIONS.—Ici, on le voit, il n'y avait qu'un obstacle purement mécanique au cours des règles. Cette cause était restée longtemps ignorée. Mais à peine connue, il fut facile d'y remédier. Le traitement a été des plus simples, et cependant les effets en furent doublement salutaires; car, en même temps que la santé lui fut rendue, cette jeune femme vit cesser sa stérilité. Ce résultat est d'autant plus remarquable, qu'il a suffi de quelques jours pour l'obtenir et mettre fin à une affection datant de plusieurs années.

OBS. V.— *Vingt-un ans.*— *Rétention des règles, compliquée de phénomènes nerveux. — Emploi de l'homœopathie, combinée ensuite avec les moyens mécaniques. — Guérison. — Grossesse consécutive.*

Mme V... avait joui jusqu'à l'âge de 16 ans d'une assez bonne santé. Mais à ce moment tout changea pour elle. La puberté fut comme le signal d'un état maladif perpétuel, dont les manifestations apparaissaient avec une nouvelle intensité aux époques cataméniales. Il y avait alors des spasmes nerveux, des crises hystériformes, des souffrances aiguës du côté du bas-ventre. La nuit même ne mettait pas un terme à ces paroxysmes; la malade demeurait ainsi sans repos ni sommeil, jusqu'à ce qu'enfin il se produisît, au bout de plusieurs jours, un écoulement sanguin qui apportait à la patiente un soulagement momentané. Les choses durèrent ainsi pendant deux années, après lesquelles, sous l'influence d'un traitement approprié, les symptômes avaient paru s'amender. On profita de cette rémission pour marier la jeune fille, espérant que le changement d'état apporterait quelque nouveau soulagement. Le contraire arriva, et très peu de temps après son mariage, Mme V... se trouva en butte à des accidents plus graves peut-être que ceux qui avaient précédé. Cette fois, on vit échouer tous les moyens mis en action précédemment. Après deux nouvelles années de souffrances, le mari, préoccupé, m'écrivit de la province qu'il habite, et voulut avoir mon avis. Je conseillai l'usage de la médication homœopathique et fis donner à la malade deux médicaments, *puls.* et *n. vom.*, à l'aide desquels j'obtins un amendement notable. En moins de trois mois, la malade avait eu des époques supportables, et les phénomènes nerveux avaient notablement diminué de violence. Mais je ne considérais ce progrès que comme un demi-succès, et je déterminai Mme V... à venir me voir. L'examen des organes me révéla immédiatement la cause du mal. Le col de la matrice était percé d'un pertuis tellement étroit, que je pus à peine y faire pénétrer une sonde élastique de très petit calibre. Je dus faire la dilatation progressive du col en introduisant chaque jour des sondes de plus en plus volumineuses, jusqu'au moment où je pus placer à demeure un morceau d'éponge préparée qui devait séjourner vingt-quatre heures. Cette tentative fut renouvelée trois fois, en laissant un jour d'intervalle entre chaque opération. Sur ces entrefaites, les règles arrivèrent, presque sans douleur aucune. Je jugeai que le traitement mécanique était suffisant, et prescrivis seulement à la malade de continuer de prendre *puls.* Quinze jours plus tard, nouvelle apparition des règles, avec une abondance et une facilité que Mme V... ne connaissait pas. Dès lors, elle était guérie ; et j'ai su depuis que non-seulement sa guérison s'était bien maintenue, mais encore elle-même voulut bien m'apprendre huit mois plus tard qu'elle était devenue enceinte, ce qui comblait les vœux de son mari et les siens.

RÉFLEXIONS. — Tant que je n'avais pu examiner ma malade, il m'avait été impossible de lui donner autre chose qu'une médication palliative, déjà efficace cependant. Mais c'est seulement quand j'ai mis en usage les moyens mécaniques, que j'ai pu assurer la guérison. Nouvelle preuve de l'importance qu'il y a pour les malades de se mettre directement en rapport avec le médecin.

OBS. VI. — *Vingt-cinq ans.* — *Quatre années de mariage sans enfant.* — *Bride de nature fibreuse obstruant le col de la matrice.* — *Gonflement du ventre.* — *Fausse grossesse.* — *Règles difficiles et douloureuses.* — *Guérison des accidents et de la stérilité.*

Mme O..., formée à l'âge ordinaire, avait joui d'une assez bonne santé jusque vers l'époque de son mariage, qui eut lieu à 21 ans. Peu de temps après, elle éprouva quelques symptômes qu'elle pensa pouvoir attribuer à un commencement de grossesse. Mais elle eut bientôt la certitude qu'elle s'était trompée. Insensiblement ses époques, qui jusqu'alors n'avaient présenté rien d'anormal, devinrent irrégulières, difficiles, et de plus en plus douloureuses. Au bout d'un certain temps, elles devenaient tellement espacées, que la malade restait souvent plusieurs mois sans rien voir. A la vérité, apparaissaient de temps en temps différents phénomènes qui semblaient devoir présager la venue du flux menstruel : lourdeurs de tête, gonflement momentané des seins, tiraillements d'estomac, etc. Mais tout rentrait bientôt dans les conditions ordinaires. Plus d'une fois Mme O... se crut enceinte. Mais son espoir était constamment déçu. Deux ou trois mois se passaient; puis elle était prise de coliques; et, après

quelques heures de souffrances assez fortes, la vulve
donnait issue à des gaz d'odeur infecte. Puis apparaissaient quelques caillots de sang corrompu, suivis quelquefois d'un peu de sang liquide, le tout accompagné
de violentes tranchées. Si incomplet que fût cet écoulement, il soulageait la malade et lui donnait quelque
répit. Mais ces moments de tranquillité devinrent de
plus en plus rares, et M^mc O... passait souvent quatre
mois et plus sans rien voir. Quand elle vint me consulter, il y avait six mois que rien n'était venu. La
malade était dans un état d'anxiété très grande. Le
ventre était ballonné, les seins gonflés, la respiration
difficile, les jambes enflées, tous symptômes assez fréquents chez les femmes enceintes : en sorte que cette
fois M^mc O... se demandait sérieusement si elle n'était
pas dans le sixième mois d'une grossesse. Je pus facilement me convaincre du contraire, et je dus détrom-
per ma cliente. A la vérité, le ventre était gros et
tendu; mais outre qu'on ne percevait aucunement les
bruits du cœur de l'enfant, la matrice était aussi légère et facile à ébranler qu'à l'état normal; d'ailleurs,
la percussion de l'abdomen rendait un son tellement
tympanique, qu'il n'y avait pas à s'y méprendre, eu
égard surtout aux antécédents de la malade. J'annon-
çai donc que la matrice ne contenait que des gaz.
L'examen des organes ne révéla rien d'anormal, jusqu'au moment où, voulant introduire la sonde utérine,
je fus arrêté dans la cavité du col par un obstacle in-
connu. A l'aide du dilatateur, je parvins à reconnaître
une sorte de bride transversale, dont la nature fibreuse
ne me fut révélée qu'après que je l'eus incisée et attirée au dehors à l'aide de pinces. Alors, la sonde put
pénétrer jusque dans la cavité de la matrice. A peine
avais-je retiré l'instrument, que des gaz méphitiques
s'échappèrent par l'orifice du col et rendirent impossible la continuation de l'examen. Jusqu'au soir la
malade continua de rendre ainsi des gaz; et quand je
la revis le lendemain, le ventre était sensiblement revenu sur lui-même. La malade me raconta aussi que,

après avoir éprouvé quelques légères coliques que j'attribuai aux contractions de la matrice, les règles étaient venues sans autres efforts, et continuaient depuis lors de couler, non cependant sans exhaler toujours cette même odeur, qui fatiguait la malade elle-même. Huit jours plus tard, je fis un nouvel examen. La matrice était complètement revenue sur elle-même, et tout paraissait en bon état. Néanmoins, pour empêcher tout retour possible des mêmes accidents, je jugeai à propos de dilater la cavité du col à l'aide d'une éponge préparée. Je le fis pendant une semaine, et laissai ensuite la malade en repos. Trois semaines après, Mme O... se trouvait dans les meilleures conditions de santé, et tous les mauvais symptômes avaient complètement disparu. Les règles vinrent de nouveau à ce moment, naturellement, et, cette fois, sans blesser l'odorat. Mme O... pouvait dès lors se considérer comme complètement guérie. Elle retourna dans la ville qu'elle habite, et voulut bien me donner, pendant longtemps, des nouvelles de sa santé, qui s'est parfaitement maintenue depuis lors. Six mois après, Mme O... était devenue enceinte, et cette fois pour tout de bon : en effet, elle accoucha heureusement à terme.

RÉFLEXIONS. — Cette observation, que j'ai citée longuement, renferme plus d'un enseignement. Il importe d'abord de bien se convaincre que la seule cause des désordres observés chez notre malade, n'était autre que cette petite bride de nature fibreuse que je lui enlevai. Comment cette bride s'était-elle produite? Ce n'est pas ici le lieu de l'examiner. Mais elle existait; et disons tout de suite que les actes et obligations du mariage n'y étaient pour rien. La malade fût restée jeune fille, que les mêmes accidents auraient eu lieu. Or, cette production morbide d'un si petit volume, entraînait cependant de graves conséquences. Outre la stérilité, toujours pénible chez une jeune femme, la santé générale était gravement compromise, et les jours pouvaient finir par être mis en danger. Quant aux gaz qui simulaient la grossesse, il est facile de s'expliquer leur présence. Retenu dans la matrice d'où il ne pouvait sortir, le sang des règles s'y corrompait, et par sa décomposition donnait lieu aux fluides gazeux qui distendaient l'organe. La guérison, on vient de le voir, tenait à bien peu de chose : il suffisait de connaître l'obstacle pour le faire disparaître. Et, cependant, cela aurait pu durer longtemps encore, car la malade répugnait à tout examen ; et elle n'était venue à Paris que pour pouvoir s'adresser à un médecin qui ne la connût pas. Les médecins spécialistes reçoivent souvent des personnes qui se trouvent dans le même cas, et préfèrent s'adresser à nous plutôt qu'à celui qui les soigne ordinairement.

Ces dernières observations, à vrai dire, pourraient être citées comme guérisons de stérilité, autant que de rétentions de règles. Nous verrons plus loin, d'ailleurs, que la stérilité chez la femme est presque toujours la conséquence de quelqu'une des affections que je décris dans ce livre. La maladie étant guérie, la stérilité cesse par là même.

APPENDICE.

DES FLUEURS BLANCHES.

Dans l'article précédent, j'ai dit que l'écoulement blanc, ou pour me servir du terme consacré en médecine, la leucorrhée, se substituait dans certains cas à l'hémorrhagie normale de la femme, ce qui contribuait à rendre souvent l'aménorrhée plus rebelle. Mais ce n'est pas seulement

dans ces circonstances que l'on a lieu d'observer cette altération chez les personnes du sexe. Les flueurs blanches
constituent l'une des infirmités les plus fréquentes de la
femme ou de la jeune fille, surtout dans les grands centres
de population. On peut bien affirmer, sans crainte de se
tromper, que, dans les grandes villes, les trois quarts
des femmes ont des flueurs blanches. Et cependant c'est
une des choses qu'on a le plus de peine à avouer. Je n'ai
jamais pu me rendre compte du motif pour lequel certaines
personnes éprouvent tant de répugnance à parler de cette
petite infirmité. Il faut toujours en arriver là, et le mieux
serait de dire de suite ce qu'il en est. Le médecin est assez
habitué à recevoir des confidences de ce genre pour que
cela ne lui cause aucun étonnement.

Les flueurs blanches existent à l'état de symptôme dans
un grand nombre d'affections diverses de la femme, no⁻
tamment dans les inflammations, surtout chroniques, dans
l'aménorrhée, ainsi que nous l'avons déjà vu, dans la chlorose ; et, du reste, nous aurons soin de noter ce symptôme
en étudiant chacune des maladies auxquelles il se rapporte.

Mais souvent aussi la leucorrhée existe indépendamment
de toute lésion connue. Toutefois, comme les malades ne
peuvent guère savoir si les flueurs blanches existent chez
elles sans être l'indice de quelque complication, elles ne
devront jamais négliger cet écoulement. C'est pourquoi je
conseille formellement de ne point s'endormir dans une sécurité trompeuse et de ne pas attendre pour consulter le
médecin. De cette façon, l'on se met à l'abri de toutes les
éventualités, d'autant plus que quand une maladie est prise
à temps, elle est toujours moins redoutable.

Nous étudierons ici les flueurs blanches en tant qu'elles constituent une maladie propre. Or, considérée ainsi, la leucorrhée est un écoulement de matière muqueuse assez abondant pour incommoder les sujets. Cet écoulement, qui se fait par les parties génitales, peut provenir soit du vagin, soit de la matrice. Nous verrons tout à l'heure quels sont ses caractères.

Mais dès maintenant je tiens à faire remarquer que, pour constituer une infirmité, il faut que cet écoulement soit assez abondant pour incommoder les femmes. En effet, la leucorrhée n'est autre chose qu'une exagération du flux muqueux normal destiné à lubrifier les parties génitales. Par conséquent, tant que cet écoulement reste dans les limites physiologiques, il n y a pas maladie.

Rarement, mais quelquefois cependant, on a vu des pertes blanches apparaître chez de très jeunes filles, chez des enfants. Toutefois, ce n'est que très exceptionnellement que l'on a pu constater leur présence avant l'âge de huit ans.

Le tempérament a-t-il une influence réelle sur la production de la leucorrhée? L'opinion générale, basée sur un certain nombre de faits, est que les femmes lymphatiques, blondes, à peau fine et blanche, sont de beaucoup les plus sujettes à cette affection. Il faut en dire autant des constitutions détériorées par les privations de tout genre. Il est d'observation constante que la leucorrhée existe plus fréquemment, toutes choses égales d'ailleurs, chez les femmes des classes pauvres que chez les autres.

L'influence du climat paraît avoir ici une certaine importance. Il est bien avéré, en effet, que les climats froids et humides constituent une prédisposition à la leucorrhée. J'en dirai autant du séjour des villes, dans lesquelles les conditions hygiéniques sont moins favorables. L'ingestion habituelle de certaines substances a aussi quelque part sur la production des pertes blanches. L'usage du thé et surtout du café au lait est fréquemment signalé comme exerçant sur l'économie une action fâcheuse et débilitante. La bière nouvelle serait aussi dans le même cas. A plus forte raison doit-on considérer, comme produisant les mêmes effets, une alimentation malsaine et insuffisante. Or, nous avons vu que les flueurs blanches se rencontraient souvent chez les femmes dont la constitution a été détériorée par les privations de tout genre.

Des faits nombreux sembleraient indiquer que, dans bien des circonstances, les pertes blanches sont héréditaires. Mais je trouve qu'ici les observations n'ont pas été faites assez rigoureusement. On n'a pas remarqué que l'hérédité comporte avec elle le tempérament et la constitution, et qu'il n'y a rien de plus ordinaire que de voir une femme de constitution faible avoir des enfants débiles. Que celles-ci, à leur tour, aient des pertes en blanc, rien de plus naturel. Mais pour moi, ce fait paraît résulter beaucoup plus de la constitution du sujet que d'une hérédité problématique, laquelle, en tous cas, n'exercerait son influence que d'une manière assez éloignée.

Un fait beaucoup mieux prouvé, c'est l'influence incontestable des excès de tout genre sur la production de la leucorrhée. Cette cause exerce son effet sur les femmes de toutes les classes. C'est ainsi que l'on voit celle qui est vouée au rude labeur de chaque jour, sans trêve ni repos, accuser la même infirmité que la femme du grand monde qui passe toutes les nuits dans les bals et les soirées. Car, il ne faut pas se le dissimuler, les veilles et les plaisirs du

monde ne sont pas sans fatigues; et la meilleure preuve à
l'appui de ce que j'avance, c'est que, dans bien des cas, il
suffit de mettre les femmes dans des conditions différentes
pour voir cesser l'écoulement blanc.

On a dit que l'usage des chaufferettes pouvait provoquer
souvent des pertes blanches. Ce fait ne me paraît pas
suffisamment avéré. Les injections irritantes dans le vagin,
l'emploi de certaines substances dans un but plus ou moins
avouable exercent une action beaucoup plus certaine.

Chez beaucoup de femmes leucorrhéiques, l'apparition
des règles est le signal d'une augmentation dans la sécrétion morbide ; il y en a même chez lesquelles les flueurs
blanches ne se manifestent guère qu'au moment de l'hémorrhagie mensuelle , soit qu'elles la précèdent ou la
suivent, soit même qu'elles fassent l'un et l'autre.

La leucorrhée ne présente, à vrai dire, qu'un seul
symptôme local , je veux dire l'écoulement. Or, ce flux
pouvant provenir de la matrice ou du vagin, nous avons à
examiner la matière de cet écoulement dans les deux cas.

Pour ce qui concerne les flueurs blanches venant de
l'utérus, il résulte, des recherches les plus minutieuses
faites sur un certain nombre de malades, plusieurs fois le
jour, que, quand l'orifice ou le col est complètement sain,
on constate dans la grande majorité des cas un écoulement
aqueux ou de matière filante et transparente, comme du
blanc d'œuf, et à mesure que l'on a pu constater quelque
lésion plus ou moins marquée, l'écoulement se rapproche
davantage de l'aspect purulent.

Quant au flux vaginal, il est d'un blanc crémeux tant
que la membrane muqueuse de ce canal paraît saine; mais

dès qu'elle est enflammée, l'écoulement devient puriforme comme précédemment.

Ces deux résultats sont identiques au fond; je n'ai pas besoin de dire que, pour arriver à une connaissance positive du siége de l'écoulement, l'inspection extérieure simple ne suffit pas. Ici, comme presque toutes les fois qu'il faut se rendre compte de l'état des organes, on doit avoir recours au spéculum. Du reste, il faut dire que dans la pratique il n'est pas toujours absolument indispensable de connaître exactement le siége de l'écoulement. Comme, après tout, le traitement est le même dans l'un et l'autre cas, cette distinction n'a pas toute l'importance que l'on pourrait croire. Néanmoins, quand il y a lieu de soupçonner une lésion quelconque, il faut absolument en venir là.

L'examen du linge des malades fait reconnaître des taches grisâtres assez semblables à celles que produirait l'amidon, et donnant au linge, quand elles sont desséchées, une consistance empesée.

Quand l'écoulement est fort et abondant, la vulve présente quelquefois des éruptions et des excoriations. On doit considérer ces lésions comme des conséquences de l'affection principale, et ce fait s'explique aisément si l'on veut bien remarquer que la vulve est constamment baignée par les liquides qui s'écoulent, soit de la matrice, soit du vagin. Toutefois, si le liquide sécrété occasionne aux parties externes une inflammation un peu vive, on devra se tenir en garde contre la possibilité d'une lésion quelconque des organes situés plus profondément. C'est dans les cas de ce genre qu'un examen approfondi devient tout à fait nécessaire, afin de pouvoir parer aux désordres qui seraient la conséquence d'une affection de l'utérus ou du vagin. Il importe, en effet, de bien se persuader que plus ces maladies sont négligées, plus elles deviennent difficiles à guérir.

A l'écoulement qui constitue le principal et presque le seul symptôme de la leucorrhée, se joignent parfois quelques symptômes généraux. Ceux-ci sont en rapport avec la durée et l'intensité du mal. Ainsi, quand la perte blanche est peu abondante, et surtout quand elle ne se produit qu'aux époques des règles, c'est à peine si la santé génerale subit quelques atteintes. Mais si l'écoulement est abondant et de longue durée, les femmes deviennent languissantes et se fatiguent facilement. La face pâlit, les chairs deviennent flasques, et il se manifeste des troubles du côté des voies digestives. Les malades éprouvent des tiraillements habituels dans l'estomac, et quelquefois même il y a des nausées et des vomissements. Par suite, l'appétit se déprave ou se perd, d'où résulte l'amaigrissement, et, dans certaines circonstances, l'infiltration séreuse ou hydropisie des membres.

Des accidents nerveux très variés peuvent encore compliquer le mal. On voit quelquefois une tristesse profonde s'emparer des malades ; elles sont ordinairement très irritables. La tête est fréquemment pesante et douloureuse. On remarque aussi une gêne plus ou moins marquée dans la respiration ; on a noté pareillement dans quelques cas des accidents hystériformes.

Les pertes blanches constituent ordinairement une maladie longue et incommode, à marche essentiellement chronique et qui peut quelquefois se prolonger pendant toute la vie des femmes. Il arrive alors que l'écoulement, presque continuel, offre de nombreuses irrégularités pour l'abondance, l'odeur, la densité, changements qu'on ne peut pas toujours expliquer par les conditions hygiéniques ou individuelles. Il y a, en effet, des cas dans lesquels la présence d'une perte blanche ne peut aucunement s'expliquer chez certains sujets. Ces cas sont souvent les plus rebelles. J'ai vu aussi la leucorrhée avoir une marche intermittente, n'apparaître qu'aux époques des règles, et même les suppléer quelquefois, ainsi que je l'ai dit plus haut. Il faut reconnaître néanmoins que les faits de ce genre sont assez rares.

Malgré sa tendance à se prolonger, la leucorrhée disparaît parfois toute seule. Cela se remarque surtout chez les jeunes filles au moment de la puberté ; chez d'autres, dès les premières approches conjugales, à la première grossesse, ou tout au moins après l'accouchement. Malheureusement, ces terminaisons spontanées sont presque une exception, et l'on voit le plus ordinairement la leucorrhée persévérer indéfiniment, à moins que les femmes ne se soumettent à un traitement convenable.

Bien que les symptômes généraux qui ont été décrits puissent acquérir une certaine gravité, on ne connaît aucun fait authentique de terminaison funeste occasionnée par la leucorrhée. Dans les cas que l'on invoque il a dû exister quelque lésion organique qui a passé inaperçue. Toutefois, il est facile de prévoir que l'affaiblissement que cause aux femmes une longue suite de pertes, la détérioration qui en résulte, les placent dans de fâcheuses conditions pour résister aux maladies qui peuvent survenir.

Lorsque l'écoulement leucorrhéique très abondant a persisté un grand nombre d'années, on conçoit que l'économie s'y soit en quelque sorte habituée. Il y aurait

peut-être alors quelque inconvénient à la supprimer brusquement. Il ne faudrait pas cependant croire aveuglément
tout ce qui a été dit à cet égard, et l'on ne doit accepter
qu'avec réserve le récit de certains faits desquels il résul-
terait que la disparition d'une leucorrhée aurait donné lieu
aux maladies aiguës ou chroniques les plus graves. Il y a
évidemment beaucoup d'exagération dans ces récits, et
tout ce que l'on doit en conclure, c'est que le traitement
des flueurs blanches demande dans certaines circonstances
une grande prudence.

Pour le médecin qui peut se livrer à un examen
approfondi des parties et savoir exactement à quoi s'en
tenir, tant sur le siége et l'origine de l'écoulement que sur
la présence ou l'absence de lésions concomitantes, il ne
sera jamais possible de se tromper ici, et il saura toujours
s'il a, ou non, affaire à une leucorrhée. Quant aux malades
elles-mêmes, il leur sera, dans bien des cas, possible de
savoir à quoi s'en tenir en se remettant en mémoire les
différents caractères que j'ai assignés à l'écoulement
leucorrhéique, et en se souvenant que si le passage du
liquide excrété provoque à la vulve quelques désordres
inflammatoires, il y aura lieu de soupçonner autre chose
qu'une simple leucorrhée. Si l'écoulement est puriforme,
c'est-à-dire jaune ou jaune-verdâtre, on sera en droit de
croire à l'existence d'une inflammation des parties internes;
car, dans l'état actuel de la science, rien ne nous autorise
à penser que le pus puisse se former même en petite
quantité sans qu'il y ait un élément inflammatoire.

Si le liquide excrété se présente avec une odeur infecte,
il y aura de grandes probabilités pour une lésion organique.
On comprend du reste que je ne puisse m'appesantir

davantage sur cette question. Ce sera, dans les cas de doute, le médecin qui devra donner la solution du problème.

Traitement. — Avant d'aborder la question de traitement, je tiens à rappeler que nous ne nous occupons ici que de la leucorrhée simple, et nullement de celle qui complique certaines affections inflammatoires ou autres. Dans ce dernier cas, le traitement de la perte en blanc se confond avec celui de l'affection principale.

Or, si nous envisageons les flueurs blanches indépendamment de toute autre affection, le traitement devient assez simple. Ainsi, quand la maladie est légère, on se contente de faire un traitement local, qui consiste principalement en injections, d'abord émollientes, puis astringentes et aromatiques. Elles seront faites avec diverses substances, et suivant une ou plusieurs formules que je donne ici. Les injections émollientes se font généralement avec de l'eau de guimauve :

Prenez : Tan................. 60 gram.
   Eau................. 1000 gram.
  Faites infuser deux heures, filtrez et conservez pour l'usage.

Pr.: Vin rouge du Midi..... 150 gram.
   Tannin.............. 2 gram.
  Faites dissoudre.

Pr.: Cachou en poudre.....⎱ *ââ* 5 gram
   Myrrhe..............⎰
  Triturez dans :
   Eau de chaux........ 200 gram.
  Filtrez.

Pr.:   Roses de Provins......   60 gram.
         Vin rouge...........   1000 gram.

Faites chauffer jusqu'à température voisine de l'ébullition. Retirez du feu alors, et laissez infuser les roses pendant une heure, puis passez en exprimant fortement à travers un linge.

Pr.:   Racine de bistorte .... ⎫
         Racine de grenadier.... ⎬ áá 50 gram.
         Vin rouge chaud.......   500 gram.
         Laissez infuser une heure, passez et filtrez.

Pr.:   Feuilles de noyer......   20 gram.
         Eau bouillante.. .....   500 gram.
         Faites infuser une heure et filtrez.

Pr.:   Espèces aromatiques...   20 gram.
         Eau bouillante........   500 gram.
         Faites infuser une heure et filtrez.

On emploie dans certains cas, avec succès les injections au sulfate de cuivre, de la manière suivante :

Pr. : Sulfate de cuivre........   1 gram.
      Eau ....   400 gram.

Faites dissoudre. — Une injection matin et soir.

Les médecins italiens conseillent l'injection suivante :

Pr. : Baume de copahu....   50 à 150 gram.
      Emulsion d'amandes.   250 gram.
      Gomme arabique....   Q. S.
      Mêlez exactement.

Les malades qui voudront prendre cette injection devront se coucher sur le dos, les jambes et les cuisses fléchies, afin que le liquide soit mis en contact avec toute la longueur du vagin et arrive jusqu'au col de la matrice. Plus l'injection séjournera de temps dans le vagin, plus il y aura de chances de réussite.

Si le traitement local est insuffisant, il faut alors avoir recours à des moyens généraux. Dans ce cas, les toniques sont indiqués tout d'abord, et parmi ceux-ci le quinquina vient en première ligne. Je conseille le vin de quinquina à la dose de 125 grammes environ, tous les jours. L'extrait mou de quinquina de 50 centigrammes à 5 grammes est encore une bonne préparation. On peut aussi prendre la préparation suivante :

Pr. : Poudre de quinquina....   15 gram.

   id.   de macis........⎫
                  ⎬ *āā* 4 gram.
   id.   de cachou......⎭

Mêlez et incorporez dans :

   Electuaire de roses rouges   45 gr.

      id.   de romarin....   15 gr.

   Essence de cannelle.....   3 gouttes.

    4 gr. matin et soir.

Le vin de gentiane produira aussi de bons résultats. On le donne à la dose de 60 à 120 grammes par jour, et plus.

On emploie pareillement les.ferrugineux sous toutes les formes. Plusieurs personnes préconisent beaucoup l'emploi des balsamiques, tels que le copahu, à propos duquel j'ai donné plus haut une formule, la térébenthine de Venise, qui s'administre soit en injections, soit en pilules, de la manière suivante :

Pr, : Térébenthine de Venise.....\
    Extrait de gentiane........\
    Kino...................../ *àà* 1 gram.\
    Sulfate de fer...........

F. S. A. 40 pilules.

5 à 8 par jour.

Le baume de Tolu se donne aussi en tablettes, en sirop, que l'on trouve toujours tout préparés chez les pharmaciens.

Du reste, les balsamiques sont des agents précieux qui, bien maniés, produisent de fort bons résultats.

Je signalerai aussi une plante, l'*aspérule odorante*, vulgairement *reine des bois*, qui paraît avoir dans certains cas une influence décisive sur la leucorrhée. Il suffit de prendre pendant une semaine environ une pincée de cette plante en infusion, pour faire cesser l'écoulement. Evidemment, ceci n'est pas une recette infaillible. Mais les succès obtenus à l'aide de cette plante ont été assez nombreux pour justifier ce que j'en dis ici.

Les homœopathes emploient contre la leucorrhée plusieurs médicaments, notamment : *calc.*, *puls.*, *sep.*, *sulf.*, *kreos.*, *acon.*, *carb vg.*, *dict.*, *ign.*, etc. Je ne puis noter en détail les indications de chacun d'eux. Je remarquerai seulement

que l'on donne *ign.* surtout aux personnes mélancoliques
ou en proie à de profonds chagrins. Les observations rela-
tées plus bas feront voir que l'on peut obtenir de beaux
succès par le traitement homœopathique.

Quelle que soit la méthode employée, les bains de mer
seront souvent d'un très puissant secours. Je me hâte
cependant de déclarer qu'ils constituent un moyen dont
l'énergie même ne permet pas de les ordonner à toutes les
femmes. Beaucoup s'en trouveraient plus mal que bien

Au traitement médical, il sera toujours bon de joindre
un régime substantiel, tonique, une bonne nourriture,
l'usage habituel du vin de Bordeaux, etc. De plus, on pla-
cera les malades dans les meilleures conditions hygiéniques
possibles Cela seul suffira, dans bien des cas, pour tarir
la source du mal. Il est inutile d'ajouter que, quand on
pourra assigner à la leucorrhée une cause plus ou moins
probable, on fera en sorte d'y soustraire les femmes autant
que faire se pourra.

Dans la plupart des cas, les moyens que je viens d'indiquer suffiront. Si, malgré tout, les pertes blanches per-
sévéraient, c'est que probablement il y aurait autre chose
qu'une leucorrhée simple, et alors on devrait chercher la
cause de l'écoulement dans une maladie pour laquelle
d'autres soins seraient nécessaires.

Obs. VII. — *Flueurs blanches datant de la puberté chez
une jeune fille de vingt ans. — Affaiblissement et troubles de la santé générale.—Guérison par l'homœopathie.*

Mlle V... me fut amenée par sa mère qui m'exposa
que, depuis l'âge de 16 ans, moment où sa fille avait
été formée, elle avait commencé à perdre en blanc.

Dans le principe, les flueurs blanches paraissaient pendant six à sept jours chaque mois, avant et après le moment des règles. Mais bientôt, la durée de cet écoulement devint plus considérable; et les choses en arrivèrent graduellement à ce point, que la malade n'avait plus de répit. D'autre part, le flux morbide se modifiait dans sa nature. Séreux et blanc d'abord, il finit par devenir épais, jaunàtre, et laissant sur le linge des taches à consistance d'empois. La santé générale s'était ressentie de ces pertes continuelles : Mlle V... était arrivée à un degré de marasme et de débilitation qui avait éveillé la sollicitude maternelle. Ayant eu connaissance d'une cure que j'avais opérée dans des circonstances à peu près analogues, Mme V... m'amena son enfant. Celle-ci, grande et maigre, ou plutôt maigrie, a le teint pâle, les chairs flasques, les yeux profondément cernés; sa démarche est pénible et chancelante. J'obtiens de pouvoir examiner les organes externes, qui sont bien conformés. Mais toute cette région est fortement enflammée et irritée, par suite du passage continuel du flux leucorrhéique. L'examen des autres organes, et en particulier de la poitrine, ne révèle aucune lésion grave.

Dans cette circonstance, ne pouvant pousser plus loin mes investigations, et savoir, par conséquent, si les flueurs blanches n'étaient pas ici le symptôme de quelque affection des organes génitaux internes, j'eus recours à la médication homœopathique, et je n'eus qu'à m'en applaudir. J'ai employé ici concurremment ou successivement : *Puls.*, *Sep.*, *Kreos*, *Calc.* J'avais prévenu la mère de la probabilité, pour les premiers jours, d'une augmentation du flux morbide, ce qui arriva en effet. En même temps, je prescrivis des bains simples tous les deux ou trois jours, et de fréquentes lotions d'eau pure sur les parties irritées. La malade devait, d'ailleurs, suivre un régime fortement réparateur : viandes noires, vin de Bordeaux, etc. Peu à peu la malade reprit des forces, ce qui lui permit de faire quelques promenades et de prendre des distractions dont elle avait été forcément privée jusqu'alors. L'écoulement, cependant, se modifiait lentement, et l'irritation des parties disparaissait petit à petit. La guérison se fit attendre un temps relativement assez long, mais je fus assez heureux pour l'obtenir radicale et complète après huit mois de traitement régulièrement suivi. Mlle V... s'est mariée depuis lors; et elle a pu supporter parfaitement les fatigues du mariage et de la maternité.

RÉFLEXIONS. — Si les flueurs blanches sont souvent le symptôme de quelque affection plus ou moins grave, il est cependant, avons-nous dit, des cas dans lesquels cet écoulement existe en dehors de toute lésion. C'est pourquoi il est toujours bon de donner une médication qui, ne préjugeant rien, ne pourrait, en aucun cas, être nuisible. Cette conduite est particulièrement indiquée lorsqu'il s'agit d'une jeune fille, chez laquelle on ne peut se livrer à un examen aussi approfondi que chez la femme.

OBS. VIII.— *Vingt-huit ans. — Trois enfants.— Flueurs blanches persévérantes. — Affaiblissement de tout l'organisme.— Emploi de l'homœopathie et des moyens hygiéniques.—Guérison.*

Mme N..., d'une bonne santé habituelle, réglée à 15 ans, mariée à 20, a eu trois enfants assez rapprochés qu'elle a nourris. Les couches ont été bonnes. Toutefois, après la seconde, elle eut quelques flueurs blanches, peu abondantes, d'ailleurs. Le flux ne fut pas complètement tari à la troisième grossesse, laquelle fut beaucoup plus fatigante que les autres. Depuis l'accouchement qui suivit et qui avait alors deux ans de date, les pertes blanches étaient devenues presque continuelles, et ne cessaient que pour faire place à l'écoulement ca24... cataménial qui finit, d'ailleurs, par devenir presque nul. La santé générale était pareillement éprouvée. Mme N... qui jusqu'à cette épreuve s'était toujours bien portée, s'aperçut qu'elle perdait ses forces, son teint se décolora, et bientôt elle se trouva dans un état de prostration inquiétant. Le découragement s'empara de cette jeune femme, honteuse d'une infirmité pourtant bien commune, et qu'elle se figurait devoir être incurable. Aussi n'avait-elle point osé en parler à son médecin ordinaire. Tel était l'état de Mme N... lorsque son mari m'écrivit, de la province qu'il habite, pour demander mes conseils. Je prescrivis le traitement homœopathique, et donnai, à divers intervalles : *sulf., puls., dict., ign.,* suivant les indications que me révélaient une correspondance régulière avec ma malade. Après une augmentation notable et prévue, nous eûmes un commencement d'amélioration sensible : la jeune femme reprit courage en sentant revenir ses forces. Elle put prendre un peu d'exercice et faire, ainsi que je l'avais conseillé, quelques promenades au grand soleil. Les digestions devenant plus faciles, l'alimentation fut plus solide, et, par conséquent, les forces s'en accrurent davantage. Enfin, Mme N... m'écrivit que les flucurs blanches avaient presque complètement disparu, excepté au moment des règles, qui avaient repris leur cours, et que sa santé était aussi bonne que par le passé. Quelque temps après, j'eus occasion de voir cette dame qui voulut venir me remercier elle-même à un voyage qu'elle fit à Paris, et je pus, en effet, constater les heureux résultats du traitement adopté.

RÉFLEXIONS. — Un des grands avantages du traitement homœopathique, c'est qu'on peut le suivre, quoi qu'on en dise, sans déranger beaucoup ses habitudes. La malade dont je viens de parler est dans les affaires, et dirige, conjointement avec son mari, une importante maison de commerce. Elle m'avoua que les exigences du traitement ordinaire l'auraient trouvée très indocile, au grand détriment de sa santé. — Il importe de ne point oublier que les médicaments homœopa-

thiques peuvent toujours être administrés sous une
forme qui permet de les expédier par la poste.

Obs. IX. — *Vingt-cinq ans.* — *Six ans de mariage
sans enfant.* — *Leucorrhée persévérante et continue.*
—Guérison par l'homœopathie.—Grossesse consécutive.

Mme C..., mariée à 19 ans, avait été formée régulièrement vers l'âge de 15 ans. Sa santé, généralement
bonne, n'avait jamais éprouvé de trouble notable.
Toutefois, avec les plus belles apparences et malgré
son vif désir, cette dame n'avait pu avoir d'enfant
depuis six ans qu'elle était mariée. Une personne que
j'avais soignée l'amena un jour à ma consultation. Les
organes occupaient une position normale; mais le
vagin et le col de la matrice étaient le siége d'un
écoulement abondant, épais, blanchâtre; le linge était
couvert de taches simulant l'empois desséché. Du reste,
rien aux organes, qu'un peu d'irritation produite par le
contact de la sécrétion morbide. La malade m'avait à
peine parlé de cet écoulement, qu'elle considérait presque comme naturel, ayant toujours entendu dire dans
son entourage que toutes les femmes sont plus ou moins
sujettes à ces inconvénients. Comme d'ailleurs elle prenait des soins de propreté méticuleuse, les flueurs
blanches entraînaient chez elle moins de désagréments
que chez une autre. Je lui fis comprendre que, selon
toute probabilité, son infécondité n'avait pas d'autre
cause que l'écoulement leucorrhéïque. Je lui proposai
de suivre le traitement homœopathique, ce qu'elle fit
avec la plus scrupuleuse exactitude. Néanmoins, elle
put continuer les injections d'eau fraîche et autres
soins hygiéniques dont elle avait l'habitude. En peu
de temps, sous l'influence de la médication que j'ai déjà
eu l'occasion d'indiquer, l'écoulement se modifia chez
Mme C... d'une manière tellement heureuse, qu'elle
était complètement guérie en moins de quatre mois.
Deux mois plus tard, elle commençait une grossesse
qui s'est terminée très heureusement.

Réflexions. — Beaucoup de personnes n'accordent pas aux flueurs blanches une attention suffisante; et dans un certain monde, on se persuade trop facilement qu'elles n'entraînent aucun inconvénient. Dans le cas présent, il est évident que ce flux était la seule cause de stérilité chez notre malade. Mais il arrive souvent qu'elles occasionnent des désordres plus sérieux, notamment l'affaiblissement de tout l'organisme, et qu'elles peuvent compromettre très gravement la santé, ainsi que j'en ai vu de nombreux exemples. C'est donc une maladie ou plutôt un état qu'il ne faut pas traiter légèrement, et qui demande toute la sollicitude des malades et du médecin.

§ 2. — DES PERTES OU MÉTRORRHAGIES.

Une perte, dans l'acception la plus ordinaire de ce mot, est un écoulement de sang qui se produit par la matrice en dehors des époques ordinaires; ou bien à ce moment, mais alors en quantité plus grande qu'il ne convient.

En terme de médecine, on dit qu'il y a métrorrhagie, c'est-à-dire hémorrhagie de matrice, ou encore ménorrhagie, c'est-à-dire hémorrhagie mensuelle. Ainsi que le nom l'indique, cette dernière appellation ne devrait être usitée que dans le cas où il y a exagération du flux menstruel. Cependant l'usage a prévalu d'employer indifféremment l'une ou l'autre dénomination.

L'hémorrhagie utérine présente des caractères différents, suivant qu'elle se produit pendant l'état de grossesse et au moment de l'accouchement, ou au contraire dans l'état de vacuité de la matrice. Nous ne parlerons ici que de ce dernier cas.

Or, la métrorrhagie peut se produire sous l'influence

d'une maladie concomitante, et nous verrons plus loin quelles sont ces maladies; ou bien elle ne se rattache à aucun état pathologique. Dans le premier cas, la métrorrhagie est dite symptomatique; elle est essentielle dans le second. On a admis un grand nombre d'autres divisions. C'est ainsi, par exemple, qu'on reconnaît l'existence d'hémorrhagies actives ou passives, suivant que la personne qui en est affectée a le sang trop riche ou trop pauvre; ou encore des hémorrhagies salutaires et des hémorrhagies pernicieuses, etc. La plupart de ces divisions présentent un intérêt très contestable au point de vue pratique. D'un autre côté, nous aurons occasion, dans le courant de cet article, d'apprécier la valeur de quelques-unes d'entre elles. Nous ne nous en occuperons pas davantage ici.

Les pertes utérines peuvent se présenter dans trois circonstances différentes : ou bien le sang vient chaque mois en quantité trop considérable; ou bien l'écoulement, ne paraissant pas plus abondant qu'à l'état normal, se prolonge pendant un plus grand nombre de jours; ou enfin, les époques menstruelles se rapprochent. Il est à peine nécessaire de remarquer que ces différents modes peuvent se combiner entre eux.

Causes de la métrorrhagie. — Elles sont nombreuses, mais toutes n'agissent pas avec la même intensité. Remarquons aussi que telle cause qui peut avoir une grande influence sur une personne, restera sans action sur une autre. Il y a des causes qui prédisposent aux pertes; il y en a d'autres qui les déterminent ou les occasionnent. L'étude de ces causes est fort importante, en ce que, si on les connaît bien, on pourra dans maintes circonstances éviter de s'exposer aux effets quelquefois redoutables qu'elles produisent.

I. — CAUSES PRÉDISPOSANTES OU ÉLOIGNÉES. — *Age.* — La science possède cinq ou six exemples de métrorrhagie chez des enfants de 5 à 7 ans. Mais ces faits sont très rares, du moins dans nos climats. Chez les jeunes filles ou jeunes femmes, quoique moins rare, la métrorrhagie n'est pas non plus fréquente, hors le cas d'accouchement, dont nous n'avons pas à nous occuper ici. C'est à mesure que l'on approche davantage de l'âge critique que cette affection devient plus fréquente. Après ce moment, on la retrouve encore, et nous verrons plus bas quel élément fâcheux elle apporte au pronostic.

Tempérament. — Les ménorrhagies actives se remarquent surtout chez les femmes jeunes et sanguines. On constaterait au contraire la métrorrhagie passive chez les femmes nerveuses et lymphatiques.

Saison, climats. — Au rapport de plusieurs médecins, l'habitation d'un pays chaud constituerait une grande prédisposition aux hémorrhagies utérines. Une chaleur artificielle trop forte produit le même effet. La raréfaction de l'air dans un lieu élevé prédispose à la métrorrhagie, ainsi que l'on s'en est assuré chez bon nombre de femmes habitant le sommet de certaines montagnes, notamment dans les Vosges. Plusieurs, souffrant depuis longtemps de pertes qui les épuisaient, ont vu tous ces accidents cesser après très peu de temps de séjour dans les vallées. Et ce qui achève de prouver d'une manière évidente l'influence de cette cause, c'est qu'on a vu constamment se renouveler les mêmes accidents chez celles qui retournaient habiter les lieux élevés de la montagne.

Vêtements, etc. — L'usage de corsets ou de vêtements trop serrés, en provoquant une congestion du côté de l'utérus, favorise la métrorrhagie. J'appelle sérieusement sur ce point l'attention des mères. On ne sait pas assez dans le monde les terribles conséquences qui peuvent résulter pour les jeunes filles et les jeunes femmes de cet étranglement exagéré auquel beaucoup se soumettent pour faire ressortir la finesse de leur taille. Je suis loin de réprouver l'usage du corset, et je trouve même que cette partie du costume féminin peut rendre de grands services quand on en use suivant les données du bon sens. Mais quand on veut faire violence à la nature, on s'expose à contracter des maladies à peu près incurables. Il est hors de doute que l'abus du corset fait journellement des victimes.

Genre de vie. — On constate plus souvent des pertes utérines chez les femmes qui ont une vie oisive, qui usent d'une alimentation substantielle et succulente, chez celles qui font abus des liqueurs spiritueuses et alcooliques. Une des pratiques qui paraissent provoquer le plus la métrorrhagie, c'est l'usage immodéré des purgatifs ou de certains médicaments destinés à solliciter le retour des règles.

Il faut pareillement reconnaître que les *passions vives* et toutes les *excitations morales* des organes génitaux (pensées, lectures, conversations érotiques) déterminent sur la circulation sanguine une réaction qui prédispose aux hémorrhagies utérines.

Les *grossesses* trop nombreuses et surtout trop rapprochées, en fatiguant la matrice, lui font perdre de sa tonicité et constituent une prédisposition incontestable aux pertes. Il faut en dire autant des avortements ou fausses-couches. Et même ici, l'action de la cause est encore plus évidente.

Telles sont les principales causes qui paraissent prédisposer aux hémorrhagies de la matrice. Mais, généralement, il faut l'intervention d'une cause directe ou déterminante pour provoquer l'écoulement pathologique. Seulement il est bien évident que, chez une personne prédisposée, l'action de la cause déterminante n'aura pas besoin de s'exercer avec une grande intensité pour provoquer l'accident.

II. — Causes déterminantes ou prochaines. — Il faut noter d'abord les *excitations directes*, comme l'abus du coït, la masturbation, la présence d'un corps étranger, pessaire ou autre. On peut encore citer les *efforts* faits pour soulever un fardeau ou en faisant un mouvement brusque. — Il en est de même des *secousses* imprimées au corps par le cheval et la voiture. Nous en dirons autant des *exercices violents* du corps, comme la course, le saut, la danse. On a vu encore le sang commencer à couler immédiatement après une *chute* sur les pieds, les reins, les fesses.

Une irritation produite sur l'intestin, l'emploi de purgatifs drastiques, et encore l'application intempestive de sangsues sur le col de la matrice, les bains de pieds irritants, les sinapismes aux cuisses ou aux mollets; en un mot, tout ce qui tend à attirer le sang vers le bassin ou les extrémités inférieures peut devenir cause occasionnelle de métrorrhagie.

Cette affection peut encore survenir sous l'influence d'un *état général* plus ou moins grave de l'économie, tel que le scorbut, les fièvres éruptives, surtout la variole, les fièvres pestilentielles et certaines fièvres bilieuses. Enfin, si l'appauvrissement du sang chez les chlorotiques a pour effet de diminuer le sang des règles ou même de les suspendre tout à fait, quelquefois aussi il produit un résultat tout contraire. Il est même vrai de dire que, dans certains cas, la métrorrhagie est tellement liée à l'état chlorotique, qu'on la voit cesser dès qu'on est parvenu à reconstituer dans le sang un plus grand nombre de globules. Ce que nous disons de la chlorose, on peut le dire aussi de l'anémie et, en général, de tout ce qui constitue un appauvrissement du sang.

Du reste, un grand nombre de *maladies de matrice* occasionnent des pertes dont il est assez difficile, dans certains cas, de se rendre maître. Je citerai particulièrement les polypes et les tumeurs fibreuses, les kystes de cet organe; il en est de même des ulcères de diverse nature qui peuvent siéger sur le col de l'utérus. Mais c'est notamment le cancer de matrice, surtout quand il est parvenu à la période d'ulcération, qui provoque et détermine le plus souvent ces hémorrhagies. Cela est si vrai que, pour un médecin ayant quelque expérience, une perte utérine sera, dans certains cas déterminés, l'indice assuré de la présence d'un cancer à la matrice.

Si j'ai donné ici à l'étude des causes un peu d'extension, c'est afin que l'on évite de s'exposer à l'action de ces causes quand il dépendra de la volonté de s'y soustraire. Un danger connu est beaucoup moins à redouter qu'un autre.

Symptômes de la métrorrhagie. — Rarement, mais quelquefois cependant, une perte se produit sans avoir été précédée de quelques indices précurseurs. Ces prodrômes, comme on les appelle, sont variables et doivent être distingués en locaux et généraux.

Comme symptômes locaux, on note dans le bassin un sentiment de pesanteur, de plénitude, de fatigue et parfois même de chaleur inaccoutumée. Il s'y ajoute, dans certains cas, des douleurs qui s'irradient vers les lombes, l'abdomen, les cuisses. Enfin, il y a quelquefois de véritables coliques utérines, des douleurs expultrices, analogues à celles de l'accouchement. La matrice est tuméfiée, au point que, dans certains cas, on peut la sentir à travers les parois du ventre.

Les symptômes généraux qui accompagnent ceux-ci sont assez variables. Il peut n'y avoir qu'un léger malaise. Mais il s'y joint, dans les cas plus graves, la tension des hypochondres, parfois la tuméfaction des mamelles et même une douleur marquée de ces organes ; des lassitudes spontanées, la dureté et l'accélération du pouls, parfois sa petitesse ; plus rarement, enfin, des horripilations, le refroidissement des extrémités, des bouffées de chaleur à la face, des alternatives de chaud et de froid, des tintements d'oreilles et des vertiges.

Il ne faut pas croire que chez toutes les malades on retrouve tous ces symptômes précurseurs. Sans doute les choses se passent généralement comme je l'indique. Mais quelques-uns de ces prodrômes peuvent manquer ou se grouper différemment. Il en est ainsi du reste pour toute maladie ; il est impossible, dans une description générale, de noter toutes les particularités qui peuvent se présenter.

Quoi qu'il en soit, après un temps qui peut varier de quelques heures à quelques jours, la perte se déclare, et l'écoulement sanguin qui la caractérise se présente différemment suivant les cas. Quand il succède à la période menstruelle ordinaire, il s'établit peu à peu et devient graduellement plus considérable. D'autres fois il s'établit rapidement et arrive de suite à son summum d'intensité. Cela, d'ailleurs, dépend des causes qui l'ont provoqué. Une fois commencé, tantôt l'écoulement a lieu sans interruption, tantôt il se suspend et se renouvelle à de courts intervalles. Cette suspension est souvent due à la présence de caillots qui se forment dans le vagin. La malade se croit guérie et se lève; mais au moindre mouvement qu'elle fait, le caillot est expulsé et l'hémorrhagie reparaît. Quelquefois aussi ces caillots se forment dans la matrice même et interceptent le cours du sang. Ils constituent alors de véritables corps étrangers dont la matrice tend à se débarrasser. Les malades éprouvent alors des coliques utérines, lesquelles cessent dès que les caillots sont enlevés et que l'écoulement est rétabli. — Mais en pareil cas il peut encore arriver que le caillot interceptant l'écoulement du sang au dehors, ce liquide s'accumule dans la cavité utérine et ait assez de force pour produire les symptômes de l'hémorrhagie interne, c'est-à-dire horripilation, frisson, tremblement des membres, pâleur, syncopes, etc. Remarquons cependant que ces phénomènes ne s'observent guère que dans les cas d'hémorrhagie utérine après l'accouchement. En dehors de l'état puerpéral, quand des caillots plus ou moins volumineux se forment dans l'intérieur de la matrice, ils provoquent le plus ordinairement des contractions que la main peut quelquefois sentir à travers les parois du ventre.

Ces contractions s'accompagnent de douleurs expulsives comme dans l'accouchement ; les douleurs continuent de se faire sentir jusqu'à ce que le caillot ait été rejeté au dehors. Les caillots qui se forment dans le vagin sont expulsés sans provoquer aucune douleur, et cette circonstance permet souvent de reconnaître de quelle partie provient un caillot qui se présente à la vulve.

L'inspection du caillot peut avoir dans quelques circonstances un très grand intérêt. Il est, en effet, bien certain que beaucoup de pertes utérines ne sont autre chose que des fausses couches. On est surtout autorisé à soupçonner cela quand l'hémorrhagie se produit chez une femme qui a éprouvé quelque retard dans ses règles. A six semaines ou deux mois, ce phénomène est assez fréquent.

Les femmes supportent plus ou moins bien les pertes de sang qui se font par la matrice. Cela dépend de beaucoup de circonstances qui peuvent varier suivant les sujets. Ainsi, chez quelques femmes, loin de provoquer aucune douleur ou aucun malaise, l'hémorrhagie utérine amène une détente générale, une sorte de bien-être relatif, et pourvu que la perte ne se prolonge pas outre mesure, cet écoulement de sang devient presque une crise favorable. Cela a lieu chez les personnes à tempérament sanguin et qui souffrent de fréquents malaises par suite de congestions du côté des organes génitaux. L'issue du sang met fin à un état douloureux, et ces heureuses malades n'ont qu'à se louer de ces hémorrhagies supplémentaires. Mais il est loin d'en être toujours ainsi. Pour peu que la perte se prolonge ou se renouvelle souvent, si d'ailleurs la femme est débilitée, il se produit ici, comme dans toutes les grandes hémorrhagies, des symptômes qui, dans certains cas, peuvent devenir inquiétants. Les malades ont des maux d'estomac, des digestions difficiles; elles maigrissent et perdent l'appétit; des douleurs violentes se font sentir à la tête; on observe de la langueur, de la faiblesse; la face est pâle, les yeux fortement cernés; les pieds se gonflent. Dans l'intervalle d'une hémorrhagie à l'autre, il y a souvent des flueurs blanches. Le sang devient pâle et fluide, ne formant plus de caillots; le pouls est petit et faible. En un mot, les accidents ordinaires de la chlorose se manifestent. Nous verrons en effet, quand nous étudierons la chlorose, que cette maladie a souvent pour point de départ une perte de sang. On a signalé aussi quelques accidents nerveux qui accompagnent souvent la métrorrhagie quand elle est arrivée à un certain degré. Les malades tombent dans la tristesse et la mélancolie; parfois même elles ont des accès d'hystérie.

On s'est demandé souvent quelle était la quantité de sang qu'une femme pouvait perdre dans ces circonstances. Il est très difficile de s'en rendre compte, d'autant que la plupart du temps ce liquide est reçu sur des linges. On sait seulement que cette quantité est quelquefois considérable en fort peu de temps, car on a vu des malades arriver en quelques instants à donner des inquiétudes sérieuses pour leur vie. Il est vrai que ces cas graves ne se rencontrent guère que dans les accouchements. Et même alors il est à peu près impossible de savoir combien la femme à perdu de sang.

La durée de l'hémorrhagie utérine peut dépendre d'une foule de causes. Généralement la perte de sang ne s'arrête pas brusquement, mais l'écoulement, qui d'abord était continu, devient intermittent, et finit par aller en décroissant, et enfin par disparaître pour ne plus se remontrer ; à moins cependant qu'une nouvelle cause ne vienne le reproduire. C'est ainsi que la durée de l'hémorrhagie peut être singulièrement augmentée par certaines imprudences des malades : la marche, les mouvements violents, les efforts musculaires, entretiennent souvent des pertes de sang qui ne tarderaient pas à s'arrêter dans des conditions autres.

Du reste, la durée paraît être en raison inverse de l'abondance de l'hémorrhagie. Ainsi, plus une femme a perdu de sang, plus il y a de chances de voir la perte cesser promptement, et réciproquement. Ordinairement l'hémorrhagie dure de quatre à huit jours. Il est rare de la voir se prolonger au-delà d'une semaine, et à plus forte raison pendant plusieurs mois. Cela n'arrive guère que chez les femmes qui ne veulent pas prendre les précautions nécessaires, ou chez lesquelles l'hémorrhagie est symptomatique d'une affection organique. Car il ne faut pas perdre de vue que la durée de la maladie dépend en grande partie du traitement que suivent les malades, et de la manière dont elles se comportent.

Quoi qu'il en soit, après avoir duré un certain temps, la perte finit d'ordinaire par diminuer graduellement, jusqu'à ce qu'elle cesse entièrement, et tout rentre à peu près dans l'ordre. Mais il faut craindre les récidives, surtout chez les sujets affaiblis et débilités. A la longue, ces hémorrhagies fréquemment renouvelées peuvent mettre la malade dans une position très critique. Cependant il n'y a que peu d'exemples de mort occasionnée par une perte utérine, en dehors, bien entendu, de l'état puerpéral. Cela, il faut bien le dire, tient en grande partie à ce que l'on secourt à temps les malades. Mais l'état de langueur et d'affaiblissement dans lequel tombe la femme, l'impossibilité absolue pour elle de faire aucun mouvement, de se livrer à aucun exercice sans provoquer une nouvelle perte, et par contre une nouvelle faiblesse, tout cela suffit pour rendre son état assez inquiétant, sans compter qu'elle se trouve condamnée à une existence des plus tristes.

Avant de terminer ce qui a trait aux symptômes, je citerai une opinion ou plutôt un préjugé admis par bien des personnes. On croit beaucoup dans un certain monde, que quand une perte se prolonge ou se renouvelle souvent, elle tend à produire le cancer de matrice. Je discuterai cette opinion quand nous étudierons le cancer de l'utérus. Mais, dès maintenant, je dois dire que rien n'est moins démontré que cette manière de voir, tout à fait erronée à mon point de vue. Si, dans les cas où l'on a constaté l'existence d'un cancer à la matrice après de nombreuses et fréquentes hémorrhagies, on avait tout d'abord exploré attentivement les organes, on aurait reconnu que le cancer avait déjà envahi les tissus au moment où la première hémorrhagie s'est manifestée. C'est qu'en effet la métrorrhagie, dans ces cas, est un symptôme de cancer, loin d'en être la cause.

Le plus ordinairement, il est difficile de se tromper sur le caractère de l'écoulement sanguin dont nous nous occupons. Une perte utérine ne sera pas confondue avec une autre maladie, surtout quand l'hémorrhagie se produit en dehors des époques menstruelles. Mais en sera-t-il de même si c'est à ce moment que la matrice donne issue au sang ? Comment savoir alors si cet écoulement reste dans les limites physiologiques, ou si l'on doit le considérer comme

une métrorrhagie? Où commencera l'état pathologique?
Question difficile et dont la solution exige un grand tact
médical uni à beaucoup d'expérience. Pour moi, je suis de
ceux qui pensent que l'on doit d'abord s'appliquer à
rechercher l'influence que l'hémorrhagie exerce sur les
principales fonctions, et conclure d'après cette donnée. Ce
précepte est très utile pour déterminer si un écoulement
qui s'établit chez une jeune fille impubère doit être considéré comme caractérisant des règles précoces ou comme
appartenant à un état pathologique. Presque toujours la
question sera résolue dans le second sens, à cause de
l'affaiblissement produit dans la constitution par ces pertes
de sang, même quand elles sont peu considérables. Il faut
d'ailleurs, dans ces circonstances, tenir compte de l'absence
ou de la présence des autres signes qui caractérisent la
puberté. Mais d'un autre côté, l'on voit des femmes chez
lesquelles le sang coule pendant dix, quinze jours et plus,
sans une très grande abondance, à la vérité ; or ces femmes
n'éprouvent pas de dérangements notables dans l'état de
leur santé. Dira-t-on cependant que chez ces personnes il
n'y a pas de perte? On ne saurait le soutenir. Voilà
pourquoi, si l'on doit prendre en considération les effets
produits sur l'économie par la perte de sang, je suis d'avis
que l'on doit aussi tenir compte et de l'abondance de
l'hémorrhagie et du temps pendant lequel elle se produit.
Car, tout en perdant peu à la fois, une femme chez laquelle
l'hémorrhagie dure longtemps finit par perdre une quantité
de sang considérable. Et si des désordres dans la santé
générale ne se sont pas encore manifestés, nul doute qu'on
ne doive les craindre et les prévoir. Dans la pratique, je
me conforme à ces données, et je m'en trouve bien.

On peut avoir quelques doutes sur le siége de l'hémorrhagie, et se demander si, par exemple, le sang ne vien-
drait pas du vagin. Il sera toujours très facile de s'en
assurer en lavant préalablement les parties et en appliquant
ensuite le spéculum. Le médecin ou la sage-femme pourra
alors constater que le sang vient par le col de la matrice.
Du reste les hémorrhagies du vagin sont excessivement
rares, et ne se produisent guère que par suite de quelque
violence extérieure.

Il ne suffit pas de savoir si une hémorrhagie utérine est
ou n'est pas occasionnée par une maladie quelconque ; on
voudrait encore, dans bien des cas, connaître exactement la nature de la maladie qui provoque l'issue du sang
hors de ses vaisseaux naturels. L'étude de cette question
présente un grand intérêt. Quand on aura lu ce qui concerne les différentes maladies qui peuvent affecter la matrice, on sera en état de résoudre dans quelques cas le problème. Mais pour arriver à pouvoir le faire en toute
occurrence, il faut avoir en médecine des connaissances
approfondies. Aussi je dois dire que, pour décider des
questions de cette importance, l'intervention du médecin
sera toujours nécessaire. Voici néanmoins quelques données
au moyen desquelles on pourra quelquefois se mettre sur
la voie. Il importe d'abord de reconnaître que les hémorrhagies essentielles sont moins rares par l'utérus que par
tout autre organe. Cependant l'observation nous apprend
qu'il faut se méfier de celles qui se produisent en dehors
de l'époque des règles, surtout lorsque les femmes sont
dans leur période critique, et à plus forte raison quand
elles l'ont passé depuis un certain temps. Si à ces conditions il se joint un écoulement jaune ou rougeâtre avec

amaigrissement et débilitation, on doit supposer qu'il existe une lésion organique. L'examen par le toucher et le spéculum confirmera ce diagnostic presque toujours.

Lorsque la métrorrhagie est abondante, accompagnée de douleurs dans le ventre et de tranchées, si, de plus, la femme rend des caillots, il y a lieu de croire qu'un avortement se prépare ou qu'il s'effectue. Il ne faut pas oublier en effet que c'est par suite d'une fausse couche que surviennent presque toutes les métrorrhagies qu'on observe chez les jeunes filles, les jeunes femmes et les prostituées.

Une espèce de métrorrhagie bien difficile à reconnaître au point de vue de la cause, est celle qui se lie à la chlorose. Je reviendrai sur ce point de la question quand je parlerai de la chlorose. Je dirai seulement ici que, dans bien des cas, ce sera surtout à l'influence du traitement qu'il conviendra de demander la solution du problème.

La gravité d'une perte dépend d'une foule de circonstances, suivant l'abondance de l'hémorrhagie ou l'influence qu'elle exerce sur la constitution et surtout selon qu'elle est essentielle ou, au contraire, symptomatique d'une autre maladie. Dans ce dernier cas, il va sans dire que l'on devra augurer plus ou moins mal, selon que la maladie dont la perte utérine sera un symptôme, aura une gravité plus grande. En tout état de cause, l'hémorrhagie de matrice qui persiste longtemps constitue toujours une affection grave, d'autant que dans ces circonstances la femme se trouve prédisposée aux avortements, et que bien souvent une nouvelle fécondation devient presque impossible. Il est extrêmement rare, en effet, de voir les femmes sujettes aux pertes, mener à terme une grossesse, à moins, bien entendu, qu'elles ne se soient soumises à un traitement réparateur. Quand la métrorrhagie se présente chez les filles impubères ou chlorotiques , on la considère comme plus fâcheuse que si elle affecte une femme adulte.

Traitement. — D'abord et avant tout, et toujours, surtout si l'écoulement de sang est devenu assez considérable pour pouvoir menacer les jours de la malade, on devra prescrire le repos le plus absolu. A ce premier moyen il conviendra d'en joindre d'autres suivant la gravité des cas.

A vrai dire, ce n'est guère qu'au moment des couches que l'on voit l'hémorrhagie utérine prendre quelquefois un caractère alarmant, au point de mettre la vie en danger. Néanmoins il peut, même en dehors de ces circonstances, se trouver des cas ou la perte de sang affecte une gravité insolite. Aussi a-t-on reconnu que la médication devait avoir une énergie plus ou moins grande, en raison des circonstances.

Dans les cas graves, certains médecins saignent. D'autres appliquent des sangsues ou des ventouses scarifiées. Je n'ai jamais beaucoup compris, quant à moi, cette méthode et je n'ai jamais osé la mettre en pratique. Cependant ceux qui la préconisent prétendent s'en être toujours bien trouvés, et ils expliquent ces heureux résultats en disant que le sang, se trouvant ainsi détourné de la voie vicieuse dans laquelle il s'engage, ne tarde pas à s'arrêter de lui-même. N'ayant jamais été témoin d'aucun fait de ce genre, je ne dirai rien de cette méthode.

Selon le précepte d'Hippocrate, on applique quelquefois des ventouses sèches sur les mamelles, afin de faire refluer le sang de ce côté. A tort ou à raison, on suppose qu'il existe entre l'utérus et les organes de la lactation des relations intimes qui permettent d'espérer d'heureux résultats en agissant ainsi. De fait, ce moyen a produit dans beaucoup de cas de bons effets.

L'emploi des révulsifs en frictions irritantes sur la poitrine, le dos, les lombes, les épaules, peut se faire avec le liniment suivant :

Pr. :   Ammoniaque liquide...... 5 gram.
        Huile d'olive............. 30 gram.

Ou encore :

Pr. :   Huile d'olive............. 30 gram.
        Huile de croton tiglium.... 2 gram.

Quelques médecins emploient aussi dans le même but des bains de mains sinapisés.

L'application du froid est un des plus puissants moyens dont on puisse disposer contre les hémorrhagies trop abondantes. Dans le cas présent, on applique sur l'hypogastre des compresses trempées dans l'eau de puits, dans l'eau glacée, que l'on renouvelle souvent ; ou mieux encore de la glace renfermée dans une vessie. On donne des lavements froids, ce qui est un assez bon moyen ; car en remplissant le rectum d'un liquide froid, on agit sur le corps de l'utérus à la plus faible distance possible. On donne aussi des injections froides. Mais ce moyen réussit peut-être moins bien, parce que la surface sur laquelle le liquide est porté est moins considérable, et qu'ensuite le mélange du sang avec le liquide élève bientôt sa température. — Dans les cas les plus graves, et quand le danger

est imminent, on emploie quelquefois les affusions froides
et l'immersion dans un bain froid. Il faut être extrêmement réservé sur l'emploi de ce moyen, et ne prolonger
guère le bain froid plus de quinze minutes. Souvent même
les malades ne peuvent pas le supporter si longtemps.

Les injections astringentes plusieurs fois par jour ne
sont pas sans utilité. On peut varier les formules. En voici
quelques exemples :

        Pr. :   Eau d'orge......   50 gr.
                Vinaigre........   100 à 150 gr.

Ou bien :

        Pr. :   Eau de Rabel.....   100 gr.
                Eau commune....   500 gr.

Ou bien :

        Pr. :   Extrait de saturne...   10 gr.
                Vinaigre distillé.....   250 gr.
                Eau de rose........   1,000 gr.

Ou encore : (Berends)

        Pr. :   Sulfate de fer........   4 à 8 gr.
                Eau de sauge.......   250 gr.
                Mucil. gom. arabique.   4 gr.
                        Mêlez.

Le tamponnement ne s'applique guère que dans les cas
extrêmes, heureusement fort rares. C'est d'ailleurs une
opération très simple et qui ne demande qu'un peu de
soin. Elle consiste à faire avec des linges ou de la charpie

un tampon que l'on introduit dans le vagin ; ou, si cette intromission présente des difficultés, on le fixe au moyen d'un bandage approprié à l'entrée de la vulve. Il va de soi qu'il sera toujours bon d'imbiber le tampon dont on se servira de différents liquides styptiques ou astringents, ou de les saupoudrer de poudres ayant les mêmes propriétés.

La plupart des cas de métrorrhagie ne demandent pas ce luxe de traitement, et les jours de la malade ne sont pas menacés ; mais cependant il peut en résulter de fâcheuses conséquences. La maladie peut devenir chronique et jeter les femmes dans un état de faiblesse et d'anémie.

Ici, nous retrouvons la même médication que plus haut, mais employée avec beaucoup plus de modération. Disons d'ailleurs qu'il est alors beaucoup moins important d'arrêter le sang par des moyens actifs. Et même, dans certains cas, il est bon de respecter l'écoulement ; ceci a lieu quand la métrorrhagie succède à une congestion de l'utérus ou à un état pléthorique général. Dans ces cas, on doit considérer l'hémorrhagie comme salutaire. Si cependant elle se prolonge de manière qu'on ne puisse plus véritablement regarder la perte de sang comme utile, il ne faudra pas encore trop se hâter d'avoir recours à des moyens actifs. Souvent, au bout d'un certain temps, l'hémorrhagie s'arrête d'elle-même. On se contentera, en attendant, de prescrire le repos absolu dans la position horizontale, et autant que possible le bassin plus élevé que le tronc. On tiendra le ventre libre à l'aide de légers laxatifs, de lavements émolliens, huileux, etc. On évitera d'ailleurs les efforts de toute nature ; on éloignera les causes d'émotion, etc. On prescrira aussi un régime très léger, des boissons froides et

surtout à la glace, des aliments pareillement froids et pris
en petite quantité à la fois. Enfin, on pourra faire quelques
lotions d'eau froide sur l'abdomen, si l'écoulement de sang
ne diminuait pas.

Malgré ces moyens, la métrorrhagie persiste quelquefois
et passe à l'état chronique. Cet état est fort pénible pour
les femmes, et d'ailleurs il peut devenir le point de départ
de lésions assez graves et d'une grande débilitation. Nous
allons donc nous en occuper.

Dans les cas de métrorrhagie chronique, on peut employer à l'intérieur différents médicaments, entre autres :

Les acides. — Il faut avoir recours aux acides miné-
raux, qui sont coagulants du sang, tandis que les acides
végétaux sont des fluidifiants. C'est surtout l'acide sulfu-
rique que l'on emploie. On peut le donner en limonade,
comme il suit :

> **Pr. :** Acide sulfurique à 66°...   5 gram.
> Eau .... 1,500 gram.
> A prendre par verrées en ajoutant à
> chaque verre :
> Sirop de sucre ou de gomme... 30 gram.

On aura soin d'agiter le mélange chaque fois qu'on le
versera, l'acide gagnant les parties inférieures.

On peut encore le donner sous forme de julep :

> **Pr. :** Acide sulfurique... ...   10 gram.
> Mucil. gomme arabique. 500 gram.
> Sirop de guimauve.... 100 gram.
> Mêlez. — A prendre par cuillerées.

On peut employer de même les acides nitrique et chlo-
rhydrique.

Styptiques et astringents. — On recommande entre autres :

L'alun, employé surtout chez les femmes faibles ou débilitées. On le donne en poudre.

    Pr. :   Alun................   4 gram.
            Cannelle...........   1. 25.
            Opium..............   0. 20.

    Mêlez, pulvérisez, et faites 4 paquets.
              Un toutes les heures.

L'acétate de plomb se donne en pilules :
    Pr. :   Acétate de plomb....⎫
            Poudre de guimauve.⎭ *ââ* 4 gram.
            Sirop simple.........   Q. S.
    F. S. A. 40 pilules. — 4 à 5 par jour.

Le tannin a eu beaucoup de succès, principalement dans ces derniers temps. On recommande la potion suivante :

    Pr. :   Tannin.......................   1.50.
            Eau distillée d'absinthe.......   150 gram.
            Sirop de safran au vin de Malaga.   30 gram.

        De 3 à 6 cuillerées par jour.

On a aussi recommandé le tan, la noix de galle, le cachou et quelques autres.

La ratanhia se prescrit en extrait. On peut la faire entrer dans une potion, comme dans les exemples suivants :

> Pr. : Digitale............... 2 gram.
>   Eau bouillante...... Q. S.
> Pour obtenir une infusion de   180 gram.
>   Ajoutez à la colature :
>   Extrait de ratanhia... 2 à 5 gram.
> Mêlez. — Une cuillerée toutes les 3 heures.

Autre :
> Pr. : Extrait de ratanhia..... 4 gram.
>   Eau de camomille. .... 180 gram.
>   Elixir acide aromatique. 2 gram.
> Mêlez. — 2 cuillerées toutes les 2 heures.

La médication astringente peut varier indéfiniment. Je me contente d'indiquer ici les formules les plus usitées.

Les douleurs, quelquefois vives, et l'état nerveux dans lequel se trouvent certaines malades, ont fait naître naturellement chez les médecins la pensée d'avoir recours aux narcotiques et principalement à l'opium. On le donne de 5 à 15 centigr. et plus, progressivement. Quelques observations permettent de considérer comme bon l'emploi de ce moyen dans les métrorrhagies désignées sous le nom de spasmodique. On administre aussi dans les mêmes cas les lavements laudanisés.

On prescrit dans les mêmes circonstances les antispasmodiques ; parmi eux on a surtout recommandé le camphre, qu'on peut unir à l'opium de la manière suivante :

> Pr. : Camphre......... 2 gram.
>   Poudre de gomme. 6 gram.
>   Sirop d'opium..... 30 gram.
>   Eau............ 150 gram.
> Mêlez. — A prendre par cuillerées.

En même temps que l'on emploie cette médication interne, on ne devra pas négliger les moyens externes que j'ai indiqués à propos de la métrorrhagie aiguë. Bien entendu on devra proportionner l'action à l'intensité du mal et aux forces de la malade.

Les homœopathes mettent ici en usage principalement : *arn.*, *bell.*, *bry.*, *cham.*, *chin.*, *cinnam.*, *croc.*, *plat.*, *sab.*, *sec.*, *sep.*, etc., suivant les diverses indications qui se présentent. J'ai eu l'occasion de traiter homœopathiquement quelques personnes qui avaient des pertes, et j'ai réussi à conjurer tout danger.

Quand la métrorrhagie est symptomatique d'une maladie quelconque, elle demande des soins particuliers. Nous traiterons les différentes questions qui se rattachent à ces particularités, à mesure qu'elles se présenteront dans le courant de cet ouvrage. Il importe cependant de dire dès maintenant que lorsqu'on voit dans le cours des affections dont je parle ici une perte se déclarer, ce symptôme devra toujours appeler l'attention, et il faudra immédiatement employer tous les moyens convenables pour enrayer l'hémorrhagie, surtout si elle paraît pouvoir menacer les jours de la malade. Ce précepte a sa raison d'être en ce que l'affection primitive étant déjà très débilitante, si on laisse encore le sang s'écouler librement, on expose évidemment la femme aux plus mauvaises chances.

En terminant, j'appellerai encore l'attention sur le cas où il se forme des caillots pouvant occasionner des coliques ou tranchées utérines à peu près analogues à celles de l'accouchement. En pareille circonstance, le meilleur moyen à employer sera de retirer les caillots, soit avec le doigt, soit, si le corps étranger se trouve placé trop haut dans la cavité de la matrice, en faisant des injections, qui favoriseront cette extraction.

Parmi les moyens indiqués dans le courant de cet article soit pour reconnaître la cause de l'hémorrhagie, soit pour l'arrêter, il y en a un certain nombre qui sont à la portée de tout le monde et sur lesquels je me suis, à dessein, appesanti beaucoup plus que sur ceux qui réclament l'intervention du médecin. Mais il ne faut pas oublier que, dans bien des cas, cette intervention sera souvent nécessaire, et que ce serait assumer une trop grande responsabilité que vouloir se passer de son concours.

II. — DE LA CHLOROSE OU DES PALES COULEURS.

Je me trouve obligé de donner de cette affection, si commune chez les femmes et surtout chez les jeunes filles, une description nécessairement incomplète. Car, pour pouvoir s'étendre sur cette question en longs développements, il faudrait s'adresser à des lecteurs possédant des connaissances médicales assez approfondies. J'essaierai cependant, tout en étant aussi bref que possible, de donner, chemin faisant, toutes les explications désirables.

Avec Valleix, un des médecins de notre époque qui ont le mieux étudié les maladies des femmes, je définirai la chlorose : un état morbide, caractérisé par une pâleur particulière de la face, par des troubles variés des diverses fonctions, avec langueur et faiblesse, et offrant comme altération anatomique générale une diminution d'abord

des globules, puis des autres matériaux solides du sang.
On dit souvent des personnes affectées de chlorose qu'elles
ont les pâles couleurs. Les pâles couleurs, telle est en effet
l'expression qui, pour beaucoup de gens, est synonyme de
chlorose.

Cette définition a besoin d'être expliquée. Tout le monde
en effet n'est pas obligé de savoir ce que c'est que les globules et les matériaux solides du sang. Essayons de le
faire comprendre.

Parmi les personnes qui liront ce livre, il n'en est probablement aucune qui n'ait vu faire une saignée et qui
n'ait pu constater ensuite comment se comporte le sang
quand on le laisse séjourner tranquillement pendant quelques heures dans le vase qui l'a reçu. On peut remarquer
que le sang, d'abord homogène, ne tarde pas à se prendre
en une masse cohérente qui se resserre peu à peu sur elle-
même, en exprimant un liquide clair et jaunâtre. Ce liquide
est appelé *sérum*. On donne le nom de *caillot* à la masse
qui y surnage. Or, sans vouloir donner ici une analyse
détaillée du sang, je puis dire cependant que c'est dans
le caillot que se trouvent les éléments éminemment nutri-
tifs et fortifiants, notamment les globules. Ceux-ci qui contiennent environ 7 0/0 de leur poids de fer, entrent pour
une proportion notable dans la masse sanguine. Etant
donné 1000 grammes de sang, on doit y trouver normalement 127 gr. de globules. Mais si ce chiffre s'abaisse, la
santé en souffre plus ou moins, suivant que la diminution
du chiffre des globules est plus accusée. A 80, le sang est
positivement malade; le mal est plus grand encore si les
globules tombent à 60 ou 50. Disons aussi que quand le
nombre des globules diminue, la masse totale du sang n'est

pas rendue moindre pour cela. En effet, le sérum ou, si l'on aime mieux, la partie liquide du sang, partie pour ainsi dire inerte, augmente à proportion de la diminution des globules. Or, c'est précisément le fait d'une diminution notable des globules du sang relativement à la masse totale qui constitue la lésion anatomique principale de la maladie que nous étudions. Les analyses faites dans les meilleures conditions ont en effet permis de constater que, dans la chlorose, le nombre des globules descend de 127, état normal, à 80, 60 et même 50 pour 1,000. Inutile d'ajouter qu'on a trouvé dans le sang des chlorotiques moins de fer qu'à l'état normal, puisque le fer entre pour une partie notable dans la composition des globules. Par suite, le sang est plus aqueux, moins coloré, plus fluide; c'est ce qui explique la décoloration des tissus et les infiltrations que l'on remarque souvent dans cette maladie.

La définition de la chlorose donnée plus haut indique sommairement les principaux symptômes de cette affection. Ainsi l'on constate chez les chlorotiques une très grande pâleur de la face, en même temps qu'une décoloration plus ou moins complète des membranes muqueuses. C'est ainsi que la muqueuse des lèvres, de l'intérieur de la bouche, etc., sont parfois presque blanches, au lieu de présenter la rougeur vermeille qui est l'indice de la santé. Quant à la face, sa pâleur est quelquefois poussée jusqu'à l'extrême, et dans certains cas la peau affecte des tons verdâtres, presque cadavériques. La décoloration envahit souvent la peau de toute la surface du corps. En même temps les tissus acquièrent une certaine bouffissure qui, existant à un degré plus ou moins apparent dans toute l'économie, est plus saillante à la face et surtout aux paupières.

Les troubles qui accompagnent ces premiers symptômes, sont de plusieurs espèces.

Du côté des voies digestives, on constate ordinairement une grande diminution de l'appétit. Souvent les malades croient avoir besoin de prendre de la nourriture, et se figurent qu'en se mettant à table elles vont manger avec plaisir; mais à peine ont-elles goûté quelque aliment, le dégoût les prend et il leur est impossible de continuer. Chez quelques malades on observe des appétits contre nature, par exemple, le désir impérieux de manger des substances non alimentaires et même repoussantes, comme le charbon, le plâtre, la terre. Le plus souvent les femmes ont un goût très prononcé pour les aliments sapides, tels que les fruits verts et acides, le vinaigre. Dans quelques cas, les diges-tions se font assez bien; mais le plus souvent il en est autrement, elles sont très difficiles et très laborieuses. La constipation est presque constante et fatigue beaucoup les malades.

La respiration est moins facile qu'à l'état normal. Les chlorotiques sont facilement oppressées; l'exercice le plus simple, presque le moindre mouvement, par exemple une courte promenade ou l'ascension de quelques marches, c'en est assez pour provoquer, outre la fatigue et l'oppres-sion, de fréquentes palpitations de cœur. Les médecins constatent dans ces cas des bruits particuliers dans les grosses artères. — Par suite de ces désordres, il arrive souvent que la température de la peau baisse d'une manière sensible, surtout dans les parties qui, comme les pieds et les mains, sont plus éloignées du centre.

La fonction menstruelle est une de celles qui présentent le plus fréquemment des désordres. Les chlorotiques sont mal réglées, soit que le flux sanguin apparaisse plus souvent qu'à l'état normal, ce qui est de beaucoup le cas le plus rare; soit au contraire que les règles ne viennent qu'à des intervalles très éloignés et d'une manière tout à fait irrégulière. Et encore, faut-il remarquer que le sang rendu est en très petite quantité; il est pâle, de couleur rosée, aqueux, accompagné de flueurs blanches. Il y a même un grand nombre de femmes ou filles chlorotiques chez lesquelles les flueurs blanches remplacent entièrement les règles, ainsi que je l'ai indiqué déjà. Tout le monde sait que de la régularité de la fonction menstruelle dépend en très grande partie la santé de la femme. Aussi, les désordres qui peuvent exister de ce côté amènent-ils avec eux des complications quelquefois assez graves. C'est ce qui expliquerait, à défaut d'autres causes, pourquoi les chlorotiques sont faibles et languissantes. Tout exercice leur est pénible. Elles vivent dans un état de langueur presque continuel. Leurs membres sont engourdis, et leur faiblesse les condamne souvent à un repos forcé. Il faut noter encore des douleurs dans le dos, la poitrine, les reins.

Le système nerveux participe quelquefois aux troubles des organes. Ainsi l'on observe des douleurs névralgiques plus ou moins intenses, des insomnies. La malade est triste, impatiente, irritable, et dans bien des cas, sans savoir elle-même à quelle cause rapporter ces dispositions.

Tels sont les principaux symptômes que l'on observe ordinairement dans la chlorose. Il va sans dire que, dans cette rapide esquisse, j'ai dû me borner à noter les principaux seulement, sans m'arrêter à des nuances plus ou moins accusées. D'autre part, il ne faut pas s'attendre à retrouver chez toutes les chlorotiques la série de symptômes que je

viens d'indiquer. Dans cette affection, comme dans une foule
d'autres, il y a des indices que le médecin seul peut remarquer; et dans les cas douteux, c'est, en dernière analyse,
à son expérience qu'il faut s'en rapporter.

A ce propos, je ne veux point passer sous silence une
forme particulière de la chlorose qui peut souvent rester
méconnue. Les jeunes filles qui en sont affectées ont toutes
les apparences de la plus brillante santé; souvent même on
remarque la fraîcheur de leur teint, ce qui éloigne l'idée
d'une affection que l'on désigne communément par le nom
de *pâles couleurs*. Cependant, ces jeunes filles sont languissantes, mal réglées, se fatiguent de rien, ont des digestions difficiles, etc. C'est seulement quand le médecin a
été appelé à donner son avis, que l'on sait ce qu'il en est.
On apprend alors, non sans étonnement, que la jeune malade est affectée de la *chlorose des forts*, ainsi nommée,
précisément parce qu'elle se présente particulièrement dans
les conditions que je viens d'indiquer.

La marche de la chlorose est essentiellement chronique.
La durée est indéterminée, en ce sens qu'il est assez difficile de dire combien de temps durerait une chlorose simple abandonnée à elle-même. Il est probable que, même
alors, elle n'amènerait pas une fâcheuse terminaison. Cependant il y a quelques exemples bien avérés de chloroses
ayant occasionné la mort; mais hâtons-nous de dire que
dans ces cas il y avait des complications dont il faut tenir
compte.

Au surplus, le traitement de la chlorose est si bien connu
et si universellement appliqué aujourd'hui, qu'en général
on peut considérer la guérison comme la règle. Ce n'est
qu'une question de temps. Mais ici il faut dire tout de suite

que ce temps est souvent long, et qu'il faut le compter par
mois et même quelquefois par années. C'est ce qui fait que
beaucoup de femmes ont tant de peine à se guérir. On leur
prescrit un traitement qui n'a rien de répugnant, qui est
facile à suivre dans toutes les conditions possibles. Cela va
bien pendant quelque temps; mais si après deux ou trois
semaines, un mois au plus, elles ne sont pas guéries, elles
laissent tout là, malgré quelques progrès obtenus, abusant
presque d'un mieux passager pour se soustraire à quelques
petites sujétions qui les ennuient. Cela va tant bien que
mal pendant quelque temps. Et puis un beau jour on les
voit revenir plus malades, plus difficiles à guérir qu'avant.
Il faut alors recommencer tout le traitement, et continuer
ainsi avec des alternatives qui n'amènent presque aucun
soulagement, ce qui se comprend trop facilement. Je soigne,
depuis sept années bientôt, une dame à laquelle j'avais
demandé six mois pour venir à bout d'une chlorose confirmée. Nous sommes moins avancés que le premier jour,
et je mets en fait que, pendant cette période, la malade a
fait plus de six mois du traitement que je lui avais prescrit. Mais elle l'a fait à bâtons rompus, ne s'y remettant
que quand elle ne pouvait plus faire autrement, conséquemment dans les plus détestables conditions. Il faut bien le
dire et le répéter, si les femmes sont sujettes à de longues et
douloureuses maladies, il y a bien quelquefois de leur faute.

La chlorose se montre dans la majorité des cas, chez les
jeunes filles, à l'époque de la puberté. Néanmoins on a
souvent occasion de la constater aussi chez des personnes
plus avancées en âge et chez des femmes mariées. Elle se
produit plus rarement dans l'âge mûr.

Parmi les causes qui peuvent la provoquer plus ou moins

directement, il faut signaler en première ligne une perte excessive de sang, que cette perte résulte d'une saignée, d'une application de sangsues ou d'une hémorrhagie quelconque. Je connais une dame de quarante-sept ans que je soigne depuis bientôt dix ans, et qui tout d'abord m'avait paru présenter des symptômes évidents de chlorose. J'appris en effet, en l'interrogeant, qu'à l'âge de seize ou dix-sept ans elle avait subi une perte considérable de sang par suite d'une application intempestive de sangsues.

Tout ce qui tend à débiliter d'une manière quelconque peut devenir une cause productive de chlorose. C'est ainsi que les longues privations, la nourriture insuffisante, l'habitation dans un lieu malsain, humide et mal aéré, les travaux excessifs, amènent, surtout chez les jeunes sujets, un état chlorotique d'autant plus difficile à guérir que les causes dont nous parlons ont agi pendant plus de temps.

La grossesse a, dans certains cas, une influence incontestable sur la production de cette affection ; mais il est juste de dire que, dans ce cas, le mal disparaît le plus souvent avec la cause temporaire qui l'a déterminé.

J'en dirai autant de certaines chloroses qui paraissent liées à la présence d'autres maladies, et qui cèdent pour ainsi dire spontanément, quand on a guéri l'affection morbide dont elles ne paraissent être qu'un épiphénomène.

Enfin, il y a certains états chlorotiques auxquels il est à peu près impossible d'assigner une cause positive. C'est dans ces circonstances que la question du traitement présente le plus d'ambiguités, et que la guérison s'obtient le plus difficilement.

Le traitement de la chlorose présente diverses indications, suivant les causes qui paraissent avoir déterminé l'affection. Chez les jeunes filles qui ont de la peine à se régler, on favorisera l'évolution menstruelle par tous les moyens appropriés, moyens indiqués ailleurs. De même, on s'efforcera de parer aux causes débilitantes engendrées par la misère, chez celles que les privations incessantes, un travail excessif, etc , affaiblissent journellement. Ce sont là des indications que chacun comprend facilement, mais que, il faut bien le dire, on ne pourra pas toujours remplir. Je n'insisterai donc point sur cette question.

D'autre part, il est bien entendu que, quand la chlorose dépendra d'une autre maladie, ce sera l'affaire du médecin de discerner la part que peut avoir cette maladie dans la production de l'affection chlorotique. A lui pareillement reviendra la tâche de porter remède à tout.

Mais dans les cas, d'ailleurs assez fréquents, où la chlorose se présente sans complications graves, le traitement sera facile. Il consiste à donner du fer sous toutes les formes possibles. Ainsi, la malade boira de l'eau ferrugineuse à ses repas avec le vin. En même temps, on lui fera prendre tous les jours deux à dix pilules ferrugineuses de Vallet, ou des pilules de Blaud. On les trouve toutes préparées dans les pharmacies. Du reste, les préparations ferrugineuses sont innombrables. Elles produisent généralement les meilleurs effets. Néanmoins, il est souvent nécessaire de tâter, pour ainsi dire, la susceptibilité de chaque malade pour les médicaments dont le fer forme la base. Telle préparation convient à l'une, qui ne peut être supportée par l'autre; en sorte que cela demande, dans certains cas, une observation attentive et assez longue. Les eaux minérales ferrugineuses naturelles sont aussi très avantageuses; et quand les malades le peuvent, je leur conseille une station plus ou moins longue à quelqu'une de ces eaux.

Il y a cependant des chlorotiques que le fer ne guérit pas, soit que la chlorose ne soit alors que le symptôme d'une autre affection, soit pour toute autre raison. Dans tous les cas, ce sera l'affaire du médecin de démêler ce qu'il conviendra de faire.

Le fer constipe ordinairement. Et si l'on veut bien se souvenir que la chlorose occasionne aussi la constipation, on songera à se tenir en garde contre ce grave inconvénient. A cet effet, je conseille d'unir au fer quelques lexatifs ou purgatifs, notamment la préparation suivante :

Pr. :   Poudre d'aloès..........⎱
        Poudre de gomme gutte..⎰ *ââ* 0,75
        Extrait d'absinthe........ Q. S.
           P. S. A. 20 pilules.

De 1 à 3 de temps en temps, suivant besoin.

De cette manière, on aura tous les avantages du fer sans les inconvénients.

Les homœopathes, sachant que la chlorose peut dépendre de beaucoup de causes différentes, et qu'elle présente un grand nombre de symptômes variables, mettent ici en usage un certain nombre de médicaments. Les principaux sont : *con.*, *puls.*, *sep.*, *sulf.*, *calc.*, *cocc.*, *chin.*, *ferr.*, *plat.*, *phosph.*, *plumb.*, etc. Chacun répond à une phase de la maladie ou à quelqu'une de ses manifestations.

Ici j'insiste tout particulièrement pour que, quelque médication qu'on emploie, on s'applique aussi à mettre en usage les préceptes d'une sage hygiène. Dans ces conditions, la chlorose deviendra une affection facile à guérir.

Obs. X. — *Chlorose et accidents nerveux chez une jeune fille de seize ans. — Traitement par l'homœopathie.— Guérison.*

Mlle P... appartient à une honorable famille. Elle a été formée à 14 ans, mais d'une manière peu régulière. Chez cette jeune personne, le système nerveux est très exalté, probablement, ainsi que j'ai pu l'apprendre, par suite de lectures faites en cachette, de concert avec une amie plus âgée qu'elle. Chaque époque amenait des souffrances assez aiguës, avec spasmes et vapeurs, le tout souvent accompagné de pleurs sans motifs; puis apparaissait un écoulement insuffisant de sang pâle et presque rosé. A la longue, une certaine mélancolie s'était emparé de cette jeune personne, qui se créait un grand nombre de chagrins imaginaires. Il arriva même que, après quelques contrariétés dont elle s'était exagéré l'importance, Mlle P... eut plusieurs attaques successives d'hystérie. Sa mère se détermina alors à me l'amener. La malade est une très pâle et cependant fort jolie personne, à physionomie intelligente et sympathique, mais évidemment un peu exaltée. Elle m'avoua qu'elle essayait de lutter contre ses fâcheuses tendances aux idées noires; mais que sentant tous les jours diminuer ses forces, elle avait perdu tout courage et toute énergie, et qu'alors, ne pouvant plus lutter, elle se laissait aller au courant. Mais elle se rendait bien compte de sa position, et me priait de lui venir en aide. La médication homœopathique me parut devoir produire ici d'excellents résultats. Je n'eus, en effet, qu'à m'applaudir d'avoir mis en usage les moyens qu'elle m'offrait. J'avais assuré à Mlle P... qu'elle guérirait. C'était bien, en effet, ma conviction. Cette assurance avait produit, sur ma malade, un excellent effet moral. Cependant, et tout en prenant les médicaments indiqués, je lui avais conseillé les distractions douces, la promenade au grand air et au soleil; et plus tard, dès que cela serait possible, de la gymnastique, afin de fatiguer le corps et de ne point laisser à l'imagination le loisir de trop travailler. En même temps, nourriture solide et fortifiante. Le traitement fut un peu long; car il fallut plus de cinq mois pour que la malade pût être considérée comme bien guérie. Mais, du moins, le résultat fut complet; car toutes les fonctions furent rétablies et régularisées, et la guérison ne s'est pas démentie depuis lors. Sans doute, Mlle P... ne pourra jamais changer sa nature, éminemment impressionnable. Mais elle n'est plus aucunement sous l'influence de cette mélancolie profonde, résultat évident du désordre des organes et des fonctions qui en dérivent naturellement.

RÉFLEXIONS. — On accuse quelquefois les médecins d'exagération, quand ils affirment que, chez la femme, l'appareil génital domine l'économie tout entière, en sorte que, quand cet appareil est en souffrance, tout l'organisme s'en ressent. Le fait que je viens de citer prouve une fois de plus que cette assertion est parfaitement vraie. L'état chlorotique était la cause première de tous les désordres observés chez notre jeune malade; et la meilleure preuve, c'est qu'à partir du moment où l'on a pu se rendre maître de la chlorose, les accidents qui en étaient la conséquence ont spontanément disparu, sans autre traitement.

OBS. XI. — *Chlorose chez une jeune fille de dix-sept ans. — Traitement rationnel. — Guérison.*

Mlle J..., élevée dans sa famille, entourée toujours de soins et de prévenances, n'a jamais souffert aucune privation. Au moment de la puberté, sa mère redoubla de sollicitude. La transformation s'opéra difficilement. Après le premier écoulement sanguin, qui apparut vers 15 ans 1/2, la jeune fille resta plusieurs mois sans rien voir, phénomène qui se renouvela à diverses reprises. Au bout d'une année, la fonction menstruelle n'était pas encore régulièrement établie. De plus, cette jeune personne qui jusqu'alors avait paru jouir d'une santé satisfaisante, perdit peu à peu ses fraîches couleurs, et sentit graduellement diminuer ses forces. Les digestions devinrent pénibles et difficiles. Lorsqu'arrivait le flux cataménial, le sang était peu abondant, pâle et décoloré. Il y eut plusieurs fois des flueurs blanches. Finalement, Mlle J... parut tomber en langueur. Les parents s'alarmèrent sérieusement et prêtèrent trop facilement l'oreille aux doléances malencontreuses de gens qui leur persuadèrent que leur fille était attaquée de la poitrine. Ils commirent même l'insigne maladresse de manifester leurs appréhensions devant leur enfant, à laquelle cette révélation porta un coup terrible. Toutefois, par suite d'une inexplicable aberration d'esprit, moins rare cependant qu'on ne pourrait le supposer, ils ne voulurent pas consulter de médecin, de peur de voir confirmer leurs sinistres pressentiments! Néanmoins, l'état de la malade empirant chaque jour, un proche parent mieux avisé parvint, non sans peine, à les faire changer de résolution. Je n'oublierai jamais l'angoisse des parents et de la jeune fille, quand je fus appelé la première fois à donner mes soins dans cette famille. Quand on m'eut bien mis au courant, j'examinai attentivement les organes, discutai les symptômes, et auscultai la poitrine. Enfin, je pus affirmer positivement que la malade n'était nullement poitrinaire, mais seulement affectée de chlorose, ou des pâles couleurs, affection très guérissable, d'ailleurs. Rarement j'ai vu pareil élan de joie. J'entrepris donc de soigner Mlle J... Je n'ai pas à exposer de nouveau ici le traitement de la chlorose. Les ferrugineux, une nourriture fortifiante, un peu de gymnastique, quelques promenades au soleil, tels furent les agents bien simples que je mis en usage. L'effet fut d'autant plus marqué, que l'influence morale aida beaucoup l'action des moyens médicaux. Cette jeune fille qui, quelques jours plus tôt, se croyait vouée à une mort certaine, reprit en peu de temps force et courage. Ce fut comme une résurrection. Six mois après avoir commencé son traitement, elle avait subi une si heureuse transformation, qu'elle eût été méconnaissable pour ceux qui l'avaient vue malade. La guérison était dès lors assurée; toutes les fonctions s'accomplissaient parfaitement. Afin de consolider la cure d'une manière définitive, j'envoyai ma jeune cliente passer aux bains de mer la saison d'été. Depuis ce temps (1863), la santé de Mlle J... n'a plus laissé rien à désirer.

RÉFLEXIONS. — Cette jeune fille était considérée comme poitrinaire par tous ceux qui l'entouraient. J'ai eu déjà occasion de dire combien il arrive souvent que l'on s'exagère la gravité du mal et que l'on s'alarme à tort dans des circonstances analogues. La guérison de ces prétendues poitrinaires est heureusement facile dans la plupart des cas. Mais que dire de la conduite des parents? Non-seulement ils laissent deviner à la malade leurs appréhensions, au risque de déterminer chez elle les plus graves complications, mais encore ils temporisent pour aller chercher du secours. Ils ne veulent pas voir le médecin; ils se refusent à eux-mêmes tout espoir de salut possible, le tout afin de ne pas voir confirmer leurs craintes. Cependant, ces parents sont convaincus qu'ils aiment sincèrement leur enfant. On se demande qu'elle eût été leur conduite, s'ils l'avaient haïe et s'ils avaient souhaité sa mort! De pareils faits n'ont pas besoin de commentaires. On ne les discute pas; il suffit de les signaler.

OBS. XII.— *Chlorose longtemps méconnue chez une jeune fille de dix-neuf ans. — Apparences de tempérament sanguin; médication débilitante.— Guérison par mon traitement.*

Mlle S... présentait toutes les apparences de la plus

brillante santé : embonpoint, teint frais et coloré, taille avantageuse, tout concourait à faire supposer qu'elle était douée d'une constitution robuste. Néanmoins, la moindre chose la fatiguait; elle ne pouvait monter un escalier, courir, ou simplement marcher pendant quelque temps, sans avoir des palpitations et des essoufflements. Les digestions se faisaient mal et l'appétit était presque nul. D'ailleurs, la menstruation se faisait mal : la jeune personne restait toujours six semaines au moins, et souvent deux à trois mois sans rien voir; et quand enfin les règles arrivaient, l'écoulement durait à peine vingt-quatre heures et se présentait dans des conditions d'insuffisance notoire. Aussi, la malade était sujette à de fréquents maux de tête et à des congestions. Une sage-femme, qui avait été consultée, n'hésita pas à déclarer que la jeune fille avait trop de sang; que c'était cela qui la gênait, qu'en la saignant on la débarrasserait de ce surcroît, et que cette opération faciliterait d'ailleurs la venue des règles. La jeune fille fut donc soumise, pendant plusieurs mois, au régime des saignées souvent répétées, et, ainsi qu'il arrive souvent, elle éprouva d'abord quelque soulagement. Mais bientôt les accidents reparurent avec une intensité nouvelle, et les choses en vinrent à un tel point, qu'on se décida à consulter enfin un médecin. Quand je vis Mlle S..., je me rendis facilement compte de l'erreur de la matrone. Celle-ci n'avait pas eu l'idée de soupçonner un état chlorotique chez une malade ayant de fraîches couleurs. Malheureusement, le traitement intempestif qu'on lui avait infligé n'était pas fait pour lui rendre des forces. Aussi, fut-il plus difficile d'obtenir la guérison. Je mis ici en usage ma méthode ordinaire de traitement, et je n'eus qu'à m'en louer. Mais je fus près de six mois avant de pouvoir constater un résultat satisfaisant. Ce ne fut guère qu'au bout d'une année que Mlle S... put être considérée comme guérie. Encore ai-je dû la maintenir depuis lors à l'usage du fer pendant cinq à six jours par mois.

RÉFLEXIONS. — Cette observation n'a rien de bien remarquable au point de vue du succès obtenu ; mais je tenais à la citer comme exemple de cette chlorose des forts, dont j'ai eu occasion de parler, et qui est pour tant de personnes une cause d'erreur. Si, dès le principe, les parents s'étaient adressés à un médecin expérimenté, celui-ci n'aurait pas méconnu la nature de la maladie ; la jeune fille n'aurait pas été soumise à un traitement qui, loin de la soulager, n'avait fait qu'aggraver sa position ; c'est pourquoi je fus obligé de la guérir, et de sa maladie, et du traitement qu'on lui avait fait subir.

III. — DE L'HYSTÉRIE.

Si j'aborde ici l'histoire de cette affection singulière, bizarre et si redoutée, c'est surtout dans le but de dissiper à cet égard des préjugés bien enracinés. On se fait de cette maladie les idées les plus fausses dans le monde ; la chose est même allée si loin, que maintenant c'est à peine si l'on ose avouer que l'on a dans sa famille une personne hystérique. L'hystérie est considérée comme une chose honteuse. Or, si l'on demande à ceux qui pensent ainsi le motif sur lequel ils basent leur opinion, on ne peut obtenir que quelques explications très vagues, d'où il semblerait résulter que l'hystérie est toujours la manifestation d'une nature dépravée, l'indice des passions inavouables.

On ne saurait trop le dire et le répéter, rien n'est moins justifié que cette manière de voir ; rien de plus faux que l'opinion qui règne généralement sur cette question. J'ajoute que, dans certains cas, cela peut avoir des conséquences déplorables. Il peut très bien se faire, et il est en effet arrivé que des femmes, et des plus honorables, en proie à des accidents hystériques, n'ont pas osé s'en ouvrir tout d'abord, soit aux personnes de leur famille, soit à leur médecin, tant est grande la force du préjugé! Il résulte de là que le mal peut faire des progrès plus ou moins grands; et quand on se décide enfin, ne pouvant plus faire autrement, à consulter l'homme de l'art, la guérison est bien plus difficile à obtenir.

Nous allons donc étudier un peu cette maladie, objet d'une si grande répulsion, et il y a lieu d'espérer qu'après avoir lu cette rapide esquisse, les personnes sans parti pris reconnaîtront qu'après tout il n'y a là rien qui justifie les folles terreurs et les pruderies intempestives que provoque le nom seul de cette affection purement nerveuse, et rien de plus.

Donner une bonne définition de l'hystérie n'est point chose facile, surtout si l'on se reporte à ce qu'en ont dit les différents auteurs qui nous ont précédé. Cette affection a été désignée sous les noms suivants : passion hystérique, spasmes, vapeurs, maux de nerfs, attaques de nerfs, mal de mère, névrose utérine, mélancolie nerveuse, etc., etc , suivant l'opinion que chacun se faisait de la maladie.

Pour nous, l'hystérie est une maladie nerveuse, se manifestant par des accès spasmodiques et convulsifs plus ou moins longs et fréquents. Ces accès ont pour caractères principaux un sentiment pénible de strangulation accompagné de la sensation d'une boule qui remonterait du ventre vers le cou. Dans quelques cas il se joint à ces symptômes une suspension des fonctions de l'intelligence et de la sensibilité.

Afin de mettre un peu d'ordre dans notre description,

nous étudierons les symptômes de la maladie au moment des attaques et pendant l'intervalle qui les sépare.

Attaque. — A part les cas dans lesquels une émotion subite, une surprise, une vive contrariété ont pu provoquer l'accès, il est rare qu'il se produise sans qu'il y ait eu quelques signes avant-coureurs que les malades ne connaissent que trop bien. Ainsi, dans un espace de temps qui varie de une demi-heure à plusieurs heures, un jour et même plus, la malade est triste, préoccupée, inquiète, en proie à des idées noires, à un malaise qu'elle ne peut définir et dont elle ne saurait dire la cause; ou bien, au contraire, elle est d'une gaîté exagérée sans plus de motifs. L'esprit est agité, l'humeur est inégale ; il y a des exaspérations continuelles. La patiente pleure ou rit sans savoir pourquoi ; elle éprouve le besoin de changer de place, de se remuer, de courir ; elle a des baillements interminables, des soupirs répétés, de violentes palpitations ; l'appétit est nul, ou au contraire exagéré et désordonné. Quelques-unes éprouvent une sensation singulière : il leur semble que leur tête grossit outre mesure et prend des proportions tellement gigantesques, que le cerveau va faire éclater le crâne. Il y a des malades chez lesquelles cette sensation est tellement accentuée qu'il leur faut aller se regarder devant un miroir, pour dissiper l'illusion. Dans certains cas le ventre est gonflé ou tendu. Pour peu que ces symptômes durent quelque temps, ils fatiguent outre mesure la malheureuse femme, et bientôt l'angoisse est telle, qu'à tout prix elle veut sortir de cet état, fût-ce même par une attaque. Il arrive alors de deux choses l'une: ou l'accès avorte, ou il a lieu. Dans le premier cas, les malades reviennent peu à peu à leur état normal ; ce cas est le plus rare. Ordinairement, au contraire, l'attaque a lieu, et présente des phénomènes qu'il est bon de connaître. Mais l'attaque ne se présente pas toujours avec le même appareil de symptômes, et elle offre quelques différences, suivant les sujets.

Dans la forme la plus grave de l'affection, les malades tombent souvent tout à coup en poussant des cris aigus ; leurs membres sont agités de mouvements irréguliers en tout sens ; tantôt elles se lèvent, tantôt elles se roulent, fléchissent et redressent leurs membres, et toujours avec une énergie et une force telles, que plusieurs personnes peuvent à peine les maintenir ou leur faire lâcher les objets auxquels elles se sont accrochées. La respiration est difficile et laborieuse ; chaque inspiration est faite avec effort, comme si la malade avait été privée d'air pendant long-temps ; dans les cas les plus violents, elle est sifflante ou bien stertoreuse, c'est-à-dire ressemblant assez au ronfle-ment. Quelquefois il y a perte de connaissance et de sen-timent. Dans d'autres cas, au contraire, la sensibilité est exaltée à un tel point que le moindre attouchement paraît provoquer de vives douleurs. En même temps, les malades éprouvent, sinon toujours, au moins dans le plus grand nombre de cas, la sensation d'un corps étranger affectant à peu près la forme d'une boule, qui remonterait de l'estomac ou du ventre le long du cou jusque dans la gorge, déter-minant un sentiment de suffocation et d'étranglement. Aussi les malades portent souvent la main à cet endroit, comme pour en écarter l'objet qui provoque cette constric-tion douloureuse. On a donné à ce symptôme le nom de *boule hystérique.* Les yeux sont ordinairement fermés, quelquefois entr'ouverts, mais, en tout cas, presque toujours agités d'un tremblement convulsif. Souvent les mâchoires sont serrées; les narines sont largement ouvertes, la tête renversée en arrière. La voix est rauque, la parole difficile et entrecoupée; les malades profèrent des cris plaintifs qui, parfois, ressemblent au hurlement du loup ou à l'aboiement du chien.

On a signalé dans certains cas, d'ailleurs assez rares, des phénomènes bizarres du côté des organes génitaux. La malade projette le corps en avant et exécute certains mouvements du tronc qui semblent indiquer des désirs vénériens. C'est à cette forme d'hystérie qu'on avait donné autrefois le nom de libidineuse, bien qu'après tout, rien n'ait jamais pu justifier complètement cette dénomination. Car on ne saurait tirer aucune conclusion motivée de la vue de mouvements de ce genre chez une femme qui, le plus souvent, n'a pas l'usage entier de ses facultés intellectuelles et agit d'une manière automatique. Ce sont quelques observations de ce genre qui, mal comprises ou interprétées, ont servi de point de départ à l'opinion trop généralement accréditée aujourd'hui sur la nature de l'hystérie.

Au milieu de tous ces symptômes, le pouls est tantôt petit et accéléré, tantôt irrégulier et même intermittant. Mais il n'y a aucun indice de fièvre.

Certaines malades conservent plus ou moins intégralement leur connaissance; elles voient et surtout entendent parfaitement ce qui se passe autour d'elles, et peuvent ensuite en rendre compte. Chez d'autres, au contraire, il y a perte complète de connaissance, et ces malades, tout le temps que dure la crise, cessent d'être en rapport avec le monde extérieur. Mais, comme il n'est pas toujours facile de savoir à quoi s'en tenir à cet égard, on recommande expressément de ne jamais rien dire ni faire en leur présence qui puisse les contrister.

La durée de l'attaque est très variable. Dans les cas les plus heureux, tout est fini en quelques minutes. Mais le plus souvent il n'en est pas ainsi, et l'on a vu des accès durer plusieurs heures et même plusieurs jours. Dans ces cas, les accidents ne conservent pas toujours la même intensité; les malades ont quelques instants de répit pendant lesquels les cris et les mouvements convulsifs cessent, mais sans que la malade recouvre l'usage entier de la parole ou de l'entendement. Bientôt, d'ailleurs, les mêmes symptômes se reproduisent de nouveau, et ce n'est ordinairement qu'après une série de deux ou trois jusqu'à cinquante ou soixante attaques successives que la crise arrive à se terminer définitivement. Du reste, les malades elles-mêmes s'y trompent rarement, et en général elles distinguent fort bien les simples rémissions du repos définitif qui succède au dernier paroxysme. Ainsi, quand les moments de répit sont longs, les malades peuvent reprendre connaissance et parler. Mais elles restent inquiètes, agacées, tourmentées; elles éprouvent dans les membres des tiraillements et un malaise qui annoncent de nouvelles convulsions. Chez quelques-unes, il existe en outre une douleur vive, assez semblable à celle que produirait l'introduction d'un instrument qui percerait petit à petit les tissus. Cette douleur, que l'on a nommée térébrante, est ordinairement circonscrite dans un point peu étendu de la tête ou d'une autre partie du corps. On lui a donné le nom de *clou hystérique*.

La fin de l'attaque s'annonce ordinairement par une

explosion de pleurs et de sanglots, ou par des éclats de rire incoërcibles, ou enfin par ces deux choses alternativement. En même temps, les malades rendent une grande quantité d'urine claire, presque aussi limpide que de l'eau. En général, ces phénomènes ne se remarquent pas dans les simples rémissions.

Si l'attaque n'a pas été forte, quelques heures suffisent à la malade pour revenir à son état de santé habituel; mais pour les accès violents, il faut plusieurs jours avant que l'équilibre se rétablisse. Pendant un espace de temps variable après l'accès, la malade reste dans un état d'abattement assez grand. — L'attaque laisse parfois des traces profondes, telles que la paralysie d'un ou plusieurs membres, de la vessie, etc., symptômes qui persévèrent quelques heures ou plusieurs jours.

Tels sont les principaux phénomènes que l'on observe ordinairement chez les hystériques au moment des crises. Toutefois, il ne faudrait pas se persuader que, dans toute attaque d'hystérie, on retrouvera toujours et nécessairement tous ces symptômes réunis; ce serait se faire une idée très fausse de la maladie. Tel symptôme, accusé et saillant chez une malade, ne se retrouvera pas chez une autre. Et l'on comprendra qu'il ne saurait en être autrement, si l'on veut bien remarquer que rien n'est plus variable que ce qui tient aux affections du système nerveux.

Les attaques d'hystérie se présentent à des intervalles variables et qui n'ont rien de régulier. Il y a des malades qui ont un accès tous les jours, et même plusieurs fois dans la même journée; chez d'autres, ils sont plus rares et n'ont lieu que trois ou quatre fois dans le mois, ou même encore moins souvent; si bien que, chez certaines hystériques, il peut se passer plusieurs mois sans que le mal manifeste sa présence. Ce sont les cas les plus heureux ; cela s'observe pareillement lorsque la maladie a de la tendance à s'amender ou à disparaître.

Quand les attaques se reproduisent fréquemment, c'est-à-dire une ou plusieurs fois par semaine, les femmes restent dans un état de souffrance habituelle. Elles sont abattues, tristes, agitées ; leur caractère est maussade ; leurs facultés intellectuelles sont affaiblies, souvent d'une manière notable. Elles éprouvent fréquemment des vertiges, des bourdonnements ; elles sont sujettes à des étouffements, des suffocations, des besoins insatiables de respirer, des bâillements. Si les choses demeurent longtemps en cet état, la nutrition finit par s'altérer, les organes digestifs participant au malaise déterminé par l'ébranlement nerveux. Dès lors, la santé générale, qui ordinairement n'est pas sérieusement compromise par l'hystérie, commence à se trouver menacée. Et si la maladie dure longtemps, un certain nombre d'années, dix ou quinze ans par exemple, elle peut occasionner des désordres graves.

Mais quand les attaques d'hystérie sont rares et séparées par de longs intervalles, si surtout la maladie ne date pas d'une époque déjà ancienne, les malades se rétablissent bien vite et peuvent, dans l'intervalle des attaques, offrir toutes les apparences de la plus brillante santé. Il faut reconnaître, cependant, que ces personnes sont plus impressionnables que d'autres, très accessibles à toute espèce de sensation, passant rapidement de la joie à la tristesse, et réciproquement.

Je ne veux point passer outre sans signaler un fait qui

reste quelquefois inaperçu, faute d'une observation suffi-samment suivie. Il y a des femmes qui sont parfaitement hystériques, et chez lesquelles cependant la présence de cette affection n'a jamais été soupçonnée, parce qu'il n'y a jamais eu d'attaque convulsive, ou, comme disent les gens du monde, de crise de nerfs. Mais le mal n'existe pas moins; et s'il n'y a pas eu de manifestation extérieure, cela peut tenir à diverses causes dont l'influence se fera sentir pendant un temps plus ou moins long, sans que l'on puisse ni doive espérer qu'il en sera toujours de même; en sorte qu'il arrive un moment où, soit que le mal ait fait des progrès, soit que la volonté devienne impuissante à le maîtriser, la crise éclate tout à coup pour le moindre motif. Je sais, pour mon compte, quelques femmes ou jeunes filles qui sont évidemment pour moi dans ce cas, et chez lesquelles on est bien loin de soupçonner pareille chose. Hâtons-nous cependant de dire que, chez la géné-ralité des femmes qui sont ainsi hystériques sans le savoir, la crise ou l'attaque n'est pas nécessairement le résultat de l'affection. La maladie peut très bien se terminer sans fâcheuse manifestation, comme nous avons vu que des accès isolés pouvaient avorter. Cela arrive surtout quand les causes qui entretiennent l'irritation du système ner-veux viennent à disparaître.

Chez les hystériques, la menstruation est quelquefois difficile et irrégulière. Toutefois, à moins de complica-tions, cette fonction n'offre pas de désordres notables, et les femmes peuvent parfaitement devenir enceintes; la grossesse et l'accouchement ne sont nullement empêchés chez elles. Seulement il va de soi que, dans les cas de ce genre, on doit prendre de sages précautions et user des plus grands ménagements. Une attaque d'hystérie **chez** une femme enceinte peut provoquer un avortement. **Cela, heureusement,** n'arrive pas toujours. Mais il suffit que cela soit possible pour que l'on doive toujours se tenir en garde.

La durée de l'hystérie est des plus variables. Chez certaines femmes elle persévère pendant toute la vie; chez d'autres, il n'y a que quelques attaques. Après quoi la maladie disparaît, soit spontanément, soit sous l'influence d'un traitement approprié, soit par cessation de la cause qui provoquait les crises. L'hystérie est, en effet, une affection que l'on peut guérir, à moins cependant qu'il n'y ait quelque complication. La plus fâcheuse, la plus irrémédiable, la plus terrible, c'est l'épilepsie. Heureusement, cela n'arrive que rarement, et seulement chez les femmes depuis longtemps malades, peu ou point soignées, assujetties à de nombreuses privations.

Quant à l'hystérie simple, elle n'est nullement dangereuse, en ce sens qu'elle ne compromet point l'existence ; car il n'y a guère d'exemple bien avéré d'hystérie ayant occasionné la mort. — Mais, néanmoins, c'est une affection incommode, désagréable, pénible, que l'on ne guérit pas toujours facilement, surtout tant que subsiste la cause qui l'a produite. Toutefois, il est plus facile de se rendre maître du mal quand il est récent; et cette remarque s'applique à toutes les affections du système nerveux. L'affection hystérique datant d'une époque éloignée devra donc être considérée comme plus grave que celle qui est moins ancienne.

En présence d'un mal si pénible et si redouté, on s'est demandé bien souvent à quelles causes on devait l'attribuer. Cette question est des plus importantes, car si l'on connaît bien la cause du mal, il deviendra beaucoup plus facile d'y apporter remède. Voyons donc sommairement comment l'on y a répondu.

L'influence de l'âge doit être notée. Il est certain, en effet, que l'hystérie est inconnue dans la première enfance. C'est de 15 à 20 ans, puis de 20 à 25 qu'on paraît l'avoir observée le plus fréquemment. Mais ici il est important de remarquer que c'est pendant cette période que la jeune fille se forme et devient femme. Il est incontestable que les changements qui s'opèrent alors, et au physique et au moral, peuvent avoir une grande influence sur la production de la maladie. A partir de 35 ans, elle devient fort rare et diminue rapidement de fréquence. C'est à peine si l'on peut citer quelques exemples dans la période de 40 à 45 ans, à part quelquefois cependant le moment de l'âge critique. Mais, dans ces circonstances, le mal disparaît ordinairement seul, en même temps que la cause qui l'a provoqué.

Dire que le tempérament nerveux prédispose à l'hystérie, c'est presque exprimer une vérité banale. Et cependant cela est loin d'être toujours exact. J'ai vu, pour mon compte, des accès d'hystérie chez trois femmes parfaitement lymphatiques.

On a parlé du séjour des villes où l'hystérie, toute proportion gardée, se remarque bien plus souvent qu'à la campagne. Mais il faut bien remarquer ici que c'est moins l'habitation de la ville qui provoque les manifestations hystériques que le genre de vie qu'on y mène. C'est qu'en effet on trouve là tout ce qui peut surexciter le système nerveux, notamment la culture des beaux-arts, surtout de la musique, la lecture des romans, le théâtre, les veilles,

les fatigues occasionnées par une vie irrégulière, toutes choses auxquelles ne sont pas généralement assujetties les femmes qui habitent la campagne et qui ont en outre le privilége de respirer un air plus pur. Remarquons aussi que chez les jeunes filles d'une certaine condition, on exige, maintenant surtout, une éducation très étendue. Il leur faut faire des études très sérieuses, souvent prématurées ; et, sans aucun doute, ces efforts fatigants pour l'intelligence ont pu, dans quelques cas, prédisposer à l'affection hystérique.

J'en dirai autant des affections morales, des chagrins, des peines de cœur, quelle qu'en soit la cause ou l'objet.

Si l'on considère les causes que je viens d'énumérer, il paraît bien probable que chacune d'elles, prise isolément, ne sera pas suffisante pour rendre une femme hystérique; cela est vrai, même dans le cas où quelques-unes de ces causes se trouveraient réunies chez le même sujet. Tout cela ne constitue que des prédispositions, fâcheuses certainement, mais rien de plus. Seulement, ceci doit être un avertissement pour les parents; quand une jeune fille ou une jeune femme présente tout ou partie des conditions que j'ai indiquées, on doit agir à son égard avec plus de ménagements qu'avec d'autres. Car, pour me servir d'une expression bien connue, il ne faudra quelquefois qu'une étincelle pour mettre le feu aux poudres. — On devra donc, autant que faire se pourra, soustraire ces personnes à l'action des causes que l'on nomme déterminantes, que nous allons maintenant étudier.

Parmi celles-ci il faut mettre en première ligne les émotions morales de toute espèce, surtout lorsqu'elles sont subites et inattendues, par exemple l'annonce intempestive d'une nouvelle, même bonne, à plus forte raison si elle est mauvaise; j'en dirai autant des accès de colère, des transports de joie, etc. Il n'en faut pas plus quelquefois chez les femmes, prédisposées d'ailleurs, pour occasionner une attaque.

Il en serait de même dans le cas où une personne, chez laquelle existeraient pareillement des prédispositions, verrait une autre femme avoir sous ses yeux une attaque d'hystérie. Le fait s'est présenté. Seulement on a voulu voir dans ces circonstances une certaine tendance, une manie d'imitation, tandis qu'au contraire il eût été bien plus simple d'y voir ce qui était réellement, c'est-à-dire l'effet de l'émotion, de la frayeur causée par la vue de la crise chez une autre.

Il y a des femmes chez lesquelles l'éruption des règles étant très difficile, quelquefois nulle ou peu s'en faut, il se produit aux époques menstruelles des accès hystériformes. Ici, l'influence des désordres de la menstruation est d'autant plus évidente que généralement les attaques n'ont lieu qu'aux époques précitées; et de plus, quand on parvient à guérir la femme de l'aménorrhée et que le cours normal des règles s'est rétabli, on voit cesser en même temps les accidents nerveux.

Dans quelques circonstances, l'hystérie résulte d'une lésion matérielle de l'utérus, ou d'un trouble nerveux de cet organe. J'ai constaté moi-même des lésions de cette nature et observé nombre de fois des symptômes qui donnent raison à cette opinion. Et ce qui la confirme encore c'est que dans ces cas comme dans ceux relatifs aux troubles de la menstruation, quand la guérison de l'affection utérine est obtenue, l'hystérie ne se reproduit plus.

On le voit donc : bien des causes et des plus diverses peuvent concourir à la production de l'hystérie. Mais il en est une dont je n'ai point encore parlé, bien qu'elle soit généralement admise : je veux dire l'excitation du sens génésique chez la femme. Il importe beaucoup de ne pas confondre cette sensation avec celle qui résulte souvent chez des jeunes filles, d'ailleurs parfaitement innocentes, d'une inclination contrariée, d'un amour sans espoir. Certaines affections hystériques n'ont pas d'autre cause, et cependant ici l'on ne saurait accorder aucune influence à l'action des organes génitaux. Il se passe alors quelque chose d'analogue à ce que l'on constate chez toutes les natures impressionnables. La crise hystérique est provoquée par une vive contrariété, rien de plus. Mais, aux yeux de beaucoup de personnes, l'hystérie n'a pas d'autre cause que des désirs libidineux mal contenus et qui finissent par faire explosion en donnant lieu à de honteuses manifestations. C'est là un thème tout fait et sans variations. On a entendu dire cela, et l'on se hâte de le répéter, sans se donner la peine d'examiner ce qu'il peut y avoir en tout ceci de vrai ou de faux, de probable ou d'improbable. Et voilà comment on écrit l'histoire! Pour ces observateurs trop superficiels, les attaques d'hystérie ne seraient autre chose que des accès de fureur érotique et la preuve d'une nature lubrique et dépravée. Ainsi s'explique le sentiment de répulsion qui s'attache au seul nom de cette triste et affligeante maladie.

Pour peu qu'on ait bien voulu me suivre jusqu'ici dans cette étude, on sera déjà porté, je l'espère, à soupçonner qu'il pourrait bien y avoir au moins de l'exagération dans l'opinion généralement reçue. Nous avons vu en effet que bien des causes, et des plus avouables, pouvaient préparer, provoquer l'hystérie. Or, s'il en est ainsi, il est bien évident que, dans tous les cas dont je parle, on ne verra dans cette affection rien de particulièrement blâmable, rien qui justifie la répulsion générale. Tout au plus ceux qui rient de tout pourront trouver que ces dames ont leurs nerfs et sont bien petites maîtresses. Mais ce ne serait là que du ridicule, rien de plus. Et encore si ces personnes avaient eu dans leur vie un ou deux spasmes nerveux, elles parleraient fort probablement d'une manière différente. — Mais je vais plus loin, et si je suis obligé de traiter cette question délicate, je tâcherai de le faire avec toute la réserve possible. Il est certain que chaque nature de femme a une organisation particulière. Si quelques-unes sont indifférentes et froides, il en est d'autres, au contraire, qui sont très impressionnables, surexcitables, celles, en un mot, que l'on appelle des femmes à tempérament. Or, je le demande ici : de quel droit ira-t-on leur reprocher leur organisation? Au fond, où est donc le mal? Après tout, ces femmes remplissent mieux que d'autres le but de la nature; et je prétends que si, ce qui n'est pas, les unes avaient le droit d'humilier les autres, ce droit incomberait plutôt à celles dont la constitution robuste est un gage rarement trompeur d'une riche nature. Ce sont là d'incontestables vérités, et toutes les fausses pruderies, toutes les pudeurs effarouchées du monde n'empêcheront pas qu'il en soit ainsi. Il serait temps, j'imagine, d'en finir avec cette perpétuelle comédie et cette affectation d'ascétisme bigot qui ne signifie rien, et de rendre à la femme son véritable rôle, c'est-à-dire d'honorer et de respecter en elle la mère de famille avec tous ses attributs. Il faut laisser les vieilles filles exaspérées crier au scandale lorsque, dans une attaque d'hystérie, il arrivera, une fois sur mille peut-être, qu'une malheureuse femme, qui n'a pas conscience de ses actes, laisse quelquefois deviner et le plus souvent supposer sans preuves bien positives, que l'excitation génésique est pour quelque chose dans son état. Et au lieu de se livrer à d'hypocrites récriminations, on ferait bien mieux de porter secours à l'infortunée qui se débat dans son paroxysme. Oui, il faut le reconnaître, parce que l'on se doit toujours à la vérité, oui, il arrive quelquefois, très rarement, je l'ai dit, que, dans une attaque d'hystérie, il se produise certains phénomènes qui indiquent une grande excitation du sens génésique. Mais il faut remarquer que, même dans ces cas, l'accès a été provoqué presque toujours par une tout autre cause, en sorte que les symptômes dont je parle ici sont complètement accessoires et secondaires. Au surplus, et quoi qu'il en soit, je conseillerai toujours, avant de jeter la pierre à ces pauvres femmes, de lire les quelques lignes qui précèdent.

Cependant, il serait puéril de nier que malheureusement, et à la honte du sexe que nous respectons, il se trouve des créatures qui ne méritent plus le nom de femmes, et qui, joignant l'impudeur à la lubricité, feraient rougir les hommes, généralement cependant assez peu impressionnables sous ce rapport. Mais ces êtres dégradés ne sont pas des hystériques. Leur maladie porte un tout autre nom. Nous n'avons pas à nous en occuper ici.

Après avoir décrit ce qui a trait aux symptômes et aux causes de l'hystérie, nous allons maintenant aborder la question du traitement.

Ainsi que je l'ai dit déjà, cette maladie est loin d'être

incurable. Mais elle se présente dans des conditions si différentes, suivant l'âge, le tempérament du sujet, suivant le milieu ordinaire dans lequel vit la femme, suivant que les causes qui ont produit le mal agissent avec une plus ou moins grande intensité, que véritablement il devient fort difficile d'indiquer, même approximativement, dans un ouvrage de la nature de celui-ci, un traitement qui présente des garanties incontestables d'efficacité. Car ce qui sera excellent dans un cas donné ne vaudra rien dans un autre, et réciproquement. C'est surtout dans les affections comme celle-ci qu'il importe d'avoir recours aux conseils d'un médecin éclairé. — Ces réserves faites, je dirai sommairement quels sont les moyens qu'il convient le plus généralement d'opposer aux affections hystériformes.

Ces moyens sont de deux sortes. Les uns, destinés à prévenir les attaques d'hystérie, constituent le traitement préventif; les autres, employés dans le but de guérir la maladie, composent le traitement curatif.

Le traitement préventif répond à l'indication suivante : mettre les malades dans de bonnes conditions d'hygiène, et les soustraire autant que possible à l'action des causes qui pourraient déterminer des accès.

Tout d'abord, on éloignera ce qui pourrait exciter le système nerveux ou exalter l'imagination. On proscrira donc la musique, les représentations théâtrales, la lecture de romans passionnés. En même temps, il faudra donner aux femmes des occupations multipliées, tout en veillant à ce que cela n'engendre pas une trop grande contention d'esprit. Des promenades fréquentes, l'exercice poussé jusqu'à la fatigue, l'usage de la gymnastique, auront de grands avantages; car on arrive ainsi à distraire l'esprit de ses préoccupations en même temps que l'on raffermit la constitution. Il est très important de ne pas rester trop longtemps au lit, de ne prendre que le repos strictement nécessaire, afin que, pendant ce temps, l'imagination ne travaille pas. La nourriture sera saine et convenable ; mais il est très recommandé d'éloigner, autant que possible, les substances excitantes : le thé, le café, les alcooliques, etc. On fera de même si la malade éprouve de la répugnance pour certains mets, ou les digère difficilement. Il est à peine besoin d'ajouter que l'on devra éviter, autant que possible, toutes les émotions vives, les contrariétés, les frayeurs, etc.

Pour certains médecins, le mariage est dans beaucoup de cas un des meilleurs moyens que l'on puisse apporter à l'hystérie. Cette opinion mérite d'être discutée, parce que tous ceux qui la partagent sont loin de s'appuyer sur les mêmes raisons. En effet, les uns, et ce sont peut-être les moins nombreux, imbus encore des anciennes idées, sont persuadés que l'hystérie étant presque toujours le résultat de désirs inassouvis, ce qu'il y a de mieux à faire pour la guérir, c'est de satisfaire ces désirs, d'ailleurs fort légitimes. D'autres, pour lesquels l'hystérie est le plus souvent le résultat de quelque lésion de l'utérus, estiment que dans bien des cas le mariage pourra modifier heureusement cet état de choses ou permettre d'y porter remède ; alors l'hystérie se trouverait guérie par là même. Nous avons vu en effet que, lorsque cette maladie est la conséquence de quelque affection utérine, elle disparaît quand l'utérus est guéri. — Les derniers, enfin, qui pensent que l'hystérie a souvent pour cause première et pour point de départ quelque chagrin secret, quelque peine de cœur, quelquefois un amour contrarié, ceux-là supposent que le meilleur moyen pour ramener le calme, la tranquillité, le bonheur, et conséquemment la santé, c'est d'acquiescer, en tant que faire se peut, aux vœux de la jeune malade.

Chacun des sentiments que je viens d'énumérer a pour lui de graves autorités, et ceux qui sont partisans de l'un ou de l'autre donnent d'excellentes raisons en faveur de leur manière de voir. Je ne les suivrai pas sur le terrain de la discussion. Je dirai seulement qu'il ne saurait y avoir rien d'absolu dans des choses de ce genre, et qu'en réalité il a très bien pu se présenter en pratique des cas qui donnent raison à l'un ou à l'autre.

Quoi qu'il en soit, il faut être extrêmement prudent relativement à cette grave question du mariage chez les hystériques. S'il est vrai que quelquefois on en a retiré de très bons effets, il faut reconnaître aussi que, dans d'autres circonstances, on s'en est fort mal trouvé, et que même on a vu les attaques redoubler de fréquence et d'intensité après des unions sans doute mal assorties. On devra donc, avant tout, chercher à connaître les goûts, les désirs, les aspirations de la malade, étudier attentivement son caractère et sa nature, afin de ne pas s'exposer à faire fausse route et à produire un plus grand mal en croyant bien faire; n'agir jamais avec une trop grande précipitation, et se souvenir que le bien-être que l'on cherche pour la personne menacée résultera moins des actes matériels du mariage que d'un changement d'état qui procure à l'esprit et au cœur tout le calme et la satisfaction désirables. Ce n'est donc pas à la légère que l'on devra conseiller le mariage. Mais en même temps, il faut bien se souvenir que ce conseil n'a rien que de très moral, et ne pas se laisser arrêter par des considérations de pudeur mal entendue. Quelle que soit l'opinion que l'on adopte sur cette question, il est certain, et des faits bien démontrés le prouvent, que le mariage a eu, dans bon nombre de cas, une utilité incontestable. Il est à peine nécessaire d'ajouter que cela doit s'entendre des jeunes filles et des veuves pour lesquelles les règles à suivre sont à peu près les mêmes. J'ai été consulté plusieurs fois relativement à des questions de cette nature. J'ai constamment conformé mes réponses aux indications que je viens de donner ; et j'ai eu la satisfaction de voir que les malades s'en étaient toujours bien trouvées.

Mais si, malgré tous ces soins, on ne peut parvenir à prévenir la maladie, et que des attaques aient lieu, il faudra recourir au traitement curatif.

La première chose à faire quand on arrive près d'une femme en proie au spasme hystérique, c'est de la placer de manière à ce qu'elle ne puisse se blesser. Autant que possible, on la mettra sur un matelas par terre, position dans laquelle il sera plus facile de la maintenir que sur un lit élevé. On éloignera d'elle tous les objets susceptibles de la blesser. Il faudra aussi la débarrasser des vêtements qui pourraient gêner ses mouvements, ou la comprimer. En même temps, on favorisera l'entrée d'un air frais dans l'appartement. Si, après avoir pris ces précautions, on voit la crise se prolonger, on mettra en usage quelques anti-spasmodiques, et en particulier l'éther, que l'on cherchera à faire respirer à la malade ; on fera bien aussi de lui en donner quelques gouttes à prendre, soit sur un morceau de sucre, soit dans un verre d'eau. Dans certains cas, des lavements d'eau froide, surtout glacée, ont calmé instantanément des attaques d'hystérie. Il en a été de même des affusions d'eau froide et de bains frais dans lesquels on plongeait les malades. Ces moyens, qui sont bons et qui ont produit d'heureux résultats, ne sont cependant pas infaillibles.

Si l'accès se prolonge, que la face soit congestionnée et la respiration embarrassée, il pourra devenir très utile de faire affluer le sang aux extrémités inférieures à l'aide de sinapismes ou de linges imbibés d'eau très chaude. Toutefois, à moins de nécessité évidente, il sera généralement mieux d'attendre l'arrivée du médecin avant d'en arriver là.

Dans bon nombre de cas, l'accès abandonné à lui-même se termine naturellement, sans qu'il soit besoin de faire autre chose que de mettre en pratique les quelques précautions signalées plus haut.

Ce n'est pas tout de se rendre maître des attaques d'hystérie, il importe encore d'en empêcher le retour. En d'autres termes, il faudrait arriver à guérir l'hystérie. Pour atteindre ce but, il importe, avant tout, de se bien rendre compte de la cause du mal. Celle-ci étant connue, on essaiera de la combattre ; et du succès obtenu ainsi dépendra la cure de la maladie symptomatique ; c'est ainsi que nous avons déjà dit qu'en guérissant les lésions utérines dont dépend quelquefois l'hystérie, on guérit en même temps cette affection nerveuse. Mais ceci est du domaine de la médecine proprement dite, et je ne saurais entrer ici dans des détails qui seraient peut-être peu compris. — La guérison radicale de l'hystérie sera l'affaire du médecin, et lui seul pourra amener à bien une entreprise aussi difficile.

Je ne quitterai cependant pas ce sujet sans dire tout ce que l'homœopathie peut rendre de services dans la maladie dont nous nous occupons ici. C'est principalement, en effet, dans les affections nerveuses que cette médication donne les meilleurs résultats. Je ne puis entrer ici dans le détail du traitement homœopathique de l'hystérie, j'indiquerai seulement les principaux médicaments employés en pareil cas; ce sont : *ign.*, *puls.*, *aur.*, *calc.*, *plat.*

J'ai conservé dans mes notes plusieurs observations relatives à des femmes hystériques. Ces observations, recueillies dans les hôpitaux ou dans ma pratique particulière, présentent un certain intérêt, surtout au point de vue des causes qui ont engendré la maladie. Je ne puis résister au désir de rapporter tout au long les deux qui suivent. Elles me sont personnelles, et contiennent plus d'un utile enseignement.

Obs. XIII. — *Trente-quatre ans.* — *Quatre enfants.* — *Accès fréquents d'hystérie; cause longtemps méconnue. — Ulcération de matrice guérie par mon traitement. — Disparition consécutive des accidents nerveux.*

Mme R...., femme d'un officier ministériel, se présente un jour à ma consultation, et m'expose que, mariée à 20 ans, elle a eu quatre enfants, dont le dernier est alors âgé de 3 ans. Elle n'a jamais fait de maladie grave, a toujours joui d'une très bonne santé; ses couches ont constamment eu lieu dans les meilleures conditions. Enfin, elle est très heureuse dans son intérieur, et n'a rien à désirer. Cependant, depuis plus de deux ans, son caractère a subi des modifications dont elle-même se rend parfaitement compte , sans pouvoir cependant assigner aucune cause à ce changement. D'une humeur autrefois toujours égale, elle est maintenant irritable, et souvent, avoue-t-elle, profondément injuste pour les personnes qui l'entourent et qui ont à souffrir journellement de sa nature atrabilaire. Enfin, et c'est là ce qui l'inquiète le plus, elle a eu depuis six mois quatre attaques de nerfs qui, d'après les détails qu'elle me donne et les explications dans lesquelles nous entrons, ne sont pas autre chose que des accès d'hystérie parfaitement caractérisés. Je dis à cette dame que rien de tout ce qu'elle m'avait révélé ne donnant l'explication de son état morbide, il devait y avoir quelque lésion, quelque désordre du côté des organes génitaux. L'examen auquel je me livrai confirma ces prévisions. Mme R... avait une ulcération de matrice, pour le traitement de laquelle j'employai avec succès les cautérisations et l'hydrothérapie, suivant la méthode que j'expose dans ce livre. Je fus assez heureux pour pouvoir obtenir une guérison complète en moins de quatre mois. Je ne m'étais aucunement préoccupé des accidents nerveux, convaincu qu'ils s'amenderaient en même temps que l'affection de matrice tendrait à disparaître. Ce fut en effet ce qui arriva. Avant même que la guérison de l'ulcération fût complète, le caractère de la malade avait repris son égalité première, et le système nerveux avait perdu son irritabilité. Une seule attaque d'hystérie avait eu lieu, deux jours après le commencement du traitement; et la malade, qui m'avait fait appeler, m'avoua plus tard que, très probablement, il fallait attribuer cet accès à l'émotion que lui avait causée le premier examen auquel il lui avait fallu se soumettre! Mais depuis lors (1864), tout a bien marché, et la malade, qui n'a plus rien éprouvé du côté du système nerveux, ne s'est jamais mieux portée.

RÉFLEXIONS. — Cette observation montre toute l'importance du rôle que joue la matrice dans l'économie de la femme. Dès que cet organe est malade, il est bien rare que la santé générale ne soit pas ébranlée.

Il importe de se rendre bien compte de la cause première de ces désordres, afin de pouvoir y parer. Mais
pour obtenir cet important résultat, il faut pouvoir
examiner les organes, chose à laquelle répugnent bien
des femmes. Cependant, leur santé est souvent à ce
prix. Ici, par exemple, on n'aurait jamais pu guérir la
malade si elle ne s'était pas prêtée à cet examen indispensable. Et la preuve que l'ulcération était la cause
de tous les désordres, c'est que les accidents nerveux
disparurent dès que cette ulcération fut en voie de
guérison.

OBS. XIV. — *Vingt-deux ans. — Santé parfaite jusqu'alors. — Hystérie avec accès convulsifs. — Guérison momentanée dans des conditions pouvant induire
en erreur sur la cause du mal. — Rechute inopinée.
— Guérison définitive.*

Mlle Louise B..., jouissant d'une excellente santé, réglée depuis l'âge de quinze ans et demi sans indisposition ni interruption, était arrivée jusqu'à l'âge de
vingt-deux ans sans agréer aucun des nombreux prétendants à sa main. D'une famille honorable et bien
posée, d'un physique agréable, elle aurait pu facilement choisir. Cependant, un nouveau parti plus avantageux ayant été encore refusé, la famille commença
à s'inquiéter. On provoqua une explication, de laquelle
il résulta que Mlle B... aimait un jeune homme qui
fréquentait la maison, qu'elle avait quelques motifs de
se croire aimée de lui, bien qu'il ne se fût jamais départi en rien à son égard des plus strictes convenances.
Bref, la jeune fille déclara sans hésiter que si ses parents n'approuvaient pas son choix, elle se soumettrait
sans murmurer, mais qu'alors on ne lui parlât pas
d'un autre parti, déterminée qu'elle était à n'en accepter aucun.

Cette confidence sincère produisit sur les parents
un fort mauvais effet; ils s'emportèrent contre leur

fille et lui déclarèrent que jamais ils ne consentiraient à la voir épouser son M. D... (le jeune homme en question); et même celui-ci s'étant présenté quelque temps après, la porte lui fut interdite. Ce coup fut fatal à la jeune fille, qui, jusqu'alors, avait conservé quelque espoir. Son état devint inquiétant; elle perdit son embonpoint, ses forces et sa fraîcheur, devint irritable et susceptible, et un jour enfin, après une altercation sans grande importance cependant, elle eut une attaque d'hystérie parfaitement caractérisée. Cette première attaque fut suivie de plusieurs autres, et bientôt les accès se succédèrent assez régulièrement tous les trois ou quatre jours. Ces crises, de forme convulsive, étaient suivies d'un état de prostration complète, auquel succédait un déluge de larmes qui soulageaient la malade.

Je fus appelé à cette époque par les parents inquiets. Après m'être fait rendre un compte fidèle de tout ce qui était arrivé, après avoir examiné plusieurs fois la jeune malade et avoir même assisté à deux accès, je demeurai convaincu que le meilleur remède à lui appliquer était de se rendre à ses désirs. La chose était d'autant plus facile, que M. D... avait fait sonder le terrain et qu'on avait ajourné la réponse. Au fond, on n'avait aucun motif sérieux de rejeter sa demande; les parents, malgré leur inquiétude, eurent cependant bien du mal à se décider en sa faveur. Enfin on voulut bien l'agréer.

La nouvelle fut annoncée à la jeune fille avec de grands ménagements, et produisit un excellent effet. Non-seulement les crises cessèrent entièrement, mais encore, à partir de ce moment, la santé revint avec une rapidité merveilleuse. Tout continua d'aller pour le mieux jusqu'au moment du mariage, qui se célébra deux mois plus tard, à la satisfaction de tous, et en particulier de la jeune femme, qui ne cherchait nullement à dissimuler sa joie, ce que beaucoup croient devoir faire.

Après une dizaine de jours environ, je vis arriver

chez moi le mari, et ne fus pas médiocrement étonné d'apprendre que, depuis son mariage, il n'avait pu encore parvenir à obtenir de sa femme ce qu'il avait droit d'en attendre. A toutes ses tentatives elle avait opposé une résistance invincible, et même avait paru profondément révoltée non moins qu'étonnée de ce qu'on exigeait d'elle. A la sollicitation du mari, la mère était intervenue; mais sa fille, loin de se rendre à ses raisons, était allée jusqu'à lui reprocher de ne pas l'avoir mieux instruite, déclarant que, malgré son affection pour son mari, elle n'aurait jamais consenti à se marier si elle eût connu ce qu'on appelait les devoirs d'épouse.

Cette attitude devait nécessairement amener tôt ou tard un conflit. En effet, le mari voulut avoir raison de cette obstination, et il résolut de triompher, coûte que coûte, d'une résistance qui le froissait. C'était plus que ne pouvait supporter la nature éminemment impressionnable de sa femme; cette nouvelle secousse amena de nouveaux accidents hystériformes analogues à ceux qui avaient précédé le mariage. Il y avait eu déjà trois accès lorsque le mari, consterné, était venu me trouver. Je vis Mme D... le jour même, et fus tout d'abord frappé de l'état dans lequel je la trouvai; elle était plus mal peut-être que deux mois auparavant, sans doute parce qu'elle se sentait désormais assujettie et liée pour toute sa vie à l'accomplissement de certains devoirs dont la pensée seule la faisait frissonner.

J'abrége ce récit déjà trop long. Aussi bien, je ne puis entrer ici dans le détail des moyens que je fis mettre en usage pour arriver à une heureuse solution. Il fallut presque deux mois pour obtenir ce résultat, mais le succès fut complet; non-seulement toute résistance finit par cesser, mais encore l'intimité la plus entière s'établit entre les époux, au grand contentement de tous les deux. Mme D... est aujourd'hui mère d'un bel enfant, et tout fait présager qu'elle ne s'en tiendra pas là.

RÉFLEXIONS. — Cet exemple convaincra-t-il les incrédules, et prétendra-t-on, après avoir lu l'observation qui précède, que l'hystérie est toujours déterminée par des désirs sensuels ou des besoins physiques inassouvis? Voilà cependant ce qu'on n'aurait pas manqué de dire à propos de Mlle B... si l'on n'avait été admis à observer que la première phase de sa maladie. Or ici, les circonstances se sont présentées de telle sorte, que le doute est devenu impossible. Tout en aimant son mari et n'en faisant aucun mystère, cette jeune femme éprouvait pour les actes du mariage une répugnance insurmontable. Et pour vaincre une résistance qui certes n'était pas simulée, il a fallu tourner la difficulté et faire preuve d'un tact et d'une patience dont peu d'hommes, autres que son mari, auraient été capables.

L'observation que je viens de rapporter n'a pas besoin de commentaires, et il serait puéril de vouloir en contester la valeur au point de vue de l'opinion que je défends ici. Quant à ceux qui pourraient prétendre qu'un fait isolé ne suffit pas pour établir une opinion, je leur répondrai d'abord que cela n'est pas toujours exact ; que, dans bien des cas, il suffit d'un seul exemple bien avéré pour étayer tout un ordre d'idées. Mais, du reste, cette discussion serait oiseuse, car il existe d'autres observations assez nombreuses de faits analogues à celui que j'ai relaté ; j'ai pu constater moi-même quelques-uns de ces faits, et si je n'en donne pas ici le récit, c'est afin de ne pas fatiguer inutilement l'attention.

En écrivant sur l'hystérie, je me suis proposé surtout de faire connaître cette affection sous son véritable jour, afin d'arriver à détruire, si cela est possible, d'injustes préjugés. Je ne saurais trop le redire, l'hystérie ne mérite en aucune façon l'espèce de réprobation dont elle est gé-

néralement l'objet. C'est là une vérité que je crois avoir
suffisamment démontrée. Je serai heureux d'avoir amené
à partager mon sentiment les personnes qui auront bien
voulu lire le présent article.

IV. — DU CANCER.

Bien que le cancer n'atteigne pas seulement les femmes,
et que l'on n'ait que trop d'occasions de l'observer aussi
chez l'homme, néanmoins ce mal justement redouté se
montre chez la femme dans des conditions tellement spéciales, qu'il devient nécessaire d'en parler ici. J'ai donc
cru devoir consacrer un article à l'étude de cette maladie
considérée d'une manière générale. Nous verrons plus loin
ce qui a rapport au cancer de certains organes.

Le mot *cancer*, dérivé du grec et du latin, signifie dans
ces deux langues écrevisse ou crabe, sans doute parce que
dans le. principe, alors que l'on n'avait que de très vagues
notions sur cette affection, on supposait qu'un animal ron-
geait les tissus. Cette croyance, du reste, existe encore
chez quelques personnes.

Les beaux travaux auxquels se sont livrés, dans ces derniers temps surtout, les anatomistes consciencieux dont
les recherches, aidées du microscope, ont élucidé bien
des questions jusqu'alors obscures, ont permis de distinguer plusieurs espèces de cancers. Chacune de ces productions pathologiques présente des caractères assez tranchés. Mais cependant, s'il est facile de saisir les différences

caractéristiques de chacun de ces types, ces différences deviennent de moins en moins accentuées et conséquemment moins faciles à percevoir, à mesure que l'on s'éloigne, par nuances insensibles, du type primitif. Il n'est pas rare d'observer des faits de ce genre. De là résulte que, dans certains cas, il devient fort difficile de distinguer l'une de l'autre diverses formes d'affection cancéreuse. Cela du reste n'a pas une très grande importance dans la pratique. Il suffit de savoir s'il y a ou non cancer : c'est là le point important. Car si quelques-uns des éléments constitutionnels de la tumeur diffèrent, il n'en est pas moins vrai que dans tous les cas, à part quelques détails sans grande im-

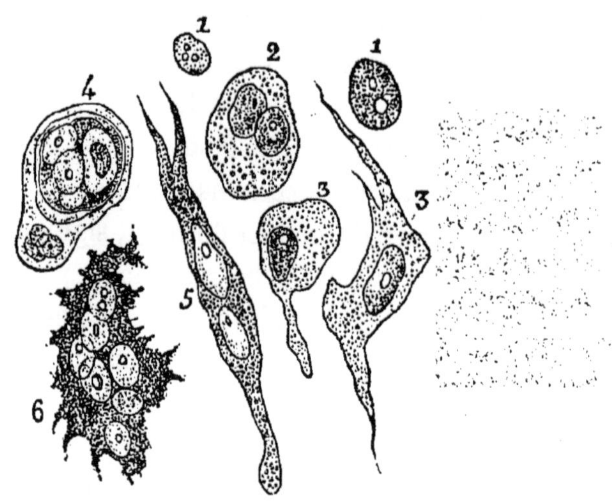

Fig. 13.

Représentant les diverses espèces de cellules cancéreuses vues au microscope. Je donne ici les noms sous lesquels on désigne généralement chaque variété : 1 1, Noyaux cancéreux. 2, Cellules types. 3 3, Cellules en raquette ou à queue. 4, Cellules fusiformes. 5, Cellules excavées. 6, Plaques ou lamelles à noyaux multiples, variété la plus rare.

portance, la marche de la maladie est à peu près la même, les phases pareilles, la terminaison identique. Je ne saurais, dans un ouvrage de la nature de celui-ci, me laisser aller à la fantaisie de faire sur ce sujet de minutieuses descriptions, intelligibles tout au plus pour les hommes de l'art. Je me contenterai donc de dire simplement que toute production cancéreuse laisse suinter, par la pression ou le grattage, un liquide à aspect laiteux auquel on a donné le nom de suc cancéreux. Ce suc, examiné au microscope, permet d'apercevoir des espèces de cellules dont les dimensions s'évaluent par centièmes et millièmes de millimètre. C'est la *cellule cancéreuse* (*fig.* 13), considérée pendant long-

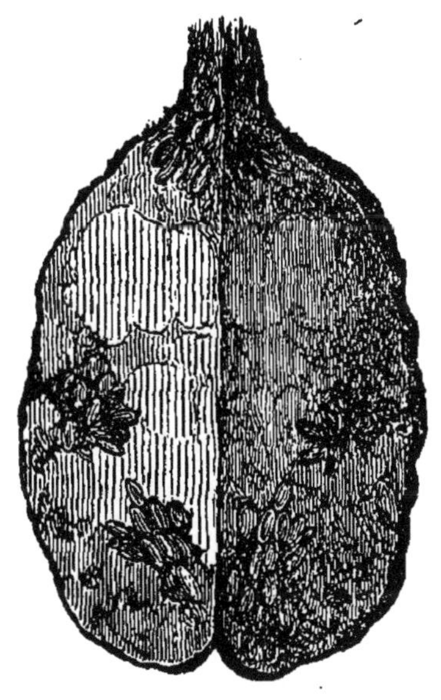

Fig. 14. — CANCER.

Tumeur squirrheuse ou squirrhe. — Cette tumeur est ouverte par le milieu afin de faire voir l'intérieur.

temps par tous les micrographes et par quelques-uns encore aujourd'hui comme caractérisant essentiellement le cancer; en sorte que, toutes les fois qu'on retrouve dans un tissu ou le suc qui en émane la cellule en question, on peut affirmer qu'il y a cancer; au contraire, pas de cancer possible sans la présence de cet élément. Des recherches ultérieures ont permis de considérer cette théorie comme trop absolue dans certains cas. Outre ce suc, il existe dans le cancer un tissu, une trame, un parenchyme. Dans ce tissu, l'élément solide peut exister en plus grande proportion que l'élément liquide, ou au contraire ce dernier peut prédominer. Dans le premier cas, la tumeur est dure, à consistance lardacée : c'est un *squirrhe* (V. *fig.* 14). Dans l'autre cas, la tumeur est molle, présentant à peu près l'aspect et la consistance d'une cervelle de mouton; c'est un *encéphaloïde* (V. *fig.* 15). Toutes les variétés de cancer se rapportent plus ou moins à ces deux types primitifs. Il convient cependant de leur adjoindre le *cancer fibro-plastique* et le *cancer épithélial*, lesquels, bien que ne renfermant pas de cellules cancéreuses, n'en sont pas moins de véritables cancers, ainsi que le prouvent de nombreuses observations.

J'ai dit que le cancer pouvait affecter un grand nombre d'organes. On peut même avancer d'une manière générale qu'il n'y a peut-être pas une partie du corps qui puisse être considérée comme exempte de cette maladie. Les parties solides ou liquides, les viscères et les os, tout y est sujet. Mais chez la femme, les organes où il se développe de préférence sont le sein, et surtout la matrice et ses annexes, c'est-à-dire la trompe, l'ovaire, etc.

L'évolution d'un cancer ne présente, dans les premiers

temps, rien de particulier. C'est d'abord une tumeur de
consistance, de forme et de volume variables, comme on
a souvent occasion d'en observer. La peau qui recouvre la
tumeur devient lisse et tendue, à mesure que le volume
augmente ; mais elle garde, du moins pendant les premiers temps, sa coloration normale. Bientôt cependant se
font sentir, dans la région malade, des douleurs auxquelles
on a donné le nom de lancinantes, parce qu'elles se produisent par des élancements isochromes aux pulsations des
pouls. Ces douleurs ont été considérées par quelques
auteurs comme une indication presque certaine de la
présence du cancer ; mais c'est à tort. En effet, si elles
apparaissent le plus ordinairement dans ces circonstances,
il est cependant certains cas de cancer dans lesquels on ne
constate pas leur présence ; et, d'autre part, ces douleurs
existent quelquefois sans qu'il y ait cancer. Ce symptôme
constitue donc un certain degré de probabilité, mais non
une certitude. Du reste, ces douleurs ne se font pas sentir
constamment ; elles laissent aux malades quelque répit,

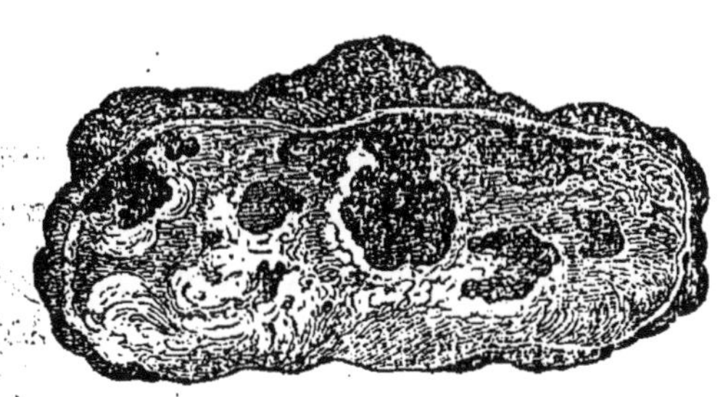

Fig. 15. — CANCER.

Tumeur encéphaloïde. Cette tumeur a été coupée en deux, et il n'en
reste qu'une moitié.

surtout au commencement de la maladie, et se reproduisent à des intervalles variables.

Bientôt la peau adhère à la tumeur sous-jacente, et se ride quelquefois par suite de ces adhérences. Le mal, dont les progrès avaient d'abord été très lents, prend ensuite un accroissement plus rapide. Les douleurs deviennent plus fréquentes et plus intenses ; la peau ulcérée se perfore ; et alors apparaît un ulcère tantôt recouvert d'une sorte de champignon mou, tantôt présentant une excavation profonde à fond très dur, et donnant issue à un liquide muco-sanguinolent, ichoreux, d'une fétidité tellement repoussante, que souvent les malades eux-mêmes en sont incommodés. Il arrive quelquefois qu'après avoir éliminé ces productions fongueuses, la plaie se présente avec un aspect vermeil comme une plaie de bonne nature, avec tendance à la cicatrisation. Mais, lorsque les surfaces commencent à se réunir, arrive une rupture de la cicatrice, et alors on voit se renouveler une nouvelle évolution des mêmes phénomènes déjà constatés.

En même temps, on observe des symptômes plus généraux. En premier lieu, on constate l'engorgement et plus tard la dégénérescence des ganglions lymphatiques de la partie affectée ; c'est-à-dire qu'aux environs de la tumeur il y a une réunion de petites glandes plus ou moins dures que l'on peut sentir sous le doigt. A une époque plus avancée, il se produit dans les différents viscères d'autres cancers en nombre plus ou moins considérable. Enfin, toute l'économie se trouvant infectée, le malade est atteint de la cachexie cancéreuse, laquelle se reconnaît à la teinte jaune-paille de la peau, œdème ou tuméfaction des extrémités et de la face. Enfin, à tous ces symptômes succède ordinairement la terminaison fatale.

Les choses ne se passent point toujours ainsi. On a vu des cancers se terminer par inflammation ou par gangrène. L'inflammation envahit souvent la partie qui environne la masse cancéreuse. C'est dans ces circonstances que les antiphlogistiques sont utiles, parce que, en dégorgeant les tissus, on apporte quelque soulagement aux douleurs inflammatoires. Quand l'inflammation envahit la masse cancéreuse elle-même, c'est pour aboutir le plus souvent à la gangrène. Alors, la tumeur étant envahie, se trouve éliminée au bout d'un certain temps ; dans les cas heureux, la plaie se déterge et se cicatrise, et le mal est guéri. On cite quelques observations de cancers dont la guérison a été ainsi obtenue ; malheureusement ces faits sont rares.

Une remarque qui n'est pas sans avoir une notable importance au point de vue pratique, c'est que, chez les personnes d'un certain âge, des tumeurs cancéreuses restent souvent stationnaires pendant de longues années, ne produisant dans l'économie que des troubles sans importance. On a vu des femmes arriver ainsi jusqu'à un âge très avancé sans éprouver par suite de leur mal des altérations graves, et finir par succomber soit à la vieillesse, soit à une affection intercurrente. De là l'indication bien naturelle de ne rien tenter dans ces conditions, et d'attendre qu'on y soit forcé par les circonstances. Il sera en effet toujours temps d'intervenir chez ces personnes dont le mal reste pour ainsi dire à l'état latent. Lorsque le mal se présente avec cette bénignité au moins relative, il peut avoir une durée à peu près indéfinie. Mais dans les autres cas, malheureusement les plus fréquents, il en est autrement. En moyenne, un cancer ne dure guère plus de deux ans. Si effrayant que cela paraisse au premier abord, il en résulte cependant, dans bien des circonstances pour les malades qui se croient atteints de cancer, un grand motif de sécurité. En effet quand on a dépassé la période fatale de deux ans à deux ans et demi au plus, on peut avoir presque la certitude que l'on n'est pas sous l'influence de l'infection cancéreuse.

Les symptômes que j'ai décrits sont ceux que l'on observe à un degré plus ou moins prononcé dans toute espèce de cancer. Il y en a d'autres qui sont particuliers à chaque forme de cette affection, et qui varient d'ailleurs suivant le siége du mal et l'organe attaqué. J'aurai lieu d'en signaler quelques-uns à mesure que nous avancerons dans cette étude.

Il est bien difficile, pour ne pas dire impossible, d'indiquer à quelles causes on a lieu d'attribuer la production du cancer. A la vérité, on en a signalé un assez grand nombre, mais sans pouvoir le plus souvent apporter des preuves bien concluantes à l'appui. La constitution du sujet est un mot qui ne signifie rien. D'autre part, il est très peu prouvé que les chagrins et les peines morales aient jamais occasionné un cancer. Quant aux violences extérieures si souvent invoquées comme point de départ des tumeurs cancéreuses, un examen minutieux et l'analyse rigoureuse des faits permettent aujourd'hui de considérer leur influence comme très contestable. En effet, beaucoup de femmes ont eu des cancers sans jamais avoir eu à supporter aucunes violences, telles que coups, contusions, etc. ; et cependant ces mêmes violences, exercées journellement sur d'autres femmes, n'ont pas déterminé chez elles de manifestations cancéreuses. Ce qui paraît incontestable, c'est qu'il y a chez les personnes atteintes une prédisposition mystérieuse dont la nature jusqu'à présent ne nous est point connue. Cette prédisposition se transmet-elle par hérédité? Quelques faits bien observés sembleraient le prouver. Mais cependant ces faits sont encore en trop petit nombre pour permettre de considérer cette opinion comme certaine. Ce qui est beaucoup mieux prouvé, c'est que le cancer ne se transmet jamais par contagion.

Le cancer est-il toujours facile à reconnaître? Ne peut-on prendre pour un cancer d'autres tumeurs, et réciproquement? On comprend tout l'intérêt qui s'attache à ces questions, dont la solution présente souvent de grandes difficultés, surtout quand la maladie commence. Aussi n'est-il pas étonnant que l'on ait à signaler quelquefois des méprises regrettables dans un sens ou dans l'autre. Si en effet on a méconnu quelquefois et pris pour des tumeurs de nature bénigne de véritables cancers, le contraire est arrivé pareillement, et des tumeurs bénignes en ont imposé dans certains cas pour des cancers. Il est inutile de faire ressortir les conséquences désastreuses qui peuvent résulter de pareilles erreurs. Dans le premier cas, on perd un temps précieux pendant lequel on aurait pu enrayer les progrès du mal, faire opportunément une opération utile, soulager la malade, la guérir peut-être, en tous cas prolonger sa vie de plusieurs années; toutes choses qui deviennent absolument impossibles lorsque le mal a fait de trop grands progrès. Si, au contraire, on croit à tort à l'existence d'un cancer, outre que le traitement institué, n'ayant le plus souvent aucun rapport avec le mal qu'il s'agit de traiter, ce mal reste stationnaire ou fait chaque jour des progrès plus alarmants, ne comprend-on pas quelle doit être l'angoisse d'une malade qui se croit atteinte d'un mal

terrible, d'un mal qui, suivant une opinion généralement
reçue bien que très discutable, ne pardonne jamais? Certes,
si les influences morales étaient capables de produire le
cancer, ce serait bien ici le cas. Il est d'ailleurs à remarquer
que, une fois cette idée entrée dans l'esprit, elle ne peut
plus en sortir; les malades s'y acharnent avec une obstination désespérante, malgré les affirmations les plus
positives du contraire, convaincues que l'on veut leur
dissimuler la gravité de leur mal.

J'en ai dit assez, je crois, pour faire comprendre combien
il importe de ne point faire de confusion dans une matière
si grave. Ce n'est pas au premier venu de décider des
questions de cette importance. Voyons maintenant quels
sont les cas dans lesquels la distinction paraît plus difficile
à établir. Or, l'expérience montre que les affections avec
lesquelles le cancer a le plus de rapport sont les suivantes :

1° Certains *abcès*, surtout de ceux qui sont connus sous
le nom d'abcès froids. Si, en effet, avant aucune manifestation extérieure, on palpe la tumeur produite par ces
collections purulentes, on perçoit une tumeur molle et l'on
éprouve à peu près la même sensation que si l'on avait
affaire à un cancer encéphaloïde.

2° Les *kystes*. Ce sont des tumeurs qui se forment dans
la plupart des tissus, et qui peuvent contenir des matières
solides ou liquides; dans ce dernier cas, le liquide peut
être visqueux ou simplement séreux. Les kystes peuvent
avoir des formes et un volume variables.

3° Les *engorgements ganglionnaires*. On appelle ainsi
les petites tumeurs produites par l'inflammation de certaines glandes ou ganglions qui ordinairement font à peine

saillie sous la peau, mais qui, une fois enflammés, se tumé-
fient plus ou moins.

4° Les *tumeurs fibreuses*, composées de masses plus ou
moins volumineuses, plus ou moins dures, qui se développent ordinairement dans les parties du corps où le cancer
siége aussi de préférence, notamment le sein, la matrice, etc.

5° Il en est de même des *lipômes*, tumeurs dans lesquelles
prédomine l'élément graisseux.

6° Certaines *plaies ulcéreuses*, certaines excoriations
sont dans le même cas, et peuvent quelquefois en imposer
pour des cancers.

Je passe sous silence quelques autres affections moins
importantes, en ce sens que, moins que les précédentes,
elles exposent à des erreurs. Seulement, je ne veux pas
laisser passer l'occasion de revenir sur une observation
déjà indiquée plus haut. Chacune des affections que je
viens d'indiquer est beaucoup plus fréquente que le cancer.
Par conséquent, lorsqu'il se présente à l'observation une
tumeur de nature suspecte, on a au moins dix chances
contre une de ne pas avoir affaire à ce mal si redouté. Si
l'on veut bien faire toujours cette remarque, il y aura lieu
de calmer souvent des inquiétudes chimériques et des
appréhensions exagérées.

Mais, dira-t-on, comment savoir à quoi s'en tenir?
Comment éviter les chances d'erreur? Ceci est un point
très délicat et très difficile. Pour pouvoir distinguer sûre-
ment les unes des autres certaines maladies, il est important de connaître la nature, les symptômes, la marche de
chacune d'elles, les causes qui peuvent les provoquer, les
conditions d'âge, de tempérament, etc., qui peuvent favo-

riser leur développement. Or, il faut bien le dire, il n'y a que celui qui, par état, doit savoir toutes ces choses, qui puisse le plus souvent donner à cet égard des indications exemptes d'erreur. C'est donc au médecin qu'il faut s'adresser directement; et il importe d'autant plus de le faire, qu'il s'agit non-seulement de savoir s'il y a ou non cancer, mais encore de déterminer à quel degré le mal est arrivé, afin de pouvoir lui opposer un traitement rationnel. Je ne saurais trop insister sur une chose si importante, car on voit tous les jours nombre de malades négliger cette précaution élémentaire, soit parce qu'elles écoutent des conseils intéressés, soit par pusillanimité, soit enfin par suite d'une sécurité trompeuse. Rien de plus funeste qu'une pareille négligence, qu'il y ait danger ou non. Dans le premier cas, on pourra peut-être apporter remède, ou au moins procurer aux malades quelque soulament. Et s'il en est autrement, c'est-à-dire si l'homme de l'art peut assurer que la tumeur dont se plaint la malade, l'ulcère qui la tourmente, n'ont rien de cancéreux, n'est-ce pas déjà la moitié de la guérison?

Dirai-je que le cancer constitue une affection des plus graves? C'est une vérité malheureusement trop connue. Le cancer est un mal redoutable, non-seulement en lui-même, mais encore à cause des récidives qu'il provoque. Faut-il, cependant, penser que ce soit une maladie toujours et nécessairement mortelle? Cette opinion paraît être celle du plus grand nombre de nos chirurgiens. Mais cependant elle n'est pas absolument générale, et ainsi que je l'ai déjà fait pressentir, il y a parmi eux des hommes d'un mérite incontestable qui pensent différemment. Je citerai plus loin des observations de guérisons qui donnent une grande valeur à cette manière de voir. J'ajoute que l'Académie de médecine a discuté cette question, il y a quelques années, et n'a pas voulu se prononcer. Une pareille attitude de la part de ce corps savant, toujours si réservé dans ses décisions, donne presque gain de cause à ceux qui, comme nous, prétendent que le cancer n'est pas une affection absolument incurable.

Au surplus, et quelque opinion que l'on puisse avoir sur cette question, il est bien incontestable que dans un grand nombre de cas, surtout si l'on s'y prend à temps, on pourra toujours soulager les malades d'une manière notable, à l'aide d'un traitement qui atténue leurs souffrances. En effet, le cancer est souvent accompagné de douleurs tellement atroces, que les malades appellent la mort à leur secours. Or, on peut arriver à rendre ces douleurs très supportables dans un certain nombre de cas. C'est déjà un grand point obtenu. J'ajoute enfin que, même chez certains sujets qui ont succombé à ce terrible mal, on a pu quelquefois, à l'aide de soins intelligents et d'un traitement éclairé, parvenir à prolonger leur existence de plusieurs années.

Ce qui concerne le traitement du cancer ne saurait être exposé avec détails dans cet ouvrage. Je veux cependant donner à ce sujet quelques indications. Selon qu'on se propose ou de soulager seulement les malades ou de les guérir, le traitement est palliatif ou curatif.

Traitement palliatif. — On a conseillé les émissions sanguines, les sangsues sur la tumeur. Ce moyen est utile seulement quand les parties avoisinantes se trouvant enflammées, on désire provoquer un dégorgement. Alors, comme dans toute inflammation, on obtient ici quelque soulagement par cette méthode.

La ciguë jouit, auprès de quelques personnes, d'une certaine vogue. On l'a employée, soit à l'intérieur, en pilules ou en sirop, soit en applications extérieures sous forme de baume ou de liqueur. Cette liqueur sert à imbiber des compresses que l'on applique sur la plaie, ou à faire des injections. On a employé de la même manière des substances dans lesquelles entre l'opium ou quelqu'un de ses dérivés. Pareille application a été faite des solanées vireuses, comme la belladone, la jusquiame, etc. Je ne fais qu'indiquer ici cette médication, dont le but unique, souvent atteint d'ailleurs, est de parvenir à apaiser les douleurs des malades. Mais il ne faut pas oublier que ces remèdes sont composés de substances vénéneuses qui doivent être maniées avec circonspection.

Chez quelques sujets, épuisés par la maladie et les pertes de sang, on s'est bien trouvé de l'emploi du fer et des toniques. On a conseillé de mettre sur la tumeur des cataplasmes de fenouil d'eau, de pulpe de carottes, etc. Sans approuver ni blâmer cette méthode, je crois qu'elle ne peut, en aucun cas, être nuisible. J'en dirai autant de l'onguent de suie, de la créosote, etc.

M. Récamier a employé, dans certains cas, une compression douce et bien réglée, à laquelle il a prétendu avoir dû quelques succès. Malheureusement, ceux qui ont voulu suivre la pratique du célèbre médecin n'ont pas eu autant à se louer de son procédé, dont on a contesté la valeur, peut-être faute d'avoir su l'appliquer aussi bien que lui. Ce moyen, tout au moins inoffensif, pourra toujours être tenté.

Tels sont les principaux agents de la médication palliative. Les plus importants sans contredit, ceux dont on devra le plus attendre, sont les médicaments dans la composition desquels entre l'opium, la ciguë ou la belladone.

J'arrive maintenant au traitement qu'on appelle curatif. Jusqu'à ces derniers temps, on n'admettait pas qu'il y eût d'autre moyen d'arrêter les progrès du cancer, que d'enlever toute la tumeur, soit à l'aide de l'instrument tranchant, soit au moyen des caustiques. Ce n'est point ici le lieu de discuter l'opportunité de cette opération, ni la méthode à employer. Il est bien évident que la malade ne s'y décidera que sur l'avis de son médecin, et dès lors les conseils que je pourrais donner ici seraient sans objet. Je tiens seulement à faire remarquer que, quand l'opération est faite dans de bonnes conditions, il y a de grandes chances pour que le mal ne récidive pas, ainsi que le prouvent les relevés les plus consciencieux. Et d'ailleurs, je ne saurais trop le répéter, la vie de la malade est toujours prolongée d'autant. J'irai plus loin, et je dirai que certains relevés statistiques permettent de penser que chez les personnes qui se sont soumises à une seconde opération, les nouvelles récidives sont encore plus rares. Toutefois, cette dernière assertion aurait besoin de preuves plus nombreuses que celles dont on peut disposer jusqu'à présent. Ce n'est donc qu'une opinion probable.

Mais si l'on veut que l'opération présente de grandes chances de réussite, il importe de suivre un traitement général qui reconstitue l'économie, lui rende en partie la vitalité que le cancer tend chaque jour à absorber davantage, et donne des forces pour supporter l'opération, si elle devient nécessaire. Ce traitement est long, mais peu difficile à suivre. Il est décrit tout au long dans la *Gazette hebdomadaire de médecine et de chirurgie*, et j'en donne ici le résumé d'après ce même journal (année 1858, page 562).

On soumet les malades aux préparations internes d'iode et de brôme. On leur fait prendre des douches et des ablutions hydrothérapiques et des bains alcalins ou mieux iodo-bromurés. Tous les quinze jours environ, une purgation douce. Les malades prennent des boissons diurétiques, de l'eau de Vichy, des eaux ferrugineuses. A cette médication on joint un régime fortifiant et substantiel. On conseille aussi d'habiter un lieu sec et aéré. En même temps, si la chose est faisable, on procurera aux malades toutes les distractions possibles, promenades, voyages, etc.; on éloignera tous les sujets de préoccupation et de tristesse.

Comme application locale, on conseille divers fondants et calmants dont voici quelques formules :

Emplâtre fondant.

Pr : Emplâtre de vigo....... 16 gram.
Extrait de belladone....⎫
   id. de ciguë........ ⎬ *ââ* 4 gram.
                  ⎭
Iode en poudre très fine.. 1 gram.
       Mêlez exactement.

Pommade. — Pour frictionner pendant un quart d'heure matin et soir, et panser les ulcères cancéreux :

Pr. : Axonge............... 50 gram.
Bromure de potassium....⎫
Iodure de fer........... ⎬ *ââ* 2 gram.
                   ⎭
Brôme liquide.......... 0.25
Acétate de morphine..... 0.15
       Mêlez.

Poudre. — On mêle les différentes poudres suivantes, et on les met sur une peau de cygne que l'on applique sur la tumeur :

    Pr. : Iode en poudre...........   2 gram.
           Acétate de morphine......   0.20
           Amidon en poudre........   120 gram.

A l'aide de tous ces moyens et de quelques autres qu'il ne m'est pas loisible d'indiquer ici, on peut quelquefois arriver à éviter l'opération. Si malgré tout elle devient nécessaire, elle se fait dans des conditions beaucoup meilleures. Nous citerons plus loin, à propos des maladies du sein, des observations qui prouvent de la manière la plus évidente que le cancer peut guérir dans bien des cas, loin d'être toujours et nécessairement une maladie mortelle. N'y eût-il qu'un seul exemple de guérison constatée, cela suffirait pour faire revenir sur cette opinion désolante. Or, les exemples de cancers guéris ne sont pas aussi rares qu'on le prétend.

A l'appui de cette opinion, je puis citer le rapport des chirurgiens de l'hôpital des cancéreux de Londres. Ce rapport confirme par une expérience de onze années le fait de la curabilité du cancer.

En résumé, et pour dire à ce sujet toute ma pensée, le cancer est certainement un mal redoutable, et ceux qui en sont atteints doivent être considérés comme très sérieusement et dangereusement malades. Le cancer amène souvent une issue funeste. Mais néanmoins il n'en est pas toujours ainsi, et l'on peut très bien espérer en guérir, ainsi que le prouvent des faits irrécusables. En tout cas, on ne doit jamais désespérer, comme malheureusement on l'a fait pendant trop longtemps. Pénétrés de cette pensée que le cancer ne pouvait guérir, les médecins ont souvent négligé de mettre en usage des moyens, qui peut-être auraient sauvé les malades. On commence maintenant 'à être moins absolu sur ces questions; c'est un progrès, et les malades ne pourront qu'y gagner.

[illegible]

[illegible] [illegible] [illegible] [illegible] [illegible]
[illegible] [illegible] [illegible] [illegible] [illegible]
[illegible] [illegible] [illegible] [illegible] [illegible]
[illegible] [illegible] [illegible] [illegible] [illegible]
[illegible] [illegible] [illegible] [illegible] [illegible]
[illegible] [illegible] [illegible] [illegible]

SECONDE PARTIE.

MALADIES DE L'APPAREIL GÉNITAL.

I — MALADIES DE LA VULVE.

Les affections de la vulve avaient été peu étudiées jusqu'à ces derniers temps, ce qui pourra paraître étrange en raison des facilités que présente cette région pour l'exploration directe. Aujourd'hui, grâce à de nombreux et consciencieux travaux, ces maladies sont mieux connues, et il est possible d'en tracer l'histoire d'une manière à peu près complète.

§ 1er.— AFFECTIONS INFLAMMATOIRES.

I. INFLAMMATION SIMPLE.— L'inflammation simple de la vulve ou vulvite simple, se rencontre rarement en dehors des affections vénériennes, principalement chez les adultes. Il n'en est pas de même chez les enfants; et, comme le font remarquer les auteurs qui se sont occupés de ces questions, il ne paraît pas douteux que chez elles la vulvite simple ne puisse se produire sans reconnaître pour cause une maladie contagieuse.

C'est donc particulièrement chez les petites filles que l'on a pu étudier cette forme d'inflammation. Pendant mon séjour à l'hôpital de Lourcine j'ai eu fréquemment occasion de l'observer, principalement chez des enfants de quatre à dix ans.

Diverses causes paraissent concourir à produire cette maladie. La malpropreté l'engendre souvent; mais il y a lieu de croire que s'il ne s'y joint quelque cause excitante, comme la masturbation ou des violences extérieures exercées par des hommes, ou autrement, la vulvite simple serait peu caractérisée. Il n'est pas inutile de remarquer que la malpropreté produisant souvent des démangeaisons, les enfants prennent l'habitude de porter leurs mains aux parties génitales, et peuvent ainsi contracter des habitudes vicieuses dont le moindre inconvénient est d'entretenir l'inflammation. Quelquefois aussi, la partie inférieure du rectum et l'anus sont le siége de petits vers auxquels on a donné le nom d'oxyures vermiculaires. Ces petits vers, à peine visibles à l'œil nu, produisent des démangeaisons insupportables, et comme ils gagnent souvent la vulve, ils occasionnent, par leur présence, les effets que je viens d'indiquer.

Les enfants à tempérament lymphatique ou scrofuleux, celles qui vivent dans un milieu malsain et dont les parents sont eux-mêmes débilités, paraissent plus prédisposées à cette affection. Il est certain que la vulvite simple est à peu près inconnue chez les enfants des classes élevées, et cela grâce aux soins vigilants dont elles sont entourées.

La vulvite peut être aiguë ou chronique.

Dans la vulvite simple aiguë, un sentiment de chaleur avec cuisson plus ou moins vive, accompagné d'une tuméfaction des parties génitales externes, tels sont les phénomènes que l'on peut constater d'abord. Bientôt apparaît un écoulement d'abord limpide, puis visqueux et plus ou moins épais, souvent blanc, plus rarement jaunâtre. La douleur peut devenir assez forte pour rendre la marche très difficile, quelquefois même impossible. Mais cela n'a lieu que quand l'inflammation est très forte. Dans ce cas, le contact de l'urine fait beaucoup souffrir les enfants qui, ayant quelquefois conscience de ce fait, se retiennent le plus qu'elles peuvent, et s'exposent ainsi à de graves accidents.

La vulvite simple peut exister aussi à l'état chronique. C'est surtout chez les enfants débilitées qu'elle revêt cette forme, qui, d'ailleurs, succède quelquefois à l'état aigu ; cette dernière circonstance se présente surtout lorsque des excitations continuelles ont entretenu pendant longtemps l'inflammation. A l'état chronique, il n'y a presque plus de douleur, ni tuméfaction, ni rougeur. Il faut noter aussi que l'écoulement est moins épais.

La marche de la maladie est différente, suivant les causes qui l'ont produite. Si elle est due à quelque violence extérieure brusque, elle est ordinairement aiguë. Si elle est le résultat d'une excitation longtemps et souvent entretenue, comme la malpropreté ou les habitudes vicieuses, elle reste assez longtemps stationnaire, et ne prend un certain degré d'intensité qu'au bout de quelque temps. Quant à la vulvite qui se déclare chez les sujets maladifs et débilités, elle affecte ordinairement la forme chronique d'emblée. D'après ces données, il est facile de prévoir que la vulvite simple a une durée très variable, suivant les cas. On a dit que quand elle est due à quelque violence brutale, elle guérit promptement. Le fait est vrai d'une manière générale, mais il y a de nombreuses exceptions. Ainsi, j'ai vu à l'hôpital spécial de Lourcine des petites filles chez lesquelles de semblables violences ayant été exercées sans que rien autorisât à penser qu'il y eût eu contagion, l'écoulement persistait malgré le traitement le mieux approprié. Il est vrai que dans ces circonstances les habitudes vicieuses entretenaient probablement le mal. Mais en l'absence même de cette cause, la vulvite simple peut durer un, deux mois, et même davantage. Je trouve à ce sujet dans mes notes l'observation d'une enfant soumise, jour et nuit, à une surveillance exceptionnelle, chez laquelle cette affection a persévéré pendant près de cinq mois sans que l'on ait pu s'expliquer la cause d'une aussi longue durée.

Sauf de très rares exceptions, on peut dire que dans la plupart des cas la terminaison est promptement favorable, du moins en ce qui concerne la vulvite aiguë. Quant à celle qui revêt la forme chronique, comme elle n'est souvent chez les enfants malingres et débilitées que le symptôme d'affections plus sérieuses, on comprend facilement qu'elle ait de la tendance à se perpétuer. On ne peut guère s'en rendre maître que quand on a éloigné la cause occasionnelle qui l'a produite.

Il est toujours facile de reconnaître une vulvite simple. Dans les cas à forme aiguë, la rougeur, la tuméfaction, la douleur et l'écoulement sont les symptômes caractéristiques de la maladie. Un écoulement avec un certain degré d'irritation, borné à la vulve, c'en est assez pour reconnaître la forme chronique.

Mais ici se présente une autre question qu'il suffit d'énoncer pour que l'on en comprenne toute l'importance. Les parents ont souvent le plus grand intérêt à savoir à quelle cause il convient de rattacher l'existence d'une inflammation vulvaire chez une enfant. La maladie a-t-elle été produite par un état quelconque de l'économie, ou bien est-elle le résultat de quelque violence extérieure? Telle est la question que l'on pose souvent.

Or, voici à quels signes on peut distinguer l'inflammation spontanée de la vulve de celle due à des violences extérieures, ou traumatique, pour me servir de l'expression consacrée : 1° La vulvite spontanée n'a pas de limites bien précises, tandis que, à de très rares exceptions près, l'autre est bornée à la vulve ou au canal de l'urèthre ; 2° Dans la vulvite traumatique, les parties sont plus rouges et les petites lèvres présentent un état inflammatoire plus accentué que dans l'inflammation spontanée ; 3° La première cède à une médication très simple, tandis que, dans l'inflammation spontanée, les moyens les plus actifs mis en usage ne triomphent du mal qu'après un long espace de temps.

Ces signes ont une importance réelle ; mais il faut cependant convenir que, dans bien des cas, ils seront d'un faible secours, sinon pour le médecin, au moins pour l'homme du monde. On ne saurait en tirer toujours des preuves donnant la certitude. Il faudra donc s'aider de tous les moyens que pourra fournir une investigation consciencieuse, et ne négliger aucune particularité, si minime qu'elle soit en apparence.

Quand la vulvite existe à l'état aigu, son pronostic n'a rien de grave. Mais quand elle est chronique, et qu'on l'observe chez des enfants déjà débilitées, soit par des maladies antérieures, soit que cela résulte de leur tempérament même, la maladie présente un caractère plus sérieux, tant à cause de la difficulté plus grande que l'on éprouve à en triompher, que parce que l'écoulement presque continu qui en résulte contribue encore à affaiblir les jeunes sujets et provoque des troubles des organes digestifs.

Le traitement ne présente rien de bien particulier en ce qui concerne la vulvite simple aiguë. Dans certains cas, quelques soins de propreté suffiront. Souvent quelques émollients et des lotions légèrement astringentes auront facilement raison de la légère inflammation des parties. Néanmoins, on est quelquefois obligé d'avoir recours à quelques légères cautérisations au nitrate d'argent, aussi bien qu'aux lotions avec une solution de ce même caustique. Si l'on a quelques raisons de soupçonner la présence d'oxyures dans le rectum ou à la vulve, on fera quelques onctions avec la pommade mercurielle, ou des lotions avec une eau de même nature.

Quand la maladie est chronique, si surtout elle est due à une débilitation de l'organisme, on doit employer d'autres moyens. Ainsi, localement on fera des lotions astringentes ou légèrement stimulantes avec :

> Nitrate d'argent...... 0 05 à 0 10.
>
> Eau............... 60 gram.

D'autre part, afin d'obvier à l'appauvrissement du sang résultant, soit de la misère, soit d'une convalescence dif-

ficile, on prescrira un régime tonique et fortifiant, c'est-à-
dire une nourriture substantielle et l'usage du vin à tous
les repas. Si l'enfant est scrofuleuse, on suivra le traitement spécial indiqué pour cette maladie. Il faut se souvenir qu'ici, comme en bien d'autres circonstances, la
guérison est difficile à obtenir, moins en elle-même que
parce que l'on ne se préoccupe pas suffisamment des causes
du mal. Et pour ne citer qu'un exemple, il est bien évident
qu'un traitement local chez une enfant scrofuleuse aura
peu de chances de réussite, si en même temps on ne s'attache pas à la maladie principale, dont l'inflammation
vulvaire n'est qu'un symptôme secondaire. Il faudra donc
toujours essayer de remonter aux causes premières, afin
de s'y attaquer directement. La réussite est à ce prix.

II. — INFLAMMATION GANGRENEUSE. — Je ne saurais
terminer ce qui a trait aux inflammations de la vulve, sans
dire quelques mots à propos de la gangrène qui suit ou
accompagne quelquefois cette inflammation.

Le plus généralement, cette gangrène se montre chez des
enfants faibles, détériorées par une maladie quelconque,
spécialement à la suite des fièvres éruptives, comme la
petite vérole, la scarlatine, la rougeole, quelquefois dans
le courant des fièvres typhoïdes, ou après. Dans d'autres
cas, la gangrène vulvaire succède à une inflammation
ayant provoqué un écoulement muco-purulent par les parties génitales, inflammation qui est assez fréquente chez
les petites filles, depuis la naissance jusqu'à l'âge de la
puberté. Ici encore, on le voit, c'est chez les enfants qu'il
est le plus fréquent de constater cette maladie. Et les
petites filles dont la constitution est scrofuleuse ou lym-

phatique, celles qui ont eu à subir de nombreuses privations, qui ont habité des lieux humides et malsains, sont plus prédisposées à cette affection. En sorte que, une inflammation de la vulve qui, chez une enfant soigneusement élevée, n'aurait aucune conséquence fâcheuse, pourrait facilement dégénérer en vulvite gangréneuse dans des conditions contraires.

Souvent, à la suite d'une autre maladie, l'enfant reste abattue, faible ; dans quelques cas, il y a de la fièvre. Ces accidents sont suivis d'une douleur brûlante aux parties génitales. Bientôt on voit apparaître une ou plusieurs taches qui, rouges d'abord, prennent au bout de deux ou trois jours une teinte grise, cendrée ; l'écoulement des urines est très douloureux. Les parties se tuméfiant de plus en plus, la couleur grise des taches se change en noir, et la gangrène peut s'étendre dans toute la longueur de la vulve et jusqu'à l'anus. Le pouls devient petit et fréquent, il survient de la diarrhée, la face se tire, et les enfants succombent, subitement quelquefois, sans avoir eu aucun trouble des fonctions intellectuelles.

Telle est la marche de cette redoutable affection dans les cas les plus graves. Heureusement les choses ne se passent pas toujours de la sorte. La destruction est quelquefois arrêtée à temps. Quand il en est ainsi, la partie gangrénée se sépare des chairs saines et tombe ; il s'établit ensuite une suppuration qui dure quelque temps. Dès lors, le gonflement de la vulve cesse, et l'on constate une excavation en forme d'entonnoir, produite par la chute des tissus gangrénés. Mais même les tissus détruits sont bientôt complètement remplacés avec une rapidité remarquable, en sorte qu'après fort peu de temps il n'y a plus aucune trace de l'excavation ni aucune perte de substance apparente.

La gangrène de la vulve est chose fort grave; il importe qu'on le sache bien et que l'on en soit prévenu. Le mal devra être attaqué promptement et avec vigueur, si l'on veut arracher les petites malades à une mort presque certaine.

Pour ce qui concerne le traitement, je dirai sommairement que si l'on veut mettre toutes les chances de succès de son côté, il faut avoir recours tout de suite à la cautérisation par le fer rouge. C'est le cas ou jamais de ne point tergiverser, attendu qu'il y a là une question de vie ou de mort pour l'enfant. En circonscrivant le mal à l'aide de quelques cautérisations habilement faites, on n'a plus à traiter alors qu'une véritable brûlure qui, lorsque les portions gangrénées se sont détachées, se déterge et se cicatrise sous l'influence des pansements ordinaires. Il n'est pas inutile de remarquer que cet appareil de fer rouge qui terrifie tous les malades n'a au fond rien de bien redoutable. La cautérisation d'ailleurs est d'autant moins douloureuse que le fer a été plus chauffé.

Toutefois, le traitement local ne saurait suffire en toute circonstance, et l'on ne doit pas oublier ici ce que j'ai déjà dit plus haut, et que j'aurai occasion de répéter fréquemment dans le courant de cet ouvrage, c'est-à-dire que l'état général du sujet réclame souvent une médication sans laquelle on ne saurait espérer guérir une affection engendrée par une autre maladie. Ce n'est donc qu'à la condition de chercher à dominer la cause première de la gangrène vulvaire, qu'on pourra compter sur le succès.

III. — INFLAMMATION DE L'APPAREIL GLANDULAIRE DE LA VULVE. — Si l'on n'a pas oublié la partie anatomique de cet ouvrage, on sait qu'il existe à la vulve différents follicules, sébacés, muqueux ou pileux. Ces follicules, très difficiles à découvrir à l'œil nu, mais que l'on trouve assez facilement à l'aide de la loupe, sont sujets à s'enflammer. L'inflammation peut siéger, soit sur un ou deux follicules isolés, soit sur un grand nombre, et devenir presque générale. La glande vulvo-vaginale peut aussi devenir dans certains cas le siége d'une inflammation. Nous allons faire une étude rapide de ces diverses altérations.

Quand l'inflammation occupe les follicules muqueux situés autour de l'entrée de l'orifice vulvaire du vagin, on dit qu'il y a *vulvite folliculeuse*. On donne le nom de *folliculite vulvaire* à l'état inflammatoire des follicules sébacés et pileux de la vulve. Toutefois, ces distinctions n'ont pas en pratique toute la valeur que l'on pourrait supposer. Les symptômes de la vulvite folliculeuse et de la folliculite vulvaire présentent d'assez grandes analogies, pour qu'il n'y ait aucun inconvénient à en donner ici une seule et unique description, ne fût-ce que pour éviter des redites inutiles.

Cette inflammation s'observe plus souvent pendant les chaleurs de l'été qu'en hiver. La grossesse y prédispose d'une manière évidente, ainsi qu'il résulte d'observations recueillies chez un certain nombre de malades. La malpropreté, les grandes fatigues, les frottements rudes et répétés, les frictions avec des pommades irritantes occasionnent souvent la folliculite. Mais la cause la plus fréquente et dont l'action paraît se faire sentir d'une manière incontestable, c'est la présence d'une inflammation quelconque siégeant soit au vagin, soit à la matrice et s'accompagnant d'un écoulement plus ou moins abondant. Le passage continuel des matières purulentes à la vulve irrite d'abord cette partie, et bientôt le système glandulaire ne tarde pas à s'enflammer.

Les malades éprouvent d'abord à la vulve des démangeaisons et des élancements douloureux qui augmentent pendant la marche et au moment de l'excrétion des urines. La sécrétion ordinaire de la muqueuse paraît augmentée. Bientôt apparaissent sur la face externe des grandes lèvres, sur les deux faces des petites lèvres et à l'entrée du vagin, des petites élevures disséminées, nombreuses, plus appréciables au toucher qu'à l'œil; le doigt que l'on promène légèrement sur les parties perçoit une surface rugueuse. L'éruption est quelquefois si confluente, qu'il semblerait que la surface de la peau ou de la muqueuse est comme chagrinée; néanmoins, avec un peu d'attention, on peut voir que cette surface est saine entre chaque point enflammé. Ces saillies deviennent bientôt d'un rouge vif qui permet de les mieux distinguer. Lorsque les petites lèvres sont envahies, elles perdent leur souplesse, et en les comprimant entre deux doigts on sent fort bien dans leur épaisseur de petites tumeurs dont le volume varie depuis celui de la tête d'une épingle jusqu'à celui d'un petit pois. L'inflammation peut s'étendre jusqu'à la partie interne des cuisses et des fesses; mais là l'éruption est moins confluente que sur les parties génitales.

Bientôt les parois du follicule enflammé sécrètent du pus qui vient se mêler au mucus qui lubrifie cette région. Les petits boutons deviennent plus volumineux, et la base présente une coloration plus rouge que la pointe, qui ne tarde pas à blanchir. Il arrive un moment où la petite tumeur se rompt spontanément. si même les malades ne l'ont pas déjà déchirée en se grattant, et le pus s'écoule **au** dehors. On peut le faire sourdre des conduits glandulaires, en comprimant avec le doigt les parties enflammées. L'écoulement est jaunâtre et épais s'il est récent, blanc et opalin si la maladie est ancienne. Du reste, l'écoulement n'est pas continu, circonstance dont il sera facile de se rendre compte, si l'on veut bien remarquer que ces glandes en grappes ont un orifice relativement étroit, que le liquide purulent peut s'accumuler dans leur cavité et n'être évacué que quand la distension de cette cavité est parvenue à sa dernière limite. Si les boutons ouverts se trouvent situés sur des points constamment secs, il arrive souvent qu'ils se dessèchent et se recouvrent bientôt d'une croûte jaunâtre, indice d'une prochaine guérison. Si au contraire ces pustules ouvertes sont exposées au contact des sécrétions vaginales, elles se vident du pus et de la matière sébacée qu'elles renferment, et l'on peut dans certains cas apercevoir un grand nombre de petits orifices ulcérés et purulents dont l'état inflammatoire est entretenu par l'irritation que produit le passage des matières venant de la matrice ou du vagin. Les démangeaisons deviennent plus ardentes, la chaleur des parties génitales augmente, la douleur est plus vive; et, surtout chez les femmes qui n'ont pas de grands soins de propreté, la vulve présente alors un aspect véritablement repoussant. Les poils y sont collés par une matière poisseuse, et toutes les parties, rouges, tuméfiées, sont recouvertes d'un liquide épais et gluant constitué par un mélange de croûtes, de matière purulente, de sueur, de matière grasse, etc. Souvent on

observe des excoriations ou des gerçures dans les replis
de la peau qui avoisine la surface des glandes ou des
petites lèvres. Enfin la vulve exhale une odeur fétide. Du
reste, à moins de complications, il est rare d'avoir à noter
de la fièvre ou quelque autre indice de réaction générale
sur l'économie. L'affection est d'ordinaire purement locale.

Cette inflammation glandulaire reconnaissant, le plus
souvent, pour cause première un état catarrhal (c'est-à-
dire donnant lieu à un écoulement) de la matrice ou du
vagin, il arrive ordinairement que la folliculite disparaît
presque d'elle-même quand la cause qui l'a fait naître cesse
de l'entretenir et de la provoquer. Ainsi, au bout d'un
temps variable, on voit les symptômes s'amender, le flux
muco-purulent diminue d'intensité; il se forme de petites
croûtes, les follicules se vident définitivement, l'inflammation tombe, les excoriations et ulcérations se cicatrisent,
et tout rentre dans l'état normal. Il faut cependant remarquer que chacune des modifications que je viens d'indiquer se produit isolément dans chaque follicule pris
isolément. Or, les follicules ne devenant pas tous malades
en même temps, il en résulte que l'on voit souvent ceux
qui ont été envahis les premiers arriver à leur période de
suppuration, et même de dessication, alors que l'éruption
commence à peine pour d'autres.

La durée de cette affection est extrêmement variable.
Cela peut dépendre de plusieurs circonstances, notamment
de la manière dont le traitement est dirigé. Il arrive aussi
que la maladie primitive étant peu ou point soignée, l'inflammation glandulaire pénètre à une plus grande profondeur. Dès lors, la folliculite persiste, et sa durée paraît
devoir être illimitée, si on l'abandonne à elle-même. C'est

ainsi qu'on a vu des malades chez lesquelles elle datait de quinze mois et plus. La terminaison spontanée est d'autant moins probable dans ces cas, que l'écoulement vaginal entretenant, renouvelant même sans cesse l'irritation, les follicules vidés se remplissent de nouveau de muco-pus, et ainsi de suite, sans autre amélioration qu'une diminution progressive dans la consistance et la couleur jaune de l'écoulement. Enfin, il n'est pas inutile de remarquer qu'abandonnée à elle-même, cette maladie peut devenir le point de départ d'un certain nombre de fistules ou d'abcès intarrissables. D'autres complications peuvent encore se présenter : je signalerai, en particulier, les affections herpétiques et l'érysipèle de la vulve, les abcès des grandes lèvres.

D'après ce que nous venons de voir, cette inflammation n'est pas grave en elle-même, surtout si elle est limitée à un petit nombre de follicules. Mais elle peut devenir plus sérieuse, à cause des complications qu'elle entraîne, surtout si l'on néglige de soigner le mal. Dans ce cas, la folliculite peut entraîner de graves conséquences et devenir le point de départ de maladies incurables. D'un autre côté, lors même que la guérison est obtenue, on doit se tenir en garde contre les récidives qui sont assez fréquentes.

Le traitement est des plus simples. Il faut d'abord s'appliquer à rechercher les causes de la maladie, afin de les faire disparaître.

En tout état, on devra recommander les soins de propreté. On fera donc laver les parties avec des décoctions adoucissantes tièdes ou presque froides ; on recommandera des bains fréquents. A cela il conviendra de joindre, dans certains cas, des lotions narcotiques ou astringentes. L'eau

de guimauve, la décoction de pavots ou de racine de ratanhia, etc., rempliront ces différentes indications. Ces
moyens triompheront ordinairement du mal. Mais quelquefois, cependant, on est obligé de recourir à des agents
plus énergiques. Si donc le mal est opiniâtre et persistant,
on pratiquera quelques légères cautérisations, soit avec la
pierre infernale, soit avec une solution de nitrate d'argent, plus ou moins concentrée, suivant les cas. Du reste,
les malades auront un régime doux, et tâcheront autant
que possible, de garder le repos.

Lorsque c'est la glande vulvo-vaginale qui est enflammée, il se forme ordinairement un abcès. Celui-ci est
quelquefois limité au canal excréteur de la glande, ou bien
il envahit sa substance même.

Ces abcès, comme la folliculite, sont assez souvent
consécutifs à une inflammation siégeant dans le vagin ou
à la matrice. Ils se développent encore à la suite de
fatigues, de marches forcées ou sous l'influence d'excès
vénériens.

Il arrive assez souvent que l'on trouve de chaque côté
de la vulve la glande vulvo-vaginale enflammée et formant abcès; d'autres fois il n'y a qu'un côté de malade.
Le volume de ces abcès ne dépasse guère celui d'une
noisette, et s'il devient plus étendu, il y a lieu de soupçonner une inflammation de toute la grande lèvre.

La marche de ces abcès est généralement assez rapide.
Ordinairement, le pus se fait jour au dehors, soit par le
canal excréteur de la glande, soit par une ouverture accidentelle, l'orifice du canal excréteur restant oblitéré; dans
d'autres cas plus rares, l'inflammation se développe lente-

ment, et la collection purulente met un temps assez long
à se former.

L'inflammation de la glande vulvo-vaginale provoque
une réaction assez vive sur l'économie. Les malades ont
souvent de la fièvre. Elles accusent de la chaleur, du malaise,
de la douleur. Cette douleur se propage des parties génitales aux régions environnantes. L'émission des urines est
quelquefois très douloureuse.

Ces abcès se terminent quelquefois par résolution,
c'est-à-dire qu'après avoir augmenté pendant un certain
temps, ils deviennent stationnaires, puis diminuent graduellement, et enfin finissent par disparaître. Néanmoins,
quand les choses se passent ainsi, il reste ordinairement
un petit noyau induré au siége de l'inflammation. Mais il
est plus fréquent de voir le pus s'ouvrir un passage au
dehors, ainsi que je l'ai déjà indiqué. Si l'on voit l'abcès
persister indéfiniment sans diminuer ni se vider, il est
évident qu'il faudra recourir à l'instrument tranchant pour
évacuer le foyer.

De quelque manière que l'abcès se soit vidé, il sera
très opportun d'y faire, par l'ouverture qui a donné issue
au pus, des injections émollientes qui achèveront de déterger complètement le foyer. Pour le reste du traitement, il
sera bon de s'en référer à ce que j'ai dit plus haut concernant l'inflammation des autres glandes de la vulve.

IV. — PHLEGMONS ET ABCÈS DE LA VULVE. — Le phlegmon est une inflammation du tissu cellulaire qui se rencontre ordinairement sous la peau ou les membranes
muqueuses. Le tissu cellulaire est celui qui remplit les
vides qui existent entre divers organes ou entre d'autres

tissus plus importants. Le phlegmon, quand on ne parvient pas à enrayer sa marche, se termine ordinairement en formant un abcès.

Le phlegmon de la vulve s'observe surtout chez les jeunes femmes, bien que l'on en ait cependant quelques exemples chez des personnes ayant dépassé quarante ans. Il n'est pas très rare de voir des femmes chez lesquelles il se forme chaque mois, aux approches des règles, de petits abcès phlegmoneux.

Toute violence extérieure exercée sur la vulve peut devenir le point de départ d'un phlegmon. Ainsi, les premières approches conjugales, les excès vénériens, la disproportion entre les organes sexuels des deux époux, ou encore l'introduction violente d'un corps étranger dans le vagin, telles sont les causes qui occasionnent le plus souvent cette inflammation. Il faut remarquer aussi que la malpropreté, le défaut de soins, les flueurs blanches et autres écoulements vaginaux prédisposent au phlegmon vulvaire.

Le mal débute en général d'une manière brusque par une douleur assez vive, quoique sourde. La malade éprouve dans la région du périnée un sentiment de chaleur, de tension et de pesanteur. Bientôt la fièvre s'allume, et avec elle apparaissent les symptômes d'une réaction générale assez intense. La vulve devient brûlante et présente un suintement âcre et sanieux. Une des grandes lèvres est rouge et tuméfiée, et ne tarde pas à laisser voir une saillie notable, indice de l'inflammation de cette partie. Si, par suite d'une négligence malheureusement trop fréquente, ou à cause d'un sentiment de pudeur exagéré, ou pour toute autre cause, le mal est resté méconnu pendant plusieurs jours et abandonné à lui-même, l'inflammation gagne de plus en plus, et il est rare que, au bout de cinq ou six jours, un dépôt ne soit pas formé dans la grande lèvre.

Ces abcès ne se montrent ordinairement que d'un seul côté. Il est rare que leur grosseur dépasse le volume d'un œuf de poule.

Dans certains cas, l'inflammation qui précède l'abcès reste inaperçue, non-seulement parce que les femmes hésitent souvent plusieurs jours avant de laisser voir leur mal, mais encore parce que dans cette partie la suppuration se produit plus promptement qu'ailleurs. Le mal marche donc rapidement. Ainsi, les abcès une fois formés, si on les abandonne à eux-mêmes, ils s'ouvrent en général spontanément du sixième au dixième jour. Cette ouverture se fait presque toujours à la face interne de la grande lèvre et par une perforation étroite ; plus rarement l'abcès se vide sur plusieurs points à la fois. Il en résulte dans certains cas une sorte de trajet fistuleux. C'est ce qui arrive surtout lorsque l'inflammation des follicules ou des conduits glanduleux a été le point de départ du phlegmon. Mais le plus ordinairement le foyer de l'abcès se déterge et se recolle après une semaine ou deux.

Il n'est pas très rare de voir récidiver les abcès de la vulve. Cela peut tenir à différentes causes. Ainsi, par exemple, l'abcès se reproduit assez facilement chez les femmes qui se livrent sans réserve à l'acte conjugal, ou qui se retrouvent accidentellement sous l'influence d'une cause quelconque ayant déjà pu déterminer le phlegmon de cette région. C'est ce qui arrive en particulier chez les femmes qui sont obligées de travailler ou de marcher beaucoup. Dans ce cas, ce sont tantôt de nouveaux abcès qui

succèdent au premier; tantôt le second n'est qu'une reproduction de l'ancien, incomplètement guéri. D'autres fois,
la récidive est due à la persistance d'un trajet fistuleux.

Ces abcès ne présentent pas par eux-mêmes une très
grande gravité. Mais ils peuvent donner lieu à des conséquences fâcheuses, par suite des décollements et des des-
tructions de tissu que l'abcès occasionne quelquefois. Or,
nous savons que quand la gangrène se met à la vulve, il
n'est pas toujours facile de s'en rendre maître.

Le traitement présente plusieurs indications, suivant la
période de la maladie.

Dès le commencement, et alors que l'abcès n'est pas
encore formé, on devra tout tenter pour faire avorter le
phlegmon. Pour arriver à ce but, la malade gardera le lit;
on lui appliquera de dix à vingt sangsues et plus à la
partie interne de la cuisse, tout près de la grande lèvre,
mais en évitant cependant de les poser sur la région enflammée. On enduira le phlegmon d'onguent mercuriel.
L'expérience a prouvé que bien souvent cette précaution
était fort utile. On donnera un grand bain tous les deux
jours au moins, et un bain de siége chaque soir. Mais si
le dépôt est formé, ce qu'il y a de mieux à faire, c'est d'appeler le médecin, qui donnera une large issue au pus sans
attendre l'ouverture naturelle de l'abcès. En effet, les douleurs sont de plus en plus vives à mesure que l'abcès
approche de sa rupture. Si l'on retarde, on s'expose à des
décollements très étendus et à la gangrène. D'ailleurs,
l'ouverture spontanée peut se faire dans un endroit et dans
des conditions beaucoup moins favorables que celles qui
résulteront du choix de l'opérateur. J'ajoute que, dans ces
cas, la douleur est insignifiante, à peine comparable à la

piqûre d'une épingle. Du reste, de l'avis des meilleurs chirurgiens, il sera toujours très salutaire d'intervenir avec l'instrument tranchant, même quand la tumeur ne contiendrait qu'une très petite quantité de pus. Le soulament est toujours immédiat, l'inflammation tombe, et la tumeur ne tarde pas à disparaître. En quelques jours tout est terminé.

§ 2. — CONTUSIONS ET THROMBUS DE LA VULVE.

La vulve n'est pas à l'abri des violences extérieures ni des lésions qui peuvent en résulter. On y observe donc des plaies et des contusions de tout genre. Toutefois, comme ces blessures produisent, en général, les mêmes désordres et demandent le même traitement que dans les autres parties du corps, je ne m'y arrêterais pas, si les contusions de la vulve ne donnaient pas lieu quelquefois à un épanchement sanguin qui se présente ici avec des caractères particuliers, et qui a reçu le nom de *thrombus de la vulve.*

Le thrombus de la vulve est donc un épanchement sanguin qui se fait particulièrement dans l'épaisseur des grandes lèvres, plus rarement dans les nymphes ou petites lèvres, et qui quelquefois se propage au vagin.

Ces tumeurs sanguines se montrent hors de l'état puerpéral, mais plus souvent peut-être pendant la grossesse et l'accouchement. On a même cru, pendant longtemps, que l'état puerpéral était presque l'unique cause du thrombus de la vulve. Mais si l'on veut bien réfléchir à la nature du mal, il sera facile de se convaincre que l'accouchement ne peut être qu'une des causes, non l'unique cause de la

tumeur, ainsi du reste que l'observation l'a parfaitement
démontré. En effet, le thrombus est toujours le résultat
d'une contusion, laquelle produit une déchirure des vaisseaux artériels ou veineux, avec ou sans plaie des téguments. Dès lors, il est facile de comprendre que toute
espèce de choc, de pression, de tiraillement ou de violence
mécanique, pouvant s'exercer sur la vulve comme ailleurs,
puisse produire le thrombus. Ainsi, chez les femmes non
enceintes, cela pourra résulter d'une chute sur un corps
dur, d'un coup de pied, ainsi qu'on en cite des exemples.
On doit aussi considérer comme une cause très fréquente,
quoique la moins avouée peut-être, les excès vénériens.

Du reste, ici comme pendant l'accouchement, le mécanisme est le même, c'est-à-dire qu'une violence quelconque
détermine la formation de la tumeur. Ainsi, la pression
exercée par la tête du fœtus contre la vulve, les diverses
manœuvres obstétricales que nécessite un accouchement
laborieux, agiront dans ce sens. On a vu le thrombus de
la vulve se développer, dans certains cas, sous l'influence
des causes les plus minimes, comme le cahot d'une voiture,
une quinte de toux, un effort brusque. Mais si l'on remarque combien les grandes lèvres sont riches en vaisseaux
sanguins, et combien peu serrés sont les tissus qui entrent
dans la composition de ces organes, il deviendra plus
facile de se rendre compte de la production de cette
tumeur. L'acte purement physiologique de l'accouchement
peut bien, quelquefois, déterminer le thrombus vulvaire,
mais il ne saurait être considéré comme l'unique cause
pouvant le produire.

Au moment où le thrombus se déclare, il y a ordinairement une sensation de déchirement avec une vive dou-

leur. Celle-ci n'est pas toujours accusée par les malades, surtout quand la chose se passe au moment de l'accouchement, ce qui s'explique parfaitement par cette circonstance, que les grandes souffrances, provoquées par le passage de l'enfant, masquent le plus souvent la douleur, relativement minime, que produit la présence du thrombus. Quoi qu'il en soit, cette douleur peut rester stationnaire ou augmenter, jusqu'à ce que la tumeur ait acquis tout son développement.

A l'examen des organes on observe, sur une des grandes lèvres, la présence d'une tumeur qui peut présenter un volume variable, depuis la grosseur d'un œuf de pigeon jusqu'à celle d'un fœtus à terme; son développement est quelquefois extrêmement rapide; dans d'autres cas, elle met douze, vingt-quatre heures et plus à acquérir son entier épanouissement. Sa coloration est violacée et livide. Sa consistance est variable; elle est tantôt dure, tantôt molle et élastique. Souvent on constate des traces de contusion vers les fesses ou à la partie supérieure des cuisses. Les malades ont de fréquents besoins d'aller à la selle et d'uriner; mais souvent il y a rétention d'urine et de matières fécales, par suite de la compression qu'exerce la tumeur sur l'urèthre et le rectum.

Le thrombus de la vulve se comporte comme les autres tumeurs sanguines. Il peut s'opérer diverses transformations. Ainsi, par exemple, il arrive quelquefois que le sang épanché se résorbe insensiblement, et le mal se termine par résolution, pour me servir de l'expression consacrée. Dans d'autres cas, la partie liquide de la collection est seule résorbée, laissant un caillot. Celui-ci peut à son tour être résorbé à la longue, ou bien il reste stationnaire, et constitue alors une tumeur dont il peut devenir plus tard assez difficile de déterminer la nature, surtout pour quelqu'un qui n'aurait aucune connaissance des antécédents de la malade. C'est quelquefois, au contraire, le caillot qui se résorbe, laissant sur place le sang non coagulé; si ce fluide n'est pas résorbé à son tour, il peut donner naissance à un kyste, c'est-à-dire à une tumeur liquide remplie de diverses matières. Enfin, il peut arriver que la tumeur s'enflamme et finisse par se transformer en véritables abcès.

La rupture du thrombus a été observée quelquefois, et les conséquences sont différentes, suivant les circonstances dans lesquelles le fait s'est présenté. Ainsi, au moment de l'accouchement, si la délivrance est encore éloignée, il se fait dans certains cas une hémorrhagie violente et très difficile à arrêter. Quand cette rupture se produit une fois l'accouchement terminé, on se rend facilement maître du flux sanguin. A plus forte raison en sera-t-il ainsi quand le thrombus s'est produit en dehors de l'état puerpéral.

La terminaison par gangrène a été constatée dans quelques cas très rares. Quand il en est ainsi, la gangrène détermine généralement de très grands désordres. Cependant une issue funeste est moins à craindre ici que quand il s'agit d'une gangrène de la vulve chez les enfants.

A l'aide des symptômes que je viens de décrire, il sera ordinairement facile de reconnaître un thrombus de la vulve. On ne voit guère d'autres tumeurs se développer comme celle-ci dans l'espace de quelques heures et de la manière que j'ai indiquée. Généralement, donc, on ne s'y trompera pas.

En dehors de l'état puerpéral, le thrombus, qui est le

7.

résultat d'une contusion ou d'une violence quelconque, **ne**
présente pas une gravité très grande. Mais il n'en est **pas**
de même quand la tumeur sanguine se produit au moment
de l'accouchement. Sans que le danger soit toujours imminent, cependant on ne saurait se dissimuler que, dans
certains cas, il peut se produire des hémorrhagies assez
considérables pour mettre en question la vie de la malade.
C'est pourquoi j'estime que l'on ne peut, dans un moment
aussi critique, s'entourer de trop de précautions, et l'on
doit tout faire pour mettre les bonnes chances de son côté.

Les indications que présente la question du traitement
varient suivant les circonstances dans lesquelles se trouve
la femme, et surtout suivant l'état de la tumeur.

Quand celle-ci est peu volumineuse, il convient d'essayer d'abord des résolutifs. On appliquera donc dessus
pendant un jour ou deux des linges imbibés d'eau de
Saturne. On pourra ensuite employer de la même manière
une solution de sel ammoniac. Dans un assez grand
nombre de cas, on parviendra à l'aide de ces simples
moyens à résoudre la tumeur. Au surplus, si l'on voulait
se borner à garder le repos et à attendre, il y a bon nombre
de cas dans lesquels elle se dissiperait spontanément.

Mais les choses ne se passent point toujours de la sorte,
et malgré le repos, malgré l'application de compresses
résolutives, on voit quelquefois le thrombus rester stationnaire, si même il n'augmente pas de volume. Quand il
en est ainsi, il faut bien, bon gré mal gré, en venir à l'incision. Celle-ci se fera de préférence du côté de la peau,
c'est-à-dire à la partie externe de la grande lèvre, si la
chose est possible; et cela afin d'éviter que les matières
qui s'écoulent par le vagin ne soient mises en contact avec

la partie interne de la poche et ne l'irritent ou l'enflamment. On cherchera à prolonger l'incision jusqu'au point le plus déclive de la tumeur, afin de faciliter l'écoulement des matières qu'elle renferme. Toutefois, on ne pourra pas toujours choisir le lieu où devra se faire l'incision, parce qu'il arrive quelquefois qu'une région très amincie de la tumeur menace de se rompre, auquel cas l'ouverture devra forcément se faire en ce point.

L'incision une fois faite, on vide la poche des caillots qu'elle renferme, et on lave ensuite à grande eau afin de déterger complètement. Puis on applique dessus un large cataplasme. On a soin de renouveler le lavage deux fois par jour avec des liquides émollients comme l'eau de guimauve ou de sureau. Il suffira généralement d'une semaine ou deux pour que la malade se rétablisse complètement.

§ 3. — NÉVRALGIE DE LA VULVE.

On observe quelquefois chez les femmes une sensibilité extrême des organes externes de la génération. Il existe une douleur très vive à la vulve, sans qu'aucune lésion extérieure puisse donner la raison de ce phénomène. Cette affection est évidemment de nature névralgique. Mais on s'est demandé si la vulve seule est affectée, et si la douleur n'aurait pas sa source plus haut, c'est-à-dire dans les nerfs qui se rendent à cette partie. Cela n'a pas en pratique une très grande importance ; aussi je ne m'y arrêterai pas.

C'est principalement chez les jeunes filles au moment de la puberté, chez les jeunes femmes avant le premier accouchement que l'on a lieu d'observer cette affection. Il est vrai que, chez les jeunes femmes nouvellement mariées, les excès de coït peuvent fort bien donner la raison des douleurs éprouvées. La disproportion entre les parties sexuelles des deux époux peut aussi expliquer dans certains cas ces douleurs névralgiques. On les a constatées aussi chez des femmes qui venaient d'atteindre l'âge critique. Il n'est pas très rare non plus de les voir surgir comme complication d'une maladie de matrice.

Mais il y a des femmes chez lesquelles la névralgie des parties génitales externes se produit, sans qu'il soit possible d'assigner une cause, même probable, à cet état.

La sensibilité de la vulve peut être plus ou moins vive; mais, dans bon nombre de cas, elle est telle, que les femmes redoutent jusqu'au moindre attouchement de la partie. La douleur est spontanée ou provoquée. Quand elle est spontanée, c'est-à-dire quand elle existe en dehors de toute espèce de contact ou de mouvement, elle apparaît à des intervalles variables et va s'irradiant dans les parties environnantes, à la cuisse, dans les fesses, dans les reins, etc. La douleur provoquée est celle qui ne se fait sentir que par le contact d'un objet, par suite d'un attouchement ou d'un mouvement. Celle-ci est plus vive que l'autre, et c'est elle qui occasionne surtout les plaintes des malades. Le simple frottement exercé par la marche est quelquefois si pénible, que les femmes préfèrent se condamner au repos le plus absolu, plutôt que de s'exposer à provoquer d'insupportables douleurs. Rien qu'en promenant le doigt sur le point affecté, ou même sur les poils qui couvrent la face externe des grandes lèvres, on occasionne de vives souffrances. Non-seulement les rapports conjugaux sont impossibles, mais encore on ne peut même introduire dans le vagin le siphon d'une seringue à injection sans arracher des cris à la malade.

Le plus souvent, la partie affectée ne présente aucune altération appréciable à la vue ou au toucher. Cependant on trouve quelquefois une rougeur légère, une inflammation chronique de la vulve ou du vagin, un écoulement de flueurs blanches plus ou moins abondant, des excoriations, des érosions de la vulve, des grandes lèvres, de l'orifice du vagin. Selon toute probabilité, ces lésions sont occasionnées par la douleur nerveuse, loin d'en être la cause ainsi qu'on l'a prétendu. Car, alors, comment expliquer les névralgies de la vulve dans laquelle on ne voit pas apparaître ces phénomènes ?

Il ne faut pas se dissimuler que le traitement de cette affection présente de grandes difficultés, non-seulement parce que la névralgie de la vulve est très rebelle, mais encore parce que ce qui réussit dans un cas échouera souvent chez une autre personne.

Je conseille les bains prolongés et souvent renouvelés. A l'intérieur, on donne des narcotiques ou des anti-spasmodiques, tels que la valériane, l'asa-fœtida, etc. Voici quelques formules :

Pr. : Valériane en poudre.....   30 gram.

Sirop de sucre......... ...   Q. S.

Pour faire un électuaire.

A prendre gros comme une noisette matin et soir.

Pr. : Extrait de valériane.....   5 gram.

Castoréum.............   2 gram.

Camphre..............   1 gram.

Thridace..............   2 gram.

F. S. A. 36 pilules. — 2 à 10 par jour.

Pr. : Asa-fœtida.............   10 gram.

Camphre..............   2 gram.

Conserve de roses........   Q. S.

F. S. A. 36 pilules. — 2 à 10 par jour.

Pr. : Asa-fœtida.............   5 gram.

Extrait de laitue.........   1,50.

F. S. A. 25 pilules. — Une toutes les 2 heures.

En même temps que ces médicaments internes, on met
en usage les topiques, c'est-à-dire des remèdes appliqués
sur le siége même du mal. La médication topique est
celle à laquelle je donne généralement la préférence,
parce que c'est elle qui m'a le plus souvent réussi. Ainsi
l'on maintiendra sur la vulve des gâteaux de charpie enduits de corps gras chargés de substances adoucissantes
ou narcotiques. On emploiera dans ce but le cérat opiacé
ou belladoné, plus la pommade au calomel. On cherchera
pareillement à introduire dans le vagin une mèche enduite de même, et que l'on rendra plus volumineuse à
chaque pansement. Les appareils seront changés deux
fois par jour. On associe à ces moyens des injections et des

lotions d'abord émollientes et narcotiques avec de l'eau de guimauve ou la décoction de pavot, puis le calomel étendu d'eau.

Il ne faut pas trop s'effrayer de ce traitement qui, au fond, n'a rien de bien terrible, mais cependant est assez douloureux, surtout au commencement, à cause des mouvements que la malade est obligée de faire, et qui lui occasionnent de vives douleurs. Bientôt on s'y accoutume. Sous l'influence de ces moyens, la sensibilité de toutes les parties ne tarde pas à se modérer et même à s'éteindre au point que les approches conjugales deviennent possibles, et que les femmes se considèrent bientôt comme tout à fait guéries.

Quelques médecins conseillent de poser un vésicatoire sur la grande lèvre. Pour mon compte, je ne l'ai jamais fait, craignant d'exaspérer plutôt que de calmer la douleur. Il est vrai que, quand le vési atoire a pris, et qu'on enlève l'ampoule qui en résulte, on peut alors faire un pansement avec de la morphine. Ce moyen, qui réussit en général dans les autres névralgies, aurait sans doute ici la même efficacité. Mais il faut attendre plusieurs heures avant d'appliquer le pansement morphiné, et pendant ce temps il ne faut pas oublier que les douleurs de la malade sont augmentées. Voilà pourquoi je n'ai jamais voulu employer le vésicatoire contre la névralgie de la vulve.

Un bon moyen de calmer les douleurs, c'est de faire des injections et lotions d'eau ordinaire avec vingt gouttes de chloroforme par litre. J'engage à ne point dépasser cette dose parce que si l'on met le chloroforme en plus grande proportion, il irrite les muqueuses.

Les homœopathes emploient dans ce cas : *coff.*, *acon.*,
n. vom., *spig.*, *verat*.

Tels sont les principaux moyens de traitement contre
une affection qui, pour n'être pas dangereuse, n'en est pas
moins pénible et extrêmement douloureuse. Il ne faut pas
se décourager si un remède échoue, mais en employer un
autre, car ce qui n'a aucun succès chez une personne peut
fort bien réussir chez une autre.

§ 4. — PRURIT DE LA VULVE.

Le prurit est moins une maladie qu'un symptôme. Il
consiste en une démangeaison plus ou moins insuppor-
table qui se fait sentir dans une partie quelconque du
corps.

Il existe quelquefois à la vulve un prurit qui, sans constituer une affection sérieuse, incommode cependant beaucoup les femmes, et leur fait rechercher ardemment tous
les moyens possibles de s'en débarrasser.

Il ne faut pas oublier que le prurit n'est souvent pas
autre chose que le symptôme d'une autre maladie, comme
l'eczéma ou quelque autre affection cutanée ; ou bien encore l'indice de la présence à la vulve d'oxyures vermiculaires. Néanmoins, on a quelquefois observé un prurit de
la vulve sans aucune lésion appréciable de la partie.

Quoi qu'il en soit, toute l'affection consiste dans un
seul symptôme, le prurit, dont l'intensité varie d'un moment à l'autre et présente parfois des exacerbations telles,
que les femmes malades ont toutes les peines du monde
à s'empêcher de se frotter et de se gratter, quelquefois

même devant le monde, et jusqu'au sang. Cette démangeaison provoque des attouchements qui peuvent devenir l'origine d'habitudes vicieuses. Elle excite aussi les désirs vénériens, et cela peut aller jusqu'à la nymphomanie, c'est-à-dire jusqu'à une exaltation telle du sens génital, que les femmes ou filles, emportées par l'ardeur de la passion, deviennent capables de se livrer à des obscénités révoltantes. Souvent la démangeaison peut même empêcher le sommeil des nuits.

Le traitement de cette affection sera purement local. On a conseillé contre le prurit de la vulve un grand nombre de médications. Je vais indiquer les principaux moyens mis en usage.

On a appliqué avec des succès variés des lotions narcotiques, émollientes, astringentes.

Ainsi :

Pr. : Eau d'orge .... 500 gram.

Alun .... 4 gram.

Ou bien :

Pr. : Eau commune................ 30 gram.

Borate de soude............... 4 à 8 gram.

Ou encore :

Pr. : Eau commune................ 30 gram.

Chlorure de chaux........... 0,20 à 0,30

La solution de sublimé corrosif a été grandement préconisée dans ces derniers temps. Je recommande de l'employer *chaude* pour injections et lotions.

Pr. : Bichlorure de mercure......... 10 gram.

Alcool .... 100 gram.

On met une cuillerée à café de cette solution dans un litre d'eau chaude pour les usages que j'ai indiqués.

J'ai employé ce traitement dans quelques circonstances, et le plus généralement les malades s'en sont bien trouvées. Du reste, cette médication est infaillible, quand le prurit est provoqué ou entretenu par la présence des oxyures vermiculaires. Dans des cas analogues on a encore obtenu de bons résultats avec le calomel associé au camphre, de la manière suivante :

Pr. : Calomel..................... 2 à 8 gram.

Axonge...................... 30 gram.

Mêlez.

Faire des onctions deux fois par jour avec cette pommade. Après quoi, saupoudrer avec la poudre suivante :

Camphre pulvérisé............. 1 partie.

Amidon .... 4 parties.

On a recommandé aussi les bains froids et les bains de mer. — Quelquefois, on cautérise les surfaces malades superficiellement avec le crayon de nitrate d'argent, ou mieux encore avec une solution très étendue de ce sel. Mais on ne devra employer ce remède que pour les cas fatigants et rebelles.

Quelques médecins emploient la pommade suivante :

Pr. :   Axonge ....   30 gram.
        Ether chlorhydrique chloré......   2 gram.
              Mêlez. — Pour onctions.

Les homœopathes conseillent dans ce cas : *con.*, *ars.*,
sulf., *rhus.*, *staphys.*, soit à l'intérieur, soit en lotions
plus ou moins étendues sur la partie malade.

Les divers moyens recommandés ici contre le prurit
de la vulve ont tous produit de bons résultats. Mais c'est
le cas de redire, que telle chose réussit chez l'un, qui
échoue chez l'autre. Aussi, est-ce presque toujours à force
de tâtonnements que l'on arrive à choisir ce qui convient
précisément au cas auquel on a affaire. Du reste, le mal
n'ayant par lui-même aucune gravité, cela ne présente
d'autre inconvénient que de prolonger outre mesure une
situation désagréable et incommode, plutôt que dangereuse.

II. — MALADIES DU VAGIN.

A mesure que nous avançons dans cette étude, nous
pénétrons dans des régions plus profondes pour l'exploration desquelles l'œil seul ne suffit plus. En effet, si pour
constater une inflammation ou toute autre lésion de la vulve,
il suffit de découvrir et de regarder la partie malade, il

n'en est plus de même pour ce qui concerne le vagin et surtout la matrice. Sans doute, dans bon nombre de cas, les symptômes qui se manifestent extérieurement peuvent suffire pour donner de grandes probabilités sur le siége et la nature de la maladie. Mais outre qu'il n'en est pas toujours ainsi, ces probabilités d'ailleurs ne constituent jamais une certitude, toujours si désirable quand il s'agit de questions de cette importance.

Il a donc fallu suppléer à ce qui manquait, et trouver des moyens d'investigation qui permissent de se rendre compte, aussi exactement que possible, tant de la lésion elle-même que du lieu où elle est située.

L'exploration par le toucher ou à l'aide du spéculum, tels sont les principaux moyens que l'on met en usage dans le but de remplir ces indications.

Le toucher consiste à introduire dans le vagin le doigt indicateur, préalablement enduit d'un corps gras, afin de faciliter le glissement. Les notions anatomiques que doit posséder l'opérateur, et l'habitude de ces sortes d'explorations permettront dans beaucoup de cas de reconnaître quelques altérations du vagin ou de la matrice, à l'aide de ce seul moyen. Ainsi, quand les organes n'auront pas leur souplesse habituelle, et que la muqueuse du vagin présentera des rugosités, quand l'introduction du doigt sera douloureuse, etc., ce seront autant d'indices par lesquels on sera mis sur la voie de certaines affections. La pratique du toucher est surtout précieuse pour ce qui se rapporte à la grossesse et aux accouchements. On dit avec raison qu'un bon accoucheur doit avoir l'œil au bout du doigt ; jamais dicton n'a été mieux appliqué. Le toucher rend encore de très grands services quand il s'agit de reconnaître les déplacements de matrice, ainsi que nous le verrons plus loin. Quelquefois on est obligé de pratiquer le toucher, non plus par le vagin, mais par le rectum. Le mode opératoire est le même que pour le toucher vaginal, et n'est pas, du reste, plus pénible.

Mais si, à l'aide du toucher, on peut parvenir à connaître les rapports des organes entre eux, leur consistance, etc., ces indications ne suffisent pas toujours. Il faut pouvoir, non-seulement palper, mais encore voir. C'est dans ce but que l'on emploie le *spéculum*. Ce mot qui, en latin, signifie *miroir*, désigne en français une série d'instruments propres à dilater certaines cavités, de manière que l'on puisse voir l'état intérieur d'un organe, soit directement, soit au moyen des surfaces réfléchissantes de ces instruments. C'est ainsi que l'on a construit des spéculums pour l'oreille, pour l'anus, etc. Nous n'avons à nous occuper ici que du spéculum ordinaire, celui qui est d'un usage journalier dans l'étude des maladies des femmes. Il y en a de plusieurs sortes; je décrirai seulement ceux dont on se sert le plus habituellement.

Le premier de tous, le plus simple, le plus facile à manier, celui auquel je donne le plus souvent la préférence, à moins d'indications contraires, est celui auquel on a donné le nom de *spéculum plein*. C'est un tube d'étain (*fig.* 16) très poli, légèrement conique, dont le calibre est variable et proportionné à l'ampleur du vagin dans lequel il doit être introduit. L'extrémité qui pénètre jusqu'à la matrice présente un rebord circulaire arrondi destiné à embrasser le col utérin sans le blesser. A l'autre extrémité qui est plus évasée, est adapté un manche qui fait un angle droit avec l'instrument. La longueur du spéculum est à peu près la même que celle du vagin. Pour faciliter son introduction, on le munit quelquefois d'un ambout ou mandrin en bois poli. Cet ambout présente une extrémité arrondie et lisse qui s'emboîte exactement dans la partie circulaire du spéculum qui doit pénétrer le plus profondément. De cette manière, on évite les pincements de la muqueuse vaginale; quand l'instrument est complètement introduit, on retire l'ambout.

Mais il y a des malades chez lesquelles le vagin est tellement étroit ou endolori, qu'elles ne peuvent supporter l'introduction d'un spéculum à dimensions ordinaires. C'est pourquoi on a fabriqué des instruments dont les proportions sont plus exiguës. Il en existe plusieurs modèles, parmi lesquels je citerai le spéculum à trois valves, représenté fig. 17 et 18. Réduit aux plus petites dimensions, ce spéculum est facile à introduire. Une fois qu'il est posé, on peut, à l'aide d'un mécanisme très simple, lui imprimer un développement qu'il est, d'ailleurs, toujours facile de

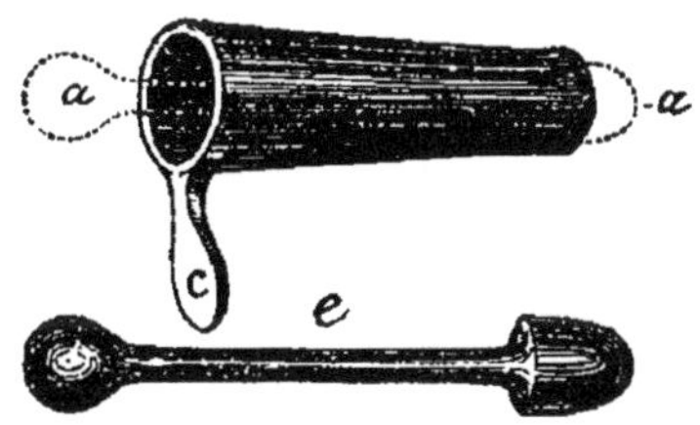

Figure 16

Dans la partie supérieure, *c* indique le manche du spéculum. La ligne pointée en *a a* indique la position de l'ambout dans l'instrument. L'ambout est lui-même représenté isolément au-dessous en *e*.

modérer et de limiter, en raison de la susceptibilité des organes. Ce spéculum et quelques autres, construits d'après les mêmes données, me rendent journellement dans la pratique les plus grands services.

Mais si le choix de l'instrument a une incontestable importance, il faut aussi de la part de celui qui le manie une

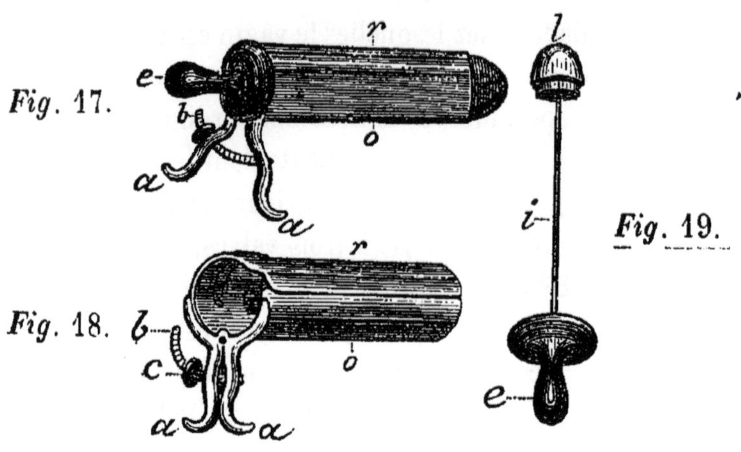

Fig. 17. — SPÉCULUM A TROIS VALVES, FERMÉ.

r o valves du spéculum, *a a* les deux manches fixés sur ces valves, *b* pas de vis en quart de cercle traversant un des manches qui glisse sur lui pour aller rejoindre l'autre manche, *e* manche de l'ambout représenté fig. 19, introduit ici dans le spéculum.

Fig. 18. — LE MÊME SPÉCULUM OUVERT.

Les deux manches *a a* sont rapprochés et maintenus sur le pas de vis *b* par une virole *c*. Les deux valves *r o* écartées, ont permis le développement d'une troisième valve qui n'a pu être indiquée sur la figure.

Fig. 19.— AMBOUT DU SPÉCULUM A TROIS VALVES.

e manche de l'instrument, *l* extrémité arrondie destinée à faciliter l'introduction du spéculum, *i* tige de l'ambout.

certaine dextérité qui, il faut le dire, ne s'acquiert que par une assez longue habitude. Il est facile de s'en rendre compte. Le médecin qui ne fait usage du spéculum que par hasard et suivant les besoins de la pratique ordinaire, ne pourra nécessairement jamais arriver à une aussi grande habileté que celui qui s'est appliqué spécialement, depuis plus ou moins longtemps, à l'étude et au traitement des affections qui réclament l'emploi continuel du spéculum. Aussi m'arrive-t-il souvent de voir des malades qui viennent me trouver après avoir consulté d'autres médecins, manifester leur étonnement et leur satisfaction de ce que l'introduction du spéculum, qui jusqu'alors avait toujours provoqué chez elles de vives douleurs, avait pu s'opérer par mes mains sans leur occasionner les souffrances qu'elles redoutaient, non sans raison.

Pour faire usage du spéculum, la femme sera placée soit sur le bord du lit, soit sur un meuble disposé exprès, les cuisses écartées et les pieds maintenus de telle sorte, que la position ne soit pas fatigante. Cette condition a une grande importance. En effet, il est nécessaire que tous les muscles se trouvent dans le plus complet relâchement, afin que les recherches, rendues plus faciles au médecin, soient aussi moins douloureuses pour la femme. L'opérateur, assis devant la malade, écarte d'abord les grandes et petites lèvres d'une main ; puis de l'autre, prenant le spéculum, qu'on a eu soin de graisser d'abord, il le fait pénétrer lentement jusqu'au fond du vagin ; s'il s'est servi d'un ambout, il le retire alors, ainsi que j'ai déjà dit. Quand l'instrument est en place, il éclaire d'une vive lumière les parties auxquelles aboutit son extrémité profonde. En effet, sa face intérieure fait office de réflecteur, pourvu, bien entendu, que l'on ait soin de se placer du côté de la lumière du jour, ou, si celle-ci est insuffisante, de mettre devant l'orifice extérieur une bougie allumée.

Avec le spéculum, aucune lésion de la face interne du vagin ou du col de l'utérus ne reste inaperçue. Ainsi les ulcères, le cancer ne peuvent être méconnus. A l'aide de cet instrument, on apprécie encore les diverses colorations des tissus, signe bien précieux dans certains cas. C'est encore le spéculum qui permet de constater si certains écoulements viennent du vagin ou de la matrice, etc.

On le voit donc, le spéculum peut rendre les plus grands services dans les recherches souvent difficiles et toujours délicates auxquelles il faut nécessairement se livrer dans l'étude des maladies des femmes. Beaucoup, cependant, répugnent à se soumettre à ce mode d'investigation. Certes, je comprends trop bien le sentiment de pudeur qui les retient, pour avoir le courage de les blâmer. Mais, qu'elles me permettent de le leur dire, il ne faut rien exagérer. On perd souvent un temps précieux à ces hésitations, sans compter que, finalement, il faut presque toujours en arriver là, et alors on se présente dans des conditions beaucoup moins avantageuses; le mal a eu le temps de progresser, si même quelquefois il n'est pas devenu incurable.

Est-il besoin d'ajouter que le médecin, habitué à voir tous les jours des infirmités de ce genre, demeure complètement étranger à tout ce qui pourrait ressembler à un sentiment d'indiscrétion ou de curiosité! Il n'est personne qui pensera le contraire, et les femmes elles-mêmes savent parfaitement à quoi s'en tenir à cet égard. Malheureusement elles se laissent influencer par un sentiment de retenue instinctive auquel, trop souvent, elles sacrifient leur santé. Je ne saurais trop chercher à mettre en garde contre de telles exagérations, sachant combien il peut en résulter de funestes conséquences.

Ceci étant établi, entrons maintenant dans l'étude des principales maladies du vagin.

§ 1er. — INFLAMMATION DU VAGIN, OU VAGINITE.

L'inflammation du vagin peut se présenter à l'état aigu ou à l'état chronique.

I. — VAGINITE AIGUE. — Il est fort difficile de savoir, dans bien des cas, à quelles causes il convient d'attribuer la production de la vaginite.

Toutes les irritations violentes et de longue durée qui portent leur action sur le vagin peuvent être causes de son inflammation. Nous citerons particulièrement l'introduction des pessaires et surtout le long séjour de ces corps étrangers dans le vagin. L'introduction, violente ou non, d'un pénis disproportionné pourra pareillement entraîner l'inflammation du conduit.

Mais, il faut bien le dire, les causes de cette nature n'ont pas souvent lieu d'être observées, et, en tous cas, elles agissent rarement avec une intensité suffisante pour provoquer seules l'inflammation vaginale. Il en résulte que la vaginite simple aiguë, non vénérienne, est une affection relativement rare. En ceci, le vagin ne présente pas les mêmes tendances que la vulve, laquelle étant exposée à des violences extérieures de toute nature, contracte beaucoup plus facilement des inflammations de toute espèce.

On peut donc dire que, sauf quelques cas rares, la contagion est la cause la plus fréquente de la vaginite, ce qui revient à dire que presque toutes les fois que le vagin est enflammé, c'est à une blennorrhagie que l'on a affaire. Qu'est-ce donc que la blennorrhagie? C'est une maladie vénérienne contagieuse qui se produit chez l'homme et chez la femme *le plus souvent* à la suite de rapports sexuels avec une personne affectée. Je dis *le plus souvent*, car il arrive quelquefois que la malpropreté favorise singulièrement la contagion, si même elle ne produit pas seule la blennorrhagie. D'autres fois cette affection, bien que provoquée par des rapports avec une autre personne, ne prouve nullement que celle-ci soit contaminée. Les circonstances dans lesquelles ces rapports ont pu avoir lieu, l'etat de surexcitation plus ou moins grande dans lequel se trouvaient l'un des deux ou tous les deux, l'ingestion préalable de certaines boissons ou liqueurs, comme le café, l'eau-de-vie, la bière; certaines conditions atmosphériques, etc., peuvent être cause que, du contact de deux individus sains, il résulte pour l'un, sinon pour tous les deux, un état inflammatoire des organes génitaux. Toutefois, il convient d'être extrêmement réservé dans l'interprétation de pareils faits. Ainsi, l'on admet, non sans raison, que les excès de tout genre, les grandes fatigues, les rapports sexuels trop souvent répétés, produisent la vaginite. Mais il ne faudrait point conclure de là que dans ces circonstances il y ait toujours blennorrhagie. Cela arrive quelquefois, souvent même, mais non pas cependant toutes les fois que la muqueuse vaginale est enflammée.

Je ne quitterai pas ce sujet sans parler de l'immunité

dont paraissent jouir certaines personnes relativement à
la contagion. La cohabitation ordinaire avec un individu
affecté paraît être une sorte de préservatif. J'ai soigné
pendant quelque temps une femme . qui avait une
vaginite, et dont le mari est toujours resté parfaitement sain , malgré des rapports fréquents , d'ailleurs
très douloureux pour cette femme. Il y avait pour le
mari une sorte d'acclimatement. Nul doute que si cette
femme avait eu des rapports avec une autre personne,
elle lui aurait communiqué son mal. J'ai eu l'occasion d'observer plusieurs faits analogues et je possède un certain nombre d'observations qui confirment
celle-ci.

La vaginite débute ordinairement par un écoulement,
et dans les cas d'inflammation peu intense de la muqueuse,
il n'y a guère d'autre symptôme concomitant. Il résulte
de là que chez certaines femmes, celles surtout qui sont
sujettes à des écoulements fréquents, leucorrhéiques ou
autres, le début de la maladie est peu accusé et passe
quelquefois inaperçu. En effet, l'écoulement morbide ne
présente pas toujours des différences assez tranchées avec
ceux qui ont lieu habituellement, pour attirer l'attention
de la malade. C'est ainsi que les choses se passent dans
bon nombre de cas, où l'on ne constate l'existence du mal
que quand il est arrivé à son entier développement. Toutefois, quand la maladie présente une certaine intensité,
les symptômes se déclarent d'une manière assez nette pour
qu'on puisse fixer le début de l'inflammation.

Les malades éprouvent un peu de douleur en marchant
et parfois en urinant. Puis survient un sentiment de chaleur à l'entrée du vagin, à l'urèthre, quelquefois dans

plusieurs points à la fois, entre la vulve et l'utérus, suivant le siége de l'inflammation. Survient bientôt un écoulement auquel ne font pas attention d'abord les femmes habituées aux flueurs blanches, tandis qu'il préoccupe les autres. Mais quel que soit l'état habituel de santé, l'apparition de taches sur le linge indique bientôt la nature de l'écoulement, clair d'abord, puis opalin, puis épais, jaune et quelquefois verdâtre. La douleur n'est pas très aiguë, et souvent la malade n'éprouve qu'un sentiment de pesanteur vers le bassin, avec une chaleur incommode. La matière de l'écoulement peut devenir considérable et produire sur le linge, particulièrement à la partie postérieure de la chemise, des taches qui ont une coloration analogue à celle de l'écoulement, et quand elles sont desséchées, donnent au linge une consistance semblable à celle produite par l'empois. Chez les femmes sujettes aux flueurs blanches, l'apparition de l'inflammation aiguë fait quelquefois cesser l'écoulement leucorrhéique, auquel succède le flux morbide dont je viens de parler. Dans d'autres cas, la leucorrhée se convertit tout simplement en flux inflammatoire ou blennorrhagie. On remarque quelquefois que la matière de l'écoulement est striée de sang. Cette particularité n'indique aucune gravité plus grande dans la maladie.

L'examen des parties à l'aide du spéculum permet de constater diverses lésions dans un ou plusieurs points du conduit vulvo-utérin. La muqueuse enflammée est d'un rouge vif, tuméfiée, chaude. Le contact du doigt, et à plus forte raison l'introduction du spéculum, y détermine une vive douleur. Il peut arriver que le vagin reste plusieurs jours en cet état, sans qu'il y ait écoulement. Et même, dans certains cas, la maladie parcourt toutes ses périodes

sans que l'écoulement se produise. On a affaire alors à **une**
vaginite ou blennorrhagie sèche. Mais, dans l'immense **ma-**
jorité des cas, la partie affectée et celles situées au-**dessous**
sont baignées d'un liquide d'autant plus abondant, épais et
verdâtre, que la maladie est plus avancée dans la période
d'acuité.

La muqueuse vulvaire, celle qui recouvre la partie
vaginale de l'utérus, la muqueuse uréthrale, participent souvent à l'inflammation du vagin, et présentent
quelquefois des plaques plus ou moins nombreuses ressemblant à des surfaces de vésicatoires en pleine suppuration.

Tel est l'état aigu de la vaginité. Cet état ne persiste
guère au-delà d'une semaine; et même, chez beaucoup de
femmes, il est moins long et fort léger. Après un temps

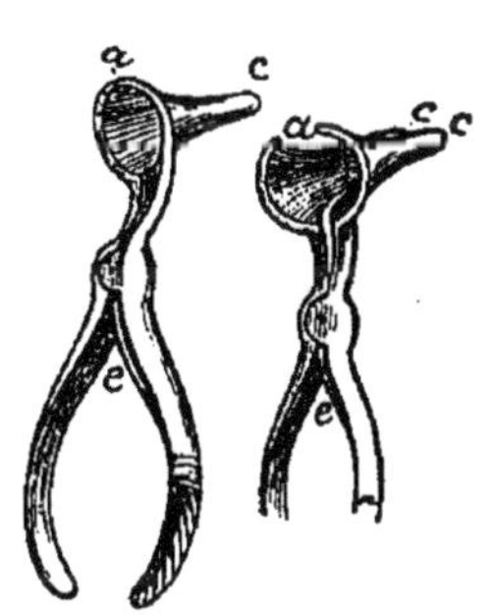

Fig. 20.   *Fig.* 21.

PETIT SPÉCULUM DU CANAL DE L'URÈTHRE CHEZ LA FEMME.

La fig. 20 représente l'instrument fermé, tel qu'on l'introduit dans le
canal. *e* partie où convergent les deux manches de l'instrument. Rapprochées l'une de l'autre, ces deux branches produisent de *a* en *c* un écar-
tement plus ou moins grand, ainsi qu'on voit fig. 21, qui représente
l'instrument ouvert.

variable, la douleur s'apaise peu à peu, l'écoulement devient blanc, puis opalin, et il peut persister indéfiniment ainsi, à moins qu'on ne lui oppose un traitement convenable. En examinant alors à l'aide du spéculum, on trouve la muqueuse moins rouge et moins tuméfiée, et après deux ou trois semaines, c'est à peine si cette membrane présente quelques traces de lésion, pourvu cependant que l'inflammation n'ait pas été entretenue par des excitations plus ou moins nombreuses.

La vaginite et la blennorrhagie se confondant souvent chez la femme, il ne sera pas inutile de dire quelques mots relativement aux diverses manifestations de la blennorrhagie et à son siége. La vaginite d'abord, la vulvite ensuite, et enfin l'inflammation du canal de l'urèthre ou uréthrite, telles sont par ordre de fréquence les modifications pathologiques que l'on trouve dans la blennorrhagie. Il y a encore celle qui est bornée au col de la matrice, mais elle est beaucoup plus rare.

L'uréthrite existe rarement seule, et il n'est pas toujours facile de constater sa présence. Pour y parvenir, on introduira un doigt dans le vagin au-dessus du méat urinaire ; puis on presse sur la paroi antérieure de ce conduit en ramenant le doigt du dedans au dehors. Si le méat urinaire contient de la matière puriforme, on la fera sourdre ainsi. Mais il y aura beaucoup de circonstances dans lesquelles il deviendra fort difficile, pour ne pas dire impossible, de constater cette lésion, surtout si les femmes ont intérêt à la dissimuler, ce qui arrive assez fréquemment. Dans ces circonstances, on aura recours au petit spéculum uréthral (*fig*. 20-21) à l'aide duquel il sera possible d'examiner le canal dans toute sa profondeur.

Après une période aiguë d'une semaine environ, la vaginite persévère ordinairement pendant deux ou trois semaines encore, affectant une intensité moindre. C'est la période subaiguë de la maladie. Si l'on n'oppose point à cette inflammation un traitement approprié, elle passe presque toujours à l'état chronique ; il reste encore une possibilité de transmettre l'affection pendant un temps qu'il est impossible de préciser.

On traitera la vaginite comme les inflammations ordinaires. Quand elle est très intense, on emploiera dans la période aiguë les grands bains et les bains de siége. Quelques émissions sanguines pourront être utiles dans certains cas. Si la douleur est vive, on pourra donner quelques opiacés, par exemple :

Pr. : Extrait d'opium.......... 0,30 gram.

Conserve de roses........ Q. S.

F. S. A. 6 pilules.—1 à 2 par jour.

Les injections émollientes et narcotiques sont d'un bon usage. On les fait avec une décoction de guimauve, de graine de lin, de têtes de pavot. Je recommande souvent l'usage d'un tampon de charpie imbibé des liquides émollients de l'injection. On introduit dans le vagin ce tampon, que l'on peut facilement retirer à l'aide d'un fil qui sort par la vulve. Cette opération peut être faite par la malade elle-même. Le tampon ne doit pas être trop volumineux, parce qu'il causerait de la gêne et pourrait occasionner quelquefois de la douleur.

Après la période aiguë, on mettra en usage les injections

astringentes et légèrement caustiques dont voici des formules :

Pr. : Acétate de plomb cristalisé...   15 gram.

Eau.......................   500 gram.

Deux injections par jour.

Pr. : Nitrate d'argent............   1 gram.

Eau.......................   300 gram.

Une injection par jour.

Quand il n'y a pas de douleur, je préfère cautériser avec le nitrate d'argent solide.

II. — Vaginite chronique. — La vaginite chronique, que l'on désigne encore quelquefois sous le nom de blennorrhée, se manifeste chez la femme quelquefois d'emblée par un écoulement qui présente tous les caractères de la chronicité. Dans d'autres cas, cet écoulement succède à une vaginite aiguë. Dans l'opinion d'hommes très compétents, l'écoulement de la blennorrhée n'aurait aucun caractère inflammatoire et ne serait qu'un flux muqueux. Cela importe peu ; nous n'avons ici qu'à examiner les symptômes du mal et à rechercher les moyens de le guérir.

Les femmes à tempérament lymphatique ou scrofuleux sont assez sujettes à contracter la blennorrhée. Les excès de tout genre, surtout les excès vénériens, dans quelques cas la contagion, peuvent occasionner cette affection. J'ai dit aussi qu'elle pouvait succéder à une inflammation aiguë de la muqueuse vaginale.

Les symptômes que présente cette maladie sont très

simples et se réduisent en somme à la présence d'un écoulement dont la couleur et la consistance sont variables. Ordinairement c'est du muco-pus blanc assez fluide, faisant sur le linge de petites taches grisâtres qui ressemblent assez à des taches de sperme. — Toutefois, l'examen au spéculum permet assez souvent de constater au col de la matrice des granulations et des érosions qui, sans doute, sont la source de cet écoulement prolongé.

La durée de la blennorrhée est indéfinie, si on ne lui oppose pas un traitement sérieux. La terminaison est le plus ordinairement la guérison, bien que l'on ait pu observer quelques cas rebelles à tout traitement.

Mais il y a une forme particulière de vaginite chronique sur laquelle l'attention des observateurs a été appelée depuis quelques années. C'est la *vaginite granuleuse*. Elle est caractérisée par le développement sur la muqueuse vaginale de granulations rouges, non douloureuses, tantôt éparses et isolées, tantôt et même le plus souvent confluentes, en sorte que la partie affectée paraît comme chagrinée. Le mal occupe soit une partie seulement, soit la totalité du vagin. En même temps il se fait par les parties génitales un écoulement abondant, purulent, plus ou moins verdâtre.

Les causes de cette affection sont fort obscures. On l'a constatée le plus souvent chez des femmes enceintes; mais cependant la grossesse n'est pas une condition nécessaire pour que la maladie se produise, ainsi que j'ai pu m'en assurer moi-même chez quelques malades.

La vaginite granuleuse ne provoque pas d'ordinaire beaucoup de douleur. La maladie s'annonce par un écoulement vaginal dont j'ai désigné plus haut les caractères.

Cet écoulement ressemble assez à celui de la vaginite ou blennorrhagie aiguë pour rendre quelquefois une méprise possible, si l'on n'avait la ressource du toucher et de l'examen au spéculum.

Le doigt introduit dans le vagin glisse entre deux surfaces dures, rugueuses, chagrinées ; il perçoit une augmentation très sensible de la température.

Si l'on applique le spéculum, on voit à la surface du vagin de petites saillies rougeâtres dont le diamètre varie entre 1/2 millim. et 2 millim., ayant la forme d'une demi-sphère adhérente par sa base ; quelquefois elles s'allongent et prennent la forme de petits cylindres. Ces granulations, dont le nombre est toujours considérable, varient cependant entre des limites assez étendues. Tantôt, en effet, elles sont isolées et éparses dans le vagin, tantôt agglomérées et confluentes. Elles se développent sur la totalité de la muqueuse vaginale ou sur une partie seulement, et peuvent envahir le col de la matrice.

Cette maladie est essentiellement chronique. La marche est très lente, et sa durée peut dépasser plusieurs années. La guérison spontanée est très rare ; on l'a vue quelquefois arriver à la suite d'un accouchement, mais j'ai constaté des faits contraires, notamment à l'Hôtel-Dieu de Paris, en 1852. Je retrouve dans mes notes l'observation d'une femme de 22 ans qui était venue faire ses couches à l'hôpital. Avant l'accouchement, on avait constaté l'existence d'une vaginite granuleuse qui n'était pas encore guérie un mois après.

Le traitement de la vaginite chronique présente d'assez grandes difficultés, car il faut lutter contre une affection rebelle.

On mettra d'abord en usage la médication recommandée pour la seconde période de la blennorrhagie, c'est-à-dire les injections astringentes ou caustiques. L'expérience m'a prouvé que la cautérisation au nitrate d'argent était préférable encore.

La constitution du sujet est quelquefois très débilitée, soit par le traitement antérieur, soit parce que le tempérament est naturellement faible. Dans ces occurrences, on devra d'abord recommander un régime substantiel, l'usage du vin de Bordeaux pur, les toniques et les ferrugineux. On prescrira par exemple les pilules de Vallet au carbonate de fer, les eaux de Spa ou de Pougues; j'ai prescrit souvent les bains de mer avec avantage; l'emploi de la médication tonique seule suffit dans certains cas pour faire dissiper rapidement l'écoulement de la blennorrhée. Dans tous les cas, les toniques donnent de nouvelles forces pour pouvoir mieux résister au mal et supporter plus facilement le traitement par les caustiques, ou tout autre.

Chez les femmes lymphatiques ou scrofuleuses, je recommande l'injection suivante :

Pr. :   Teinture d'iode......   4 gram.

Eau distillée ....   90 gram.

Mais il est inutile d'avoir recours à ce mode de traitement, si l'on n'est déterminé à le continuer tout le temps que cela sera nécessaire, souvent plusieurs semaines.

La plupart de ces moyens n'auront qu'une minime influence sur la vaginite granuleuse. Pour cette forme de l'inflammation chronique, il conviendra d'insister particulièrement sur les injections de nitrate d'argent. Les **bains** entiers et les bains de siége seront employés comme adjuvants. Les malades devront avoir des soins de propreté méticuleuse. Elles devront avoir un régime substantiel, mais éviter tout excitant.

Je n'ai rien dit du traitement homœopathique de la vaginite. L'école d'Hahnemann recommande particulièrement dans ce cas : *merc.*, *puls.*, *sep.*, *sulf.*, *lyc.*, etc. Mais à vrai dire, le traitement tel qu'il est indiqué dans tout le cours de l'article, est éminemment homœopathique, en grande partie du moins. En effet, je recommande les injections caustiques, ou même la cautérisation directe des surfaces enflammées. Cela revient à dire que je traite par les semblables, c'est-à-dire homœopathiquement, puisque je provoque une nouvelle inflammation là où il en existe déjà une. Cette méthode est mise journellement en pratique par des hommes éminents, et les malades n'ont qu'à s'applaudir d'être traités de la sorte. Et voilà comment on fait quelquefois de l'homœopathie sans le savoir. Au surplus, peu importe. La grande affaire, c'est de guérir le malade, sans s'inquiéter de savoir quel nom il convient d'assigner à la méthode employée.

§ 2. — FISTULES VAGINALES.

Une fistule est une solution de continuité qui se produit au milieu des tissus de l'économie, et donne lieu à un canal accidentel plus ou moins long et étroit qui fait communiquer ensemble des cavités ordinairement isolées l'une de l'autre. Ce canal peut, dans certains cas, donner passage à des matières liquides ou solides dont la présence continuelle s'oppose souvent à la guérison de la lésion.

Il y a bien d'autres fistules que celles des voies génito-urinaires, mais nous n'avons à nous occuper ici que des fistules urinaires chez la femme.

Si, dans la plupart des cas, les fistules sont occasionnées par quelque violence qui comprime ou dilacère les tissus, il est aisé de prévoir que les fonctions dévolues au vagin, principalement dans l'acte de l'accouchement, exposeront ce conduit à un grand nombre de lésions dont quelques-unes ont pour effet de déterminer des trajets fistuleux.

Les fistules vaginales sont nombreuses. Je les énumérerai toutes. Mais je ne saurais donner l'histoire complète de chacune. Je décrirai seulement celle que l'on a le plus fréquemment occasion d'observer. Le nom donné à chaque espèce de fistule indique suffisamment son trajet, ainsi qu'il va être facile de s'en convaincre.

La fistule *vésico-utéro-vaginale* est celle qui fait communiquer la vessie avec le col de l'utérus et le vagin en même temps. L'urine alors se fraie un passage au dehors, soit par la cavité du col utérin, soit par le vagin. Dans la fistule *uréthro-vaginale*, c'est le canal de l'urèthre qui est mis en communication avec le vagin. Mais souvent, néanmoins, les urines ne s'écoulent pas au dehors malgré la malade, parce que le col de la vessie, bien fermé, s'y oppose. — Il peut arriver qu'une portion d'intestin enflammée adhère au vagin, que les deux parois adossées se mortifient, et que finalement il se fasse une ouverture par laquelle l'intérieur de l'intestin communique avec le vagin. On a alors affaire à une fistule *vésico-intestinale*. Dans ce cas, il arrive souvent que les matières élaborées dans l'intestin se fraient un passage par le vagin et arrivent à la vulve. — Les fistules *recto-vaginales* sont une variété de la précédente. Ici, c'est le rectum ou dernière partie de l'intestin qui est mis en communication avec le vagin. Alors encore, les matières fécales peuvent passer par le vagin et la vulve. Dans l'un et l'autre cas, c'est une bien dégoûtante infirmité. Heureusement on peut en guérir. — Quelquefois l'urine sort par le vagin, sans que cependant il y ait communication entre ce conduit et la vessie. Cela provient, ou de ce que la vessie communique avec l'utérus, fistule *vésico-utérine*, ou de ce que l'uretère vient s'ouvrir dans ce même organe, fistule *urétéro-utérine*. — Mais la fistule des voies urinaires que l'on a le plus souvent occasion de constater chez la femme, c'est la fistule *vésico-vaginale*, dont nous allons parler un peu plus longuement que des autres. L'étude de celle-ci permettra de se faire une idée de celles que nous ne pouvons décrire.

Ainsi que son nom l'indique, la fistule vésico-vaginale fait communiquer la vessie avec le vagin.

C'est presque toujours à un accouchement laborieux qu'est due la production de cette fistule. Le passage du fœtus ou plutôt son séjour prolongé au milieu du canal occasionne dans certains cas une mortification qui, venant ensuite à se gangréner, tombe, et dès lors il y a communication entre le réservoir de l'urine et le vagin. Le séjour d'une pierre dans la vessie, ou d'un corps étranger dans le vagin, peut donner lieu aux mêmes accidents.

La solution de continuité peut être plus ou moins étendue et le trajet plus ou moins long et sinueux. C'est ainsi que certaines fistules pourraient à peine donner passage à un gros crin, tandis que d'autres admettraient le calibre d'une plume à écrire et même davantage.

Les symptômes sont faciles à constater. On voit l'urine s'écouler par le vagin qui est enflammé, la vulve est excoriée, ainsi que la partie interne des cuisses. Les malades exhalent une odeur urineuse, l'écoulement de l'urine n'est pas toujours continu ; il présente, dans certains cas, des intermittences qui sont dues non pas à ce que la malade peut retenir ses urines, mais à d'autres circonstances, par exemple à ce que, en prenant telle ou telle position, la direction du trajet fistuleux peut se trouver momentanément changée ou le calibre oblitéré. Par l'examen au spéculum, on constate assez facilement d'ordinaire et la nature de la fistule et son siége. Toutefois, ce n'est pas toujours du premier abord que l'on arrive à ce résultat, la fistule étant quelquefois presque imperceptible et ne laissant pas toujours suinter l'urine.

La présence d'une fistule faisant communiquer la vessie avec le vagin constitue une affection évidemment grave. Le contact de l'urine sur les téguments provoque des souffrances et une grande incommodité ; les malades exhalent une odeur infecte, et finissent par tomber dans un découragement profond provoqué surtout par la difficulté d'obtenir la cicatrisation. Et cependant cette cicatrisation s'opère quelquefois toute seule, ainsi qu'on en cite des exemples. On comprend cependant que cela ne peut constituer que des exceptions, et que généralement on n'est guère en droit d'espérer la guérison spontanée.

Quant au traitement, il est éminemment chirurgical, et je ne puis m'étendre sur la description des différents procédés que l'on met en usage journellement pour obtenir la cicatrisation de ces fistules. La cautérisation, la suture et l'autoplastie, telles sont les trois méthodes principales auxquelles les chirurgiens ont recours. Chacune d'elles compte des succès.

§ 3. — CHUTE DU VAGIN.

La chute du vagin consiste en ce que la membrane interne ou muqueuse de ce conduit se boursouffle et vient faire saillie, soit dans l'intérieur du canal vulvo-utérin, soit entre les grandes lèvres. Il ne faut pas confondre cette maladie avec le renversement du vagin qui accompagne toujours et nécessairement la chute de matrice, ainsi que nous verrons plus loin.

Pour bien se rendre compte de ce qui se passe ici, il faut savoir que la muqueuse qui tapisse l'intérieur du vagin n'est pour ainsi dire que la doublure des autres tuniques qui forment cette sorte de gaîne. Cette doublure se trouve unie aux autres tissus d'une manière assez lâche ; en sorte que si, par suite d'une cause quelconque, les liens qui unissent la muqueuse à l'enveloppe vaginale externe se trouvent rompus, cette muqueuse, n'étant plus soutenue, ballotera en sens divers et fera saillie, soit dans le vagin, soit à la vulve, suivant que le relâchement sera plus ou moins grand. C'est cette disposition que l'on appelle chute du vagin, improprement à la vérité ; car il n'y a véritablement que la membrane interne ou muqueuse qui ait éprouvé quelque dérangement.

La chute du vagin est complète quand la tumeur proémine hors de la vulve, et incomplète quand elle fait seulement saillie à l'intérieur du vagin. Il peut se faire que toute la circonférence du vagin forme la tumeur, ou qu'une partie seulement de la muqueuse y participe.

Les accouchements laborieux sont une des causes les plus fréquentes de la chute du vagin, soit parce que la tête de l'enfant exerce une pression trop grande, soit à cause de l'action de la main de l'accoucheur ou des instruments qu'il emploie. Une violence extérieure, l'introduction forcée dans le vagin d'un corps quelconque, des efforts de la part de la femme, peuvent occasionner le même résultat.

Les malades éprouvent de la pesanteur à l'orifice du vagin. En y portant le doigt, on sent une tumeur de forme variable, arrondie si la chute est partielle, double quand la muqueuse fait saillie en avant et en arrière, circulaire enfin et produisant à peu près l'effet d'un bourrelet si le prolapsus est total. Il y a de la gêne dans la marche et difficulté à rester assis, ténesme vésical, parfois douleur en urinant, constipation quand la tumeur fait une saillie notable; l'irritation que cause le frottement pendant la marche, jointe à celle que détermine le contact de l'urine sur les tissus, donne lieu à d'autres symptômes. Tels sont l'inflammation de la muqueuse et par suite d'une sécrétion muco-purulente, des excoriations plus ou moins nombreuses et profondes. La tumeur est le siége de douleurs très vives qui se propagent vers les lombes. Quelquefois, il y a un gonflement assez considérable pour provoquer un véritable étranglement au niveau de l'anneau vulvaire, et par suite la gangrène de la partie. Enfin on a vu l'urine corroder la surface de la tumeur, s'infiltrer dans son tissu et occasionner dès lors les plus graves désordres.

L'examen de la tumeur permet en général de constater

qu'elle se continue avec la membrane muqueuse qui tapisse la vulve. Quelquefois cependant un cul de sac circulaire assez profond l'environne. La forme et le volume de la tumeur formée par la chute complète du vagin peuvent en imposer pour une chute de matrice ; mais en introduisant le doigt dans la partie centrale de la tumeur, on trouvera ordinairement le col de l'utérus ou museau de tanche situé plus ou moins profondément, ce qui empêchera qu'il puisse y avoir confusion.

La chute du vagin ne constitue pas une affection grave. Avec des soins on prévient ordinairement les accidents que peuvent occasionner le frottement ou le contact de l'urine. Mais d'un autre côté il faut reconnaître que la maladie est souvent fort rebelle, et qu'on obtient difficilement une cure complète et radicale de cette lésion. Néanmoins, en se soumettant au traitement que je vais indiquer, les femmes éprouveront toujours un soulagement notable et pourront presque toujours se considérer comme guéries.

La première indication est de réduire la tumeur, ce qui se fait facilement à l'aide d'un ou plusieurs doigts. Mais de plus, il faut pouvoir maintenir en place la muqueuse. A cet effet, la malade gardera le repos au lit pendant plusieurs jours. Il y a des personnes chez lesquelles ce temps de repos suffit pour que le déplacement ne se reproduise plus. Malheureusement il est loin d'en être toujours ainsi. Quand la tumeur est réduite, il convient de la maintenir à l'aide d'un moyen mécanique quelconque. A cet effet, après avoir fait usage de lotions et d'injections toniques et astringentes, on introduit dans le vagin un pessaire à air dont le mécanisme, des plus ingénieux, permet d'augmenter ou de diminuer à volonté le volume de l'instrument. A l'aide de ce pessaire, la tumeur restera toujours réduite; et si l'on veut bien contracter l'habitude de le porter journellement, on ne sera plus soumis à aucun des inconvénients qu'entraîne avec soi la chute du vagin. A la longue, la muqueuse finit par adhérer de nouveau aux tissus sous-jacents, et la maladie est guérie.

Tout cela peut demander un temps très long. Et cependant, malgré des efforts persévérants, on n'obtient que rarement la guérison radicale. Dans cette occurrence, je conseille d'avoir recours à un moyen mis en usage depuis peu d'années seulement et qui a déjà rendu de très grands services : je veux parler des serres-fines. Ce sont de petits instruments qui, agissant comme des pinces à pression continue, maintiennent rapprochées les parties auxquelles on les applique. Or, en les laissant un certain temps en contact avec les tissus, on provoque, dans certains cas, une petite inflammation locale qui, du reste, guérit d'elle-même. C'est précisément cette donnée qui a été utilisée pour le cas dont nous nous occupons. Après avoir réduit la tumeur, on introduit le spéculum, et l'on applique, sur la muqueuse vaginale, autant de serres-fines que possible. Ces serres-fines, pinçant légèrement la membrane muqueuse, lui font nécessairement contracter, avec les tissus sous-jacents, une adhérence, provisoire d'abord, mais qui tend à devenir définitive, pour peu que se soit produite la petite inflammation locale dont j'ai parlé. C'est en effet ce qui arrive généralement. Au bout de quelques jours, pendant lesquels la malade garde le repos, les serres-fines tombent d'elles-mêmes, et la membrane muqueuse du vagin, de nouveau consolidée, a repris et conserve désormais la place qu'elle doit occuper. Quelques soins consécutifs rendent la guérison définitive. Dans ces conditions, la durée du traitement varie de deux à quatre semaines. Il faut remarquer, d'ailleurs, que l'application des serres-fines n'a rien que de très supportable ; les malades ont à peine conscience de la présence de ces petits corps étrangers dans le conduit vulvo-utérin.

Comme la chute du vagin est quelquefois l'indice d'une constitution un peu débilitée, il est bon d'avoir égard à cette indication. C'est pourquoi, afin de hâter le retour de la santé, je conseille les eaux ferrugineuses, ou, dans quelques cas, les eaux sulfureuses. Une saison aux eaux des Pyrénées serait fort avantageuse pour accélérer la guérison.

III. — MALADIES DE MATRICE.

L'importance du rôle dévolu à la matrice, les diverses modifications dont elle devient le siége, soit par suite des progrès de l'âge, soit en raison même des fonctions qui lui incombent, donnent un attrait puissant aux études qui se rapportent à cet organe. Déjà, dans une autre partie de ce livre, j'ai essayé de faire connaître et d'expliquer les principales fonctions de l'utérus à l'état de santé (V. *Notions préliminaires.*). Il reste maintenant, pour compléter ce travail, à tracer le tableau des différentes maladies dont ce viscère est le plus fréquemment atteint.

Or, la matrice est sujette à toutes les affections ordinaires des parties molles ; de plus, on y observe d'autres altérations que l'on ne retrouve pas ailleurs, et qui sont spéciales à cet organe. Du reste, l'organisation de la femme est telle, que quand l'utérus est malade, il est bien rare que le reste de l'économie ne soit point en souffrance et n'en ressente pas plus ou moins le contre-coup. Nous verrons, en effet, à mesure que nous avancerons dans cette étude, que les affections de matrice entraînent avec elles les complications les plus diverses. Ces symptômes sont attribués, dans bien des cas, à toute autre cause qu'à la vraie, par exemple à un état chronique de l'estomac ou des intestins. Souvent encore, il ne faut pas chercher ailleurs que dans une affection utérine la cause de bien des troubles du système nerveux ou d'autres désordres dont le point de départ échappe au vulgaire. Et ce qui prouve bien que là gît la cause de toutes ces complications, c'est que lorsque l'on arrive à guérir la maladie de matrice, le reste disparaît spontanément sans autre traitement. Des faits de cette nature se révèlent chaque jour à l'observateur attentif. Les anciens eux-mêmes avaient dès longtemps constaté cette influence exercée par l'utérus sur la santé générale de la femme.

Ces considérations suffisent pour faire valoir toute l'importance de l'étude dans laquelle nous entrons. Je commencerai par les affections inflammatoires de la matrice.

§ 1ᵉʳ. — INFLAMMATION DE MATRICE.

L'inflammation de matrice, ou *métrite*, produit dans l'économie des troubles plus ou moins accusés, suivant l'intensité de l'inflammation, suivant que tout l'organe est envahi ou qu'une partie seulement est atteinte. Les circonstances dans lesquelles se produit l'inflammation ont aussi une influence notable sur son degré de gravité. Pour ne citer qu'un exemple : quand la matrice vient à s'enflammer chez une femme en couches, la maladie est plus dangereuse que dans les cas ordinaires.

La métrite peut être aiguë ou chronique. Cette dernière forme de la maladie, sans être plus dangereuse, est moins facile à guérir que la première. L'une et l'autre méritent de fixer sérieusement l'attention.

I. — INFLAMMATION AIGUE. — Dans cette forme de métrite on a pu constater comme lésions une augmentation de volume ou hypertrophie, soit de l'organe tout entier, soit d'une partie seulement, l'utérus n'étant pas toujours envahi totalement par l'inflammation. Dans ce dernier cas, c'est le plus souvent le col qui est seul hypertrophié. Il est à remarquer que cette augmentation de volume se produit dans les parois de l'organe qui s'épaississent, la cavité utérine restant en général petite. Le tissu, d'un rouge plus ou moins foncé, est ordinairement ferme et consistant; mais si la maladie dure longtemps, ce tissu se ramollit, et de la matière purulente s'infiltre dans ses interstices; quelquefois même le pus se réunit en foyers et forme des abcès d'un volume variable, depuis celui d'un pois jusqu'à celui d'une amande. Dans quelques cas, les annexes de l'utérus participent à l'inflammation et présentent des altérations analogues à celles de la matrice. Les ovaires sont rouges et volumineux, les trompes sont infectées et tuméfiées, surtout à leur extrémité libre.

Enfin, l'inflammation se propage parfois jusqu'au péritoine lui-même.

Toutes les causes possibles d'inflammations peuvent concourir à la production d'une métrite aiguë. Je signalerai particulièrement ici les violences extérieures, par exemple les coups portés sur le ventre, l'abus des plaisirs vénériens, une chute sur les fesses, dont le contre-coup peut être très rude. Des fatigues dans la marche, la présence longtemps entretenue d'un pessaire dans le vagin, la suppression brusque des règles, l'impression subite du froid, déterminent, dans certains cas, l'inflammation de l'utérus. On a rarement lieu de constater cette maladie soit chez les enfants et les jeunes filles avant la puberté, soit chez les femmes qui ont passé l'âge critique. Les femmes enceintes y sont rarement sujettes, à moins que, comme cela arrive malheureusement quelquefois, elles ne se soumettent à des opérations et manœuvres abortives, qui non-seulement peuvent occasionner une métrite, mais encore mettent souvent leur vie en danger. Quelquefois, l'inflammation se propage d'un organe voisin à la matrice.

Enfin, la métrite se produit dans certains cas, sans qu'il soit possible de la rapporter à une cause quelconque.

Les symptômes varient suivant l'intensité et l'étendue de la phlegmasie. Si la lésion est légère et bornée à une petite partie de l'organe, au col par exemple, elle peut débuter sans prodrômes et ne pas donner lieu à de la fièvre ; on n'observe que des phénomènes locaux, et la douleur n'est pas très vive. Les rapports sexuels sont douloureux, et le toucher vaginal permet de reconnaître que le col est chaud, gonflé, sensible à la moindre pression. C'est à peu près tout ce que l'on constate dans ces cas.

Mais si l'inflammation envahit le corps de l'organe dans la totalité ou la plus grande partie de son étendue, on observe un ensemble de symptômes généraux et locaux plus graves. L'invasion s'annonce alors communément par des frissons plus ou moins violents, de la courbature, du malaise général. La pression à l'hypogastre augmente la douleur. A l'aide du toucher, on pourra reconnaître souvent que l'utérus est déplacé et abaissé et moins mobile qu'à l'ordinaire. Il se produit aussi par les parties génitales un écoulement plus ou moins considérable, qui peut passer inaperçu chez les femmes sujettes aux flueurs blanches, mais qui se constate facilement chez les autres.

La marche de cette inflammation est continue et simple. Il y a quelquefois des exacerbations, mais pas d'intermittence proprement dite. La durée n'a pas toujours été bien déterminée. Mais on peut dire cependant que, dans la grande majorité des cas, la métrite aiguë ne dépasse pas deux semaines. La guérison est la terminaison la plus ordinaire. Les symptômes, après être arrivés à leur maximum d'intensité, diminuent peu à peu, et le retour à la santé s'opère dans un temps d'autant plus court, que le traitement aura été mieux dirigé. Dans quelques cas, la suppuration se produit. Mais c'est un accident fort rare heureusement, car il entraîne presque toujours des conséquences funestes. Enfin, il n'est pas rare de voir cette inflammation passer à l'état chronique. Nous verrons cependant plus bas que la métrite chronique peut se produire d'emblée et sans succéder à l'état aigu.

Mais si, comme je viens de dire, le retour à la santé est la terminaison que l'on observe le plus fréquemment, il faut cependant reconnaître que l'inflammation de matrice laisse quelquefois après elle diverses lésions qui entraînent la stérilité. Ainsi les trompes pourront être oblitérées; leurs extrémités libres qui se terminent par le pavillon contractent quelquefois, avec les organes voisins, des adhérences qui les empêchent de pouvoir s'appliquer sur l'ovaire. On comprend que, dans ces conditions, la femme devra nécessairement rester stérile. Par suite de l'inflammation, il peut encore s'établir entre la matrice et les parties voisines des adhérences qui entraîneront le déplacement de l'organe et feront obstacle à la fécondation, ou qui, s'opposant au libre développement du fœtus dans l'utérus, deviendront dès lors une cause d'avortement. Enfin, quand c'est pendant une grossesse que survient la métrite, comme elle est presque toujours provoquée par des manœuvres criminelles et conséquemment anormales, elle entraîne presque inévitablement l'avortement ou l'accouchement prématuré, si même elle ne détermine pas la mort de la mère.

A part ces complications, la métrite aiguë simple est une affection qui n'offre généralement pas de gravité. Nous verrons plus loin ce que l'on doit penser de la métrite chronique.

Si l'on soigne la malade d'après la méthode allopathique, les indications, assez simples d'ailleurs, du traitement, se réduiront aux suivantes. Ici, comme dans toute inflammation aiguë, on met en usage les émissions sanguines, avec une énergie d'autant plus grande, qu'on sera plus près du début de la maladie. A la saignée du bras, que je réprouve d'une manière générale, je préfère des applications de sangsues ou de ventouses scarifiées au bas-ventre, ou même sur le col de la matrice. Cette méthode est la plus rationnelle, et je lui ai dû quelques succès. Mais il faut s'arranger pour donner à la malade une position qui ne la fatigue aucunement. D'ailleurs cette opération ne pourra se faire qu'à l'aide du spéculum. C'est pourquoi l'intervention du médecin sera nécessaire, et celui-ci ne devra laisser à nul autre le soin de la faire ou au moins de la surveiller.

Les émollients et adoucissants seront très utiles comme adjuvants. On appliquera sur le ventre des cataplasmes de farine de graine de lin, que l'on arrose au besoin avec quelques gouttes de laudanum. Des injections mucilagineuses avec ou sans laudanum seront poussées dans le vagin. Des bains entiers ou des bains de siége fréquents sont pareillement conseillés.

Il est inutile d'ajouter sans doute que, surtout s'il y a beaucoup de fièvre, le régime doit être sévère; pendant quelques jours au moins il conviendra de faire demi-diète, se contentant de bouillons et de potages, avec un peu de vin. Le repos le plus absolu est de rigueur, si l'on ne veut pas s'exposer à voir la maladie se prolonger indéfiniment ou devenir chronique. C'est pourquoi, même dans le lit, il convient de se mouvoir le moins possible. La malade pourra boire quelques boissons douces et rafraîchissantes, comme la limonade, la tisane de bouillon blanc, etc. Enfin, quelques laxatifs doux seront souvent fort utiles, soit comme révulsifs, soit pour débarrasser la malade d'une constipation gênante.

Tel est le traitement généralement employé par la médecine traditionnelle. Je n'hésite pas à reconnaître que je lui ai dû des succès. Mais depuis que j'ai pu appliquer le traitement homœopathique, je me suis convaincu par des faits de la supériorité de cette nouvelle médication. On donne ici *n. vom.*, *acon.*, *bell.*, *thui.*, et quelques autres médicaments dans le détail desquels je ne puis entrer. Je dirai seulement que *n. vom.* jouit, dans le cas présent, d'une efficacité tellement grande, qu'une ou deux doses suffisent, dans bien des cas, pour conjurer les principaux symptômes, et faire entrer la maladie dans cette phase rassurante qui mène directement à la convalescence.

Quel qu'ait été le traitement mis en usage, lorsque les symptômes généraux auront cessé, la malade pourra commencer à prendre quelques aliments solides; et, les forces revenant, tout rentrera bientôt dans l'ordre. Mais je ne saurais trop recommander la prudence pendant la convalescence, afin d'éviter les complications, les rechutes, et surtout le passage à l'état chronique, autre forme de la maladie que nous allons maintenant étudier.

II. — INFLAMMATION CHRONIQUE DE LA MATRICE. — Il ne faut pas se dissimuler que de la métrite chronique dérivent en grande partie la plupart des infirmités qui attristent si souvent la vie de la femme, notamment les écoulements interminables, les ulcérations, les engorgements, et, par voie de conséquence, la stérilité. Aussi cette affection est-elle justement redoutée d'autant plus que, pendant trop longtemps, on a considéré comme incurables les complications qui en dérivent. Cette opinion, partagée encore par beaucoup de personnes, constitue une erreur grave, et dont le moindre inconvénient est de porter le découragement chez bien des malades qui, dès lors, n'essaient pas même de se traiter, persuadées qu'elles sont d'avance de l'inutilité de leurs efforts. Celles qui voudront bien lire ce livre reconnaîtront que la guérison est, sinon toujours facile à obtenir, au moins possible dans bien des cas. Sans doute, le traitement présente des difficultés, mais je ne sache pas que cela soit une raison suffisante pour ne point l'entreprendre.

L'inflammation chronique de la matrice peut atteindre soit le tissu propre ou parenchyme de l'organe, soit la muqueuse qui le revêt extérieurement sur le col qui fait saillie dans le vagin. Sans doute il n'arrive guère qu'un de ces éléments soit envahi, l'autre restant complètement intact. Le tissu propre de l'utérus et la muqueuse sont liés par des rapports trop étroits pour que la lésion de l'un ne réagisse pas plus ou moins sur l'autre. Mais dans ces circonstances il y a lieu de se préoccuper plus particulièrement de l'inflammation principale, celle qui est accessoire ou consécutive disparaissant seule dès que l'on s'est rendu maître de la première.

Ces réserves faites, nous allons étudier séparément l'inflammation chronique du tissu propre de la matrice et celle de la muqueuse de ce viscère. Or, quelle que soit la forme de la maladie, la phlegmasie chronique du parenchyme utérin résulte ordinairement d'un engorgement de l'organe. D'autre part, si c'est à la muqueuse que siége l'inflammation, il existe constamment ou une ulcération ou au moins une tendance à cette lésion. Il y a donc deux formes principales d'inflammation chronique de la matrice : l'engorgement et l'ulcération. Nommer ces deux affections, c'est en signaler l'importance.

A. — Des engorgements de matrice. — Quand on veut avoir de l'eau dans une ville, soit pour les usages ordinaires de la vie, soit pour l'ornement de la cité, on la fait venir à l'aide d'aqueducs et de tuyaux disposés à cet effet.

Ces eaux vont se déverser dans d'immenses réservoirs, d'où elles sont ensuite distribuées aux habitants. Mais quelques villes, jalouses sans doute de pouvoir offrir à leurs concitoyens une eau plus pure, la font passer auparavant à travers tout un système d'appareils de filtrage composé de charbon, de pierre poreuse, de sable, etc., d'où ces eaux sortent parfaitement claires et limpides.

Tout va bien tant que les choses restent en bon état. Mais qu'un accident survienne brusquement, ou bien que le temps, accomplissant son œuvre, il se produise quelque désordre, tout le système s'en ressent. Ainsi, par exemple, il se forme dans les tuyaux des incrustations qui, oblitérant une partie du conduit, rendent le passage des eaux plus difficile. De même dans la partie de l'appareil destinée à la filtration. Les matières tenues en suspension dans l'eau s'accumulent peu à peu dans la pierre poreuse, qui devient de moins en moins perméable, tant qu'enfin les liquides qui affluent toujours ne pouvant plus traverser le filtre, y séjournent indéfiniment. On dit alors que les conduits sont *engorgés*.

Ce qui se passe dans ces appareils peut donner une idée, bien imparfaite sans doute, de ce qui arrive quand il y a engorgement d'un tissu quelconque de l'économie. Toutefois, il y a un point par lequel la comparaison manque de justesse, et que je me hâte de signaler. La pierre poreuse, le charbon, les tuyaux, etc., sont inextensibles, tandis que les tissus du corps humain, et notamment celui de l'utérus, ont une élasticité qui leur permet de se dilater jusqu'à un certain degré. De là résulte cette particularité que, dans les engorgements de matrice, ce viscère peut prendre un accroissement, quelquefois considérable, par suite de l'afflux des liquides, et quand il a cessé de pouvoir grossir, les mêmes causes continuant d'agir, la consistance de l'organe devient plus grande, et il acquiert, dans certains cas, une dureté caractéristique. C'est à cause de cela que quelques médecins nomment indifféremment induration ou engorgement l'affection que nous étudions ici. (V. *fig*. 22.)

On peut maintenant se rendre à peu près compte des lésions qui caractérisent l'engorgement de matrice. L'organe est tuméfié et augmenté de volume, soit en totalité, soit en partie, suivant le siége de l'inflammation. La partie engorgée est plus pesante et plus dure que les parties saines. Malgré l'hypertrophie de l'utérus, la cavité du viscère n'est presque jamais agrandie; souvent même la

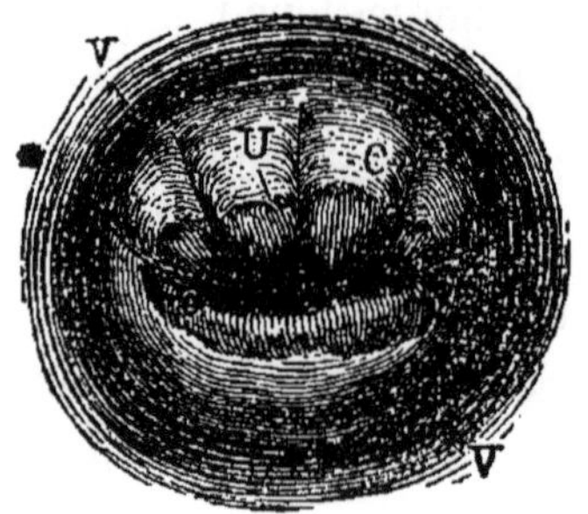

Fig. 22.

ENGORGEMENT ET INDURATION DE MATRICE.

V V, portion du vagin, relevée comme un doigt de gant. Au centre est le col de l'utérus, tel à peu près qu'il se présente et fait saillie dans le champ du spéculum. U, indique la partie engorgée du col utérin. C, un des sillons réguliers qui font bride sur cette portion indurée et hypertrophiée. Ces sillons, qui n'existent pas toujours, n'ont été indiqués que sur une des lèvres. Sur l'autre lèvre, on a représenté l'engorgement tel qu'on l'observe le plus ordinairement. o, orifice externe ou vaginal du col de la matrice.

capacité est diminuée. En raison de ce que la matrice est augmentée de volume, elle contracte quelquefois des rapports nouveaux avec les organes situés dans le ventre. Souvent, en effet, on constate des déplacements, lesquels, dans quelques cas heureusement assez rares, sont irréductibles. Cela vient de ce qu'il se forme alors des adhérences constituées par des brides et des tissus de nouvelle formation, qui maintiennent l'utérus dans la position vicieuse qu'il a prise.

L'engorgement de matrice succède quelquefois à l'inflammation aiguë de cet organe ; mais cela cependant est assez rare. Il est plus fréquent de voir cette maladie arriver d'emblée. C'est surtout de vingt à quarante ans, c'est-à-dire pendant la période d'activité de l'utérus, qu'on l'observe le plus fréquemment. Il est incontestable que l'accouchement laisse quelquefois à sa suite un engorgement de matrice. Il faut en dire autant des avortements, particulièrement de ceux provoqués, et pour lesquels on a mis en usage des manœuvres souvent dangereuses. Il est à remarquer que souvent une métrite aiguë peut être la conséquence de ces mêmes agents. Cela dépend souvent du tempérament des malades. Chez celles qui sont débilitées, lymphatiques, il se produira plutôt un engorgement qu'une inflammation aiguë. Dans quelques cas, des coups sur l'abdomen, la suppression brusque des règles, l'abus du coït, ont suffi pour provoquer l'engorgement de l'utérus.

Du reste, il est assez rare que l'on constate l'existence de cette affection dès le commencement. Elle se développe indirectement, et le début est obscur. Après un certain laps de temps qu'il est impossible d'apprécier, et pendant lequel le mal a dû nécessairement faire des progrès, les malades éprouvent une douleur qui se fait sentir dans le bas-ventre, les reins, les flancs ou les aînes, et s'étend quelquefois dans les cuisses et jusque dans les jambes. La douleur peut se faire sentir dans tous les endroits que j'indique, ou bien n'affecter qu'un seul point limité dans lequel elle demeure fixe. La douleur s'exaspère par moments, surtout après une fatigue quelconque, comme celle provoquée par la marche, le cahot d'une voiture, la station debout. Mais les femmes sont si souvent sujettes à des malaises de toutes sortes, que ces phénomènes n'éveillent pas toujours leur attention; et tant que les choses n'ont pas un caractère plus accusé, elles n'y attachent pas toujours l'importance nécessaire. C'est ce qui explique comment le début de ces affections est si souvent méconnu. Et même, dans les cas peu graves, la maladie peut envahir l'organe sans que la santé paraisse autrement troublée, au moins pendant les premiers jours. Mais les choses arrivent rarement ainsi, et le plus souvent les douleurs augmentent d'intensité; l'affection ne peut plus rester longtemps inaperçue. Les rapports sexuels deviennent insupportables, tant ils sont pénibles. Certaines positions, la pression sur le ventre augmentent la douleur; généralement, la position horizontale la calme un peu. Quelquefois il y a des paroxysmes assez violents pour arracher des cris à la malade. Le moment des règles est pour certains sujets l'occasion de souffrances plus aiguës, tandis que chez d'autres c'est tout le contraire qui a lieu, l'hémorrhagie périodique apportant un soulagement notable.

Du reste, la menstruation est presque toujours irrégulière dans cette affection. Tantôt elle est suspendue, tantôt elle diminue ou apparaît à des époques qui n'ont rien de fixe. Dans d'autres cas, enfin, il y a exagération du flux menstruel, véritable perte, et la quantité de sang perdu en peu de temps est quelquefois considérable.

Les femmes qui sont ordinairement sujettes à des écoulements, voient généralement ce flux devenir plus abondant lorsque la matrice est engorgée. Cette augmentation se remarque surtout à l'approche des règles. Chez les sujets non habitués à ces écoulements, l'engorgement simple de la matrice ne les occasionne guère, à moins qu'il n'y ait en même temps inflammation chronique de la muqueuse, ulcération et catarrhe utérin, ce qui arrive quelquefois, et ce que l'on est toujours en droit de soupçonner quand on voit apparaître chez une malade ce flux inusité. Certains symptômes particuliers permettent quelquefois de préjuger quelle partie de la matrice est engorgée. Ainsi, quand les femmes ont des épreintes, une constipation opiniâtre en même temps qu'elles font de fréquents et inutiles efforts pour aller à la selle, il y a tout lieu de penser que c'est la partie postérieure de l'organe qui, augmentée de volume, pèse sur le rectum et donne lieu à ces phénomènes sympathiques. Si, au contraire, le mal a son siége dans la partie antérieure, on constate surtout des envies fréquentes d'uriner, de la cuisson pendant l'émission des urines, etc. C'est toujours la même cause qui agit; seulement, elle se manifeste par des symptômes différents.

L'exploration directe de l'organe malade permet de constater les signes les plus positifs de l'engorgement utérin. Ainsi, à l'aide du toucher vaginal, la femme étant debout, on perçoit l'augmentation de volume du col, soit dans sa totalité, soit bornée à une des deux lèvres du museau de tanche. En essayant de soulever la matrice et de la repousser en haut, on arrive pareillement à reconnaître si le corps de l'organe est aussi hypertrophié et augmenté de poids. En même temps, on applique sur l'hypogastre la main restée libre, et avec un peu d'habitude il est facile de se rendre compte, à travers les parois de l'abdomen, de l'hypertrophie de l'organe. Cette augmentation est quelquefois telle, que, dans certains cas, on a été exposé à commettre des erreurs graves et à soupçonner injustement des jeunes filles d'être enceintes.

C'est encore par le toucher que l'on constate les déplacements de la matrice, déplacements qui compliquent fréquemment l'engorgement. Suivant que le mal siége à la partie antérieure ou à la partie postérieure de l'organe, il y a antéversion ou rétroversion (Nous verrons plus loin ce que signifient ces dénominations.). Mais le déplacement que l'on trouve le plus souvent dans ce cas, et qui résulte bien évidemment de l'augmentation de volume de l'organe, c'est l'abaissement de la matrice. Dans l'immense majorité des cas, en portant le doigt dans le vagin, on sent presque immédiatement le museau de tanche très volumineux remplissant le canal vulvo-utérin. Le doigt éprouve la sensation d'un corps beaucoup plus dur que ne l'est ordinairement le col de la matrice. Il est à peine nécessaire d'ajouter que le toucher, comme la pression, exaspère la douleur, moins cependant que dans les cas d'inflammation aiguë.

En appliquant le spéculum on constate par la vue l'hypertrophie du col utérin et en même temps sa coloration, qui est d'un rouge plus ou moins foncé. Le col ne présente pas ordinairement de difformité. Toutefois, dans quelques cas on y trouve des bosselures (*Fig*. 22, C) qui sont séparées les unes des autres par des sillons plus ou moins profonds, mais généralement réguliers, et qui convergent tous vers l'orifice de l'utérus, d'où ils paraissent rayonner comme d'un centre. Comme ce phénomène n'a jamais été observé que chez des femmes ayant eu des enfants, on a toujours pensé, et je partage complètement cette opinion, que ces sillons doivent être attribués à des cicatrices formées par suite de déchirures du col de la matrice au moment de l'accouchement. Ces cicatrices, faisant brides, ne participent pas à l'hypertrophie du tissu ambiant, et peuvent ainsi former des tumeurs globulaires adossées les unes aux autres. Au surplus, ce phénomène est relativement rare dans l'engorgement de matrice.

Quelques symptômes généraux, ordinairement peu intenses, accompagnent parfois ceux que je viens de décrire. Il y a peu ou point de fièvre, à moins de recrudescence aiguë. Mais on observe des troubles fréquents du côté des appareils digestif et nerveux. La sensibilité se trouve singulièrement exagérée : le moindre attouchement produit une douleur qui n'est nullement en rapport avec la cause qui l'occasionne : l'agacement est à son comble; la malade éprouve de l'éloignement pour ceux même dont elle recherche d'ordinaire le plus la société, sans en excepter même les personnes qui lui sont le plus chères : elle est en proie à des idées sombres, et parfois même on observe des spasmes hystériques. Ou bien encore, il y a des douleurs et des tiraillements d'estomac; l'appétit est capricieux; les digestions se font péniblement; il existe souvent une constipation opiniâtre avec gonflement du ventre; les malades sont fatiguées par la présence de gaz intestinaux qui s'échappent par en haut ou par en bas. Dans d'autres cas, il se manifeste des phénomènes thoraciques assez inquiétants; il s'y joint souvent une toux opiniâtre; et ces symptômes peuvent en imposer pour une affection grave des poumons. Quelques malades, moins énergiques, se laissent aller à la tristesse et au découragement, surtout quand la maladie dure depuis longtemps. Ceci est une chose fâcheuse, parce que, sous l'influence de cette disposition, la réaction contre le mal est plus difficile; il s'ensuit un affaiblissement plus grand, une maigreur quelquefois effrayante. Toutefois ces résultats sont aussi produits par les pertes qui, je crois l'avoir dit, sont assez fréquentes dans cette maladie.

L'engorgement de matrice affecte rarement une marche uniforme. La maladie reste souvent stationnaire sans augmenter ni diminuer d'intensité. D'autres fois on constate des exacerbations qui paraîtraient indiquer le passage momentané à l'état aigu, tandis que dans d'autres circonstances il se produit une amélioration telle, qu'on pourrait croire à la guérison, si un examen approfondi des symptômes locaux n'indiquait que le mal existe toujours.

Ces alternatives peuvent se représenter un grand nombre de fois, et la maladie persévérer ainsi d'une manière indéfinie. La durée de l'engorgement est en effet toujours longue. Il est rare qu'il cède avant plusieurs mois, et souvent il dure plusieurs années, ainsi qu'on a pu l'observer souvent. Seulement il faut reconnaître que, selon que la malade se soumet ou non à un traitement, l'affection se trouve singulièrement modifiée quant à sa durée.

L'engorgement de matrice n'a aucune tendance à se

terminer par la guérison spontanée. Mais la guérison peut être obtenue à l'aide d'un traitement bien dirigé et longtemps continué. Elle peut encore être accélérée par le fait d'une maladie intercurrente, par le passage de la maladie à l'état aigu, ou, ce qui est beaucoup plus rare et plus difficile, par l'existence d'une grossesse. Du reste, on considère trop souvent comme guéries des femmes dont l'état a été amélioré à la vérité, mais qui conservent encore un affaiblissement notable, une susceptibilité très grande des organes génitaux. Ces malades, ou plutôt ces convalescentes mal affermies, demeurent dans l'impossibilité de se livrer à aucun exercice un peu fatigant, et il leur faut des soins et des ménagements continuels. On ne saurait, en vérité, considérer ces guérisons comme sérieuses. Le moment de l'âge critique chez la femme paraît avoir une influence heureuse sur la terminaison des engorgements de matrice. S'ils ne sont pas guéris par là même, la cure au moins devient beaucoup plus facile à obtenir en raison des circonstances.

On a cru pendant longtemps, et quelques personnes croient encore, que les engorgements et les indurations de matrice se terminaient quelquefois par un cancer de cet organe. En d'autres termes, on pense que le cancer peut être la conséquence d'un engorgement. Je ne puis traiter ici tout au long cette question. Mais je dois dire qu'il m'est impossible d'admettre cette opinion que, du reste, très peu de monde partage encore aujourd'hui. Jamais on n'a pu prouver qu'un engorgement ait donné naissance à un cancer, à la matrice ou ailleurs. Ceux qui sont d'un avis contraire ne se sont pas bien rendu compte des faits. A la vérité, on a bien constaté quelquefois la

présence simultanée d'un cancer et d'un engorgement
de matrice. Mais cela ne prouverait rien. Il y a même
plus : des faits bien observés établissent de la manière
la plus positive que souvent le cancer de matrice détermine l'engorgement de ce viscère. Par conséquent, lorsque l'on trouve chez le même sujet et l'engorgement
et le cancer de matrice, on est toujours en droit de
penser que le cancer est la cause première de tous
les désordres que l'on constate. Je ne saurais trop insister sur ce point, afin de calmer les craintes exagérées
et souvent si préjudiciables pour certaines femmes dont
l'imagination, plus malade que le corps, travaille sans
cesse à leur représenter les objets sous les plus sombres
couleurs, et leur crée trop souvent des maux imaginaires.
Du reste, nous allons montrer que s'il existe entre le cancer de matrice et l'engorgement de cet organe quelques
vagues analogies, les différences entre ces deux affections
sont tellement tranchées et si nettement accentuées, qu'une
méprise devient impossible.

Ainsi, il est bien vrai que dans le cancer de l'utérus au
début, il existe, comme dans l'engorgement, des bosselures
au col de l'organe. Mais dans le cancer, ces bosselures,
dures ou molles, reposent sur un fond complètement dur
et n'ayant plus aucune élasticité sous le doigt qui peut les
refouler sans exciter la douleur ; dans l'engorgement, au
contraire, la pression est douloureuse, et quelquefois le
toucher ne peut se pratiquer sans arracher des cris à la
malade. Les bosselures du cancer sont irrégulières ; quand
il en existe dans l'engorgement, ce qui n'est point le cas le
plus ordinaire, elles affectent, ainsi que nous l'avons vu, une
forme régulière, et sont renfermées entre des sillons qui

rayonnent de l'orifice du col utérin à sa circonférence. (**V.** *fig*. 22.) Dans le cancer non encore ulcéré, c'est-à-dire au début, seul moment où il pourrait y avoir possibilité pour quelqu'un *d'inexpérimenté* de commettre une erreur, le col de l'utérus est pâle et blafard ; il est au contraire d'un rouge sombre dans l'engorgement. Celui-ci peut durer des mois et des années (10 ans et plus), sans que l'on voie survenir d'accidents graves : tandis que dans les cas de cancer, au bout de quelques mois, rarement davantage, il y a toujours des symptômes d'une gravité malheureusement trop évidente. Le col s'ulcère et tombe en détritus; en même temps il se fait un écoulement de couleur rosée à peu près semblable à l'eau rougie, mais d'une odeur fétide caractéristique. Dans l'engorgement, l'écoulement, quand il a lieu, ne présente aucunement ce caractère. Du reste, dans le cancer, les symptômes de la cachexie cancéreuse (**V.** *cancer*) ne tardent pas à se manifester, de manière à ne plus laisser de doutes sérieux. Quant au cancer confirmé et ulcéré, on ne pourrait le confondre avec l'engorgement ; or, nous verrons plus loin (**V.** *cancer de matrice*) à quels signes on le distingue des ulcères simples de la matrice.

Il y a quelquefois des polypes de la matrice qui pourraient être méconnus et passer pour un engorgement de l'organe. Dans un cas comme dans l'autre, le col est dur. Mais il est très sensible et douloureux quand il y a engorgement, circonstance qui n'existe pas pour le polype. Celui-ci du reste ne séjourne pas indéfiniment dans la cavité de l'utérus et finit par apparaître au dehors; dès lors il devient impossible de s'y tromper.

J'ai dit plus haut que, dans certaines circonstances, l'augmentation de volume de l'utérus avait quelquefois été cause d'injustes soupçons à l'égard de jeunes filles que l'on supposait enceintes. Pour ne point s'exposer à commettre une pareille erreur, on se rappellera que, dans la grossesse commençante, le volume des seins est ordinairement augmenté, le mamelon affecte une coloration brune, la vulve et le vagin sont légèrement violacés, toutes choses qu'on ne remarque pas dans l'engorgement utérin. Il faut bien, du reste, répéter ici, que les explorations de cette nature ne devront être confiées qu'à des mains exercées.

L'engorgement de matrice n'est pas une maladie grave, en ce sens qu'il compromet rarement la vie de la malade. Mais si l'on considère que cette affection est toujours d'une longue durée, qu'elle condamne les femmes au défaut d'exercice, que souvent les forces se trouvent épuisées tant par la longueur de la maladie que par les précautions qu'exige le traitement, on comprendra que l'on puisse la considérer comme assez sérieuse. A un autre point de vue, elle présente une certaine gravité. Souvent, en effet, l'engorgement de matrice est une cause de stérilité, soit en mettant obstacle à la conception, soit en prédisposant aux avortements.

Le traitement est assez compliqué et présente des indications très différentes, suivant l'âge, le tempérament du sujet, suivant l'étendue, la gravité, l'ancienneté de la maladie, etc. Je me contenterai d'en donner une idée sommaire.

Quand la malade est forte et vigoureuse, je conseille les émissions sanguines locales, qui ont l'avantage d'agir directement et promptement. C'est pourquoi j'applique au voisinage de la matrice, au bas-ventre, aux aînes, à la partie supérieure des cuisses, un certain nombre de sangsues ou des ventouses scarifiées. J'aime mieux encore l'application directe sur le col utérin, ainsi que je l'ai indiqué plus haut en parlant de la métrite aiguë; il faut avoir soin, bien entendu, de s'entourer ici des précautions indiquées alors; c'est surtout dans l'engorgement utérin que l'application des scarifications sur le col rendra de très grands services. La scarification s'opère ici au moyen d'un instrument monté sur une longue tige et disposé tout exprès. Si à l'emploi du scarificateur on ajoute celui de la ventouse aspirante, suivant la méthode de M. le docteur Auerbach (de Berlin), on produira le plus généralement un dégorgement instantané et un soulagement immédiat chez la malade. Seulement, comme cet effet n'est pas toujours durable, il faudra réitérer l'opération, en même temps que l'on aura recours à d'autres moyens.

La malade prendra des bains prolongés pendant une heure environ, deux ou trois fois par semaine. Ces bains seront simples ou émollients. Je conseille de fréquentes injections mucilagineuses et calmantes, par exemple avec de l'eau de guimauve, de lin, de laitue, de pavot, etc.

Pour que ces moyens puissent avoir une certaine efficacité, la malade devra éviter toutes les fatigues. Sans vouloir l'astreindre, dans une maladie toujours longue, à garder constamment le lit ou la chaise longue, ce qui a souvent pour résultat d'agir d'une façon fâcheuse sur le système nerveux, il faut cependant qu'elle prenne de grandes précautions. Il est bien entendu que les rapports sexuels devront être interdits pendant un certain temps. La pratique de ces actes, en neutralisant les bons effets du traitement suivi, a souvent été la seule cause d'une prolongation indéfinie de la maladie. Le régime sera sévère, mais cependant suffisant ; il ne faut pas en effet affaiblir encore des sujets que leur mal éprouve déjà trop.

Lorsqu'après un certain temps la maladie ne paraît pas s'amender, on a recours aux fondants et aux résolutifs. L'onguent napolitain ou une pommade iodurée seront très utiles. On fera donc des onctions avec l'un ou l'autre de ces topiques, que l'on appliquera directement sur le col même de l'utérus, à l'aide de tampons ou de sachets préalablement enduits et imprégnés des substances médicamenteuses.

A ces moyens, il est bon de joindre l'usage des boissons alcalines et des bains de même nature. En boisson, on donne l'eau de Vichy, de Néris, de Carlsbad, d'Ems, ou encore de Plombières et de Luxeuil. En même temps, les malades prendront chaque jour un bain alcalin. Du reste, quand la position des personnes le permet, je suis d'avis qu'elles aillent faire une saison ou deux dans l'année à l'une des stations thermales que je viens d'indiquer. L'eau prise à la source est toujours plus salutaire. Les eaux sulfureuses d'Enghien, de Luchon, de Baréges, conviendront plus particulièrement aux personnes lymphatiques et scrofuleuses, auxquelles les toniques seront aussi très utiles. Dans ces circonstances l'iodure de potassium et l'huile de foie de morue rendront de très grands services. Quand les malades sont sous l'influence d'une chlorose confirmée, je les soumets aux préparations de fer et les envoie passer quelque temps à une source ferrugineuse. J'ai vu cette pratique réussir complètement chez deux femmes chlorotiques, dont l'engorgement utérin a disparu presque spontanément après quelque temps de traitement par les ferrugineux.

A la fin du traitement et pour assurer la convalescence, quelques bains de mer sont souvent d'une grande utilité. L'eau et l'air de la mer agissent en rendant aux tissus leur énergie et leur élasticité premières; les bains redonnent de la force aux ligaments qui maintiennent l'utérus, et remédient aux déplacements consécutifs à l'engorgement.

Une précaution utile pendant tout le traitement, c'est de tenir constamment le ventre libre au moyen de légers laxatifs ou purgatifs. En même temps, pour obvier aux douleurs que les femmes éprouvent souvent, on emploie les narcotiques et les calmants tant à l'intérieur qu'à l'extérieur. J'ai déjà indiqué ailleurs comment on peut les administrer.

Si la médication homœopathique rend journellement les plus grands services dans les maladies aiguës, on peut dire que son action est, sinon plus réelle, au moins plus évidente et plus manifeste dans les affections chroniques. J'ai donc à peine besoin de dire que dans l'engorgement de matrice, son emploi est parfaitement indiqué. Outre les médicaments déjà conseillés contre la métrite aiguë, mais administrés à des dilutions différentes, on donne plus particulièrement ici *merc.* et *plat.* J'ajoute que le médecin seul, et un médecin ayant déjà une grande expérience de ces matières, sera compétent pour donner les indications de traitement. Du reste, la médication homœopathique n'est point un obstacle à l'usage des moyens hygiéniques, de certaines eaux minérales, et des bains de mer.

Tels sont les principaux moyens que l'on peut employer contre les engorgements de matrice. En terminant cet article, je répète que cette affection est souvent très longue, et que ce n'est qu'à force de soins persévérants qu'on peut arriver à s'en rendre maître. On ne devra donc pas se décourager parce que les premiers essais de traitement n'auront pas réussi tout d'abord, mais bien au contraire s'armer de courage et de patience.

Une autre recommandation, et celle-ci est capitale, c'est de bien s'enquérir des causes de la maladie, afin de diriger le traitement en conséquence. J'aurai occasion d'insister maintes fois sur ce conseil, car l'insuccès du traitement vient souvent de ce que l'on ne s'est pas assez préoccupé de rechercher la véritable cause du mal. Il est bien évident, en effet, que ce qui pourra neutraliser telle influence morbide, demeurera complètement impuissant contre une autre, et réciproquement. Je pourrais citer plusieurs faits à l'appui de ce que j'avance; je me contenterai des quelques observations qui suivent.

Obs. XV. — *Vingt-huit ans.* — *Deux enfants.* — *Engorgement de matrice à la suite d'une métrite puerpérale. — Règles difficiles et douloureuses. — Etat chlorotique. — Traitement infructueux par les émissions sanguines. — Traitement par les ferrugineux et les toniques. — Guérison.*

Mme A..., mariée à 21 ans, avait eu deux enfants. Le premier accouchement, qui eut lieu environ quinze mois après son mariage, s'était opéré de la manière la plus heureuse. Mais à son second enfant (Mme A... entrait alors dans sa vingt-huitième année), elle eut une perte abondante, que l'on ne parvint à arrêter que difficilement, et qui mit pendant quelque temps sa vie en danger. Sortie de cette épreuve, la malade commençait à entrer en convalescence, lorsque par suite de diverses imprudences, une inflammation de matrice se déclara. Cette maladie dura six semaines environ, et ce ne fut qu'après ce laps de temps que Mme A... put se considérer comme rétablie. Elle était accouchée depuis deux mois et quelques jours.

Mais quand elle voulut vaquer à ses occupations ordinaires, cette dame sentit qu'elle éprouvait après la moindre fatigue, souvent même sans fatigue, des douleurs vagues avec des pesanteurs dans le bassin. A cela se joignait un malaise général qu'elle ne pouvait définir. Le moment de ses règles étant revenu, les douleurs devinrent plus aiguës, et la malade ressentit de véritables tranchées utérines. En même temps, elle éprouvait des lourdeurs de tête et des somnolences presque continuelles.

L'écoulement qui s'effectua pendant une journée à peine, fut peu abondant et très douloureux. Pareils phénomènes se renouvelèrent aux époques suivantes. Dans l'intervalle, Mme A..., quoique souffrant un peu moins, était cependant toujours languissante. Cet état paraissant devoir se prolonger, la malade alla trouver son médecin, lequel, après examen, constata un engorgement de matrice qu'il considéra, non sans grande probabilité, comme une suite de l'inflammation de l'organe. En conséquence, et suivant d'ailleurs en ceci les errements adoptés, notre confrère prescrivit un traitement dont les émissions sanguines faisaient la base. Plusieurs saignées générales et locales furent pratiquées, et la malade en éprouva d'abord, paraît-il, quelque soulagement. Mais ce bien-être ne fut que momentané. Les douleurs devinrent bientôt plus intenses, surtout à l'époque des règles. La malade commença à perdre l'appétit; elle ne trouvait de goût qu'aux aliments acides, comme les fruits verts, la salade, les conserves au vinaigre, etc. Elle s'aperçut bientôt aussi que ses forces allaient toujours diminuant. Sa faiblesse devint telle, que la plus petite course l'essoufflait, et qu'elle osait à peine sortir, afin de n'avoir pas à remonter ses trois étages.

Je fus appelé près de cette dame en juin 1860. Elle

était accouchée depuis le mois de novembre précédent. Après avoir entendu le récit de tout ce qui s'était passé, je me livrai à un examen approfondi des organes. Je reconnus qu'en effet il existait bien réellement un engorgement de la matrice. Mais de plus, je demeurai convaincu que la malade était sous l'influence d'un état chlorotique évident. La chlorose préexistait-elle à l'inflammation utérine? Avait-elle, au contraire, été déterminée par les pertes de sang successivement éprouvées par la malade? Telle fut la question que je dus me poser. Sans pouvoir ici rendre compte des divers motifs sur lesquels je basai mon opinion, je pensai que, selon toute probabilité, l'état chlorotique avait au moins précédé la dernière couche. Reconnu dès le principe, il eût été probablement facile de s'en rendre maître en peu de temps; mais la perte considérable de sang éprouvée, tant au moment de la couche que par suite du traitement institué contre l'engorgement, avait augmenté grandement son intensité. Je pensai d'ailleurs que si la chlorose n'avait pas déterminé l'engorgement utérin qui paraissait résulter évidemment de l'inflammation de l'organe, elle avait du moins beaucoup contribué à rendre difficile et même impossible la guérison de cet engorgement. Les moyens précédemment employés, qui dans tout autre cas aurait eu sans doute quelque efficacité, n'avaient dû, dans l'espèce, faire autre chose qu'aggraver le mal au lieu de le diminuer.

D'après ces réflexions, je me déterminai à changer complètement les données du traitement. Tout d'abord, je prescrivis le fer sous toutes les formes (V. *chlorose*), modifiant de temps en temps la formule, afin que l'économie ne s'habituât pas trop au médicament. Les fruits verts et les acides furent interdits, et la malade dut se mettre exclusivement au régime des viandes fortes et du jus de viande. Bien qu'elle en prît fort peu, cependant au bout d'un mois environ, Mme A... éprouvait déjà un mieux sensible. C'était un encouragement. Nous continuâmes la même médication. L'appétit revint, et la malade reprenant chaque jour des forces, je pus bientôt m'occuper plus directement de l'affection utérine. Déjà du reste les règles avait reparu un peu, sans occasionner des douleurs aussi vives. L'examen auquel je me livrai alors, après deux mois environ de ce traitement si simple, me permit de constater des modifications heureuses dans l'organe malade. Le col était moins dur au toucher et moins congestionné; je mis alors en usage les fondants, comme il est indiqué plus haut. La malade fut mise à l'usage des eaux de Plombières, qui parurent exercer une influence des plus salutaires. Je conseillai un peu d'exercice, qui bientôt put être pris sans fatigue, à la grande surprise de la malade elle-même. Bientôt cette dame, qui était prête à se livrer au découragement quand je l'avais vue d'abord, reprit bon espoir; l'influence morale aidant, tout continua de mieux en mieux, et finalement sa guérison put être considérée comme complète au mois d'octobre de cette même année 1860. Depuis cette époque, j'ai revu plusieurs fois cette dame, dont la santé n'a pas cessé d'être très bonne.

Réflexions. — Que l'on considère ou non la chlorose comme ayant été ici la cause première et le point de départ de l'engorgement, cela importe peu. Ce qui ressort clairement de l'observation qui précède, c'est que la chlorose a certainement causé au moins l'aggravation et la prolongation du mal. A ce point de vue, ce fait est fort intéressant. Nul doute que si l'affection chlorotique eût continué d'être méconnue, non-seulement la malade n'aurait jamais guéri, mais encore l'affection utérine, en s'aggravant indéfiniment, aurait pu amener de funestes conséquences, et même aller jusqu'à mettre la vie en danger. Les choses ne fussent-elles pas allées si loin, Mme A... était au moins condamnée à mener désormais une existence de recluse, et à ne vivre qu'à force de ménagements et de précautions. Or, à l'âge qu'avait notre malade, on se résigne difficilement à voir ainsi sa vie à peu près flétrie. C'était donc à tous les points de vue lui rendre un grand service que d'arriver à lui redonner la santé. Ce résultat heureux n'aurait jamais été obtenu, si un examen approfondi et raisonné n'avait fait connaître le vice radical du traitement suivi d'abord, et indiqué par là même la voie nouvelle dans laquelle on devait s'engager.

O**BS**. XVI. — *Trente ans.* — *Un seul enfant.* — *Engorgement de matrice compliqué d'une suppression complète des règles, par suite de l'oblitération du col utérin.* — *Dilatation de l'orifice.* — *Guérison.*

Mme V..., d'une bonne santé habituelle, d'une constitution robuste, avait été réglée vers l'âge de quinze ans. A ce moment, sa santé avait paru quelque peu dérangée. Mais bientôt tout était rentré dans l'ordre. Mariée à vingt ans, Mme V... avait eu un seul enfant un an après son mariage. L'accouchement avait été heureux, et la mère avait nourri elle-même. Lorsque je vis cette dame, son enfant, qui avait alors neuf ans, paraissait jouir d'une excellente santé.

Vers ce moment, Mme V... avait éprouvé des troubles dans la menstruation, sans pouvoir se rendre compte de la cause de ce symptôme, ni l'attribuer à aucune imprudence de sa part. Les règles devinrent moins abondantes, puis apparurent moins fréquemment qu'à l'état ordinaire, enfin cessèrent pendant plus de deux mois. Aux époques présumées, la malade éprouvait dans l'hypogastre des douleurs aiguës, des élancements; en même temps, il y avait des maux de tête, des bouffées de chaleur au visage avec congestion de la face. La malade avait, d'ailleurs, la certitude de n'être pas enceinte. La santé générale commençant à ressentir le contre-coup de ces divers troubles fonctionnels, cette dame ayant appris que je m'occupais spécialement de ces maladies, vint me consulter. Je constatai que la matrice était engorgée, très hypertrophiée, plus lourde, et située un peu plus bas qu'à l'état normal. Ayant essayé d'introduire dans l'utérus une sonde très mince, j'eus beaucoup de peine à y parvenir, et l'instrument ramena quelques débris de sang coagulé. La malade prit deux jours de repos. Après quoi je procédai à la dilatation du col, au moyen de l'instrument représenté *fig.* 11 et 12. Quand l'orifice fut suffisamment dilaté, on poussa doucement une injection tiède qui provoqua quelques contractions de l'organe. Des caillots assez volumineux furent expulsés à ce moment et pendant les deux jours suivants. La malade était déjà bien soulagée. Cependant, je la revis après une semaine. Elle ne se trouvait pas franchement rétablie. Je pus m'assurer qu'en effet l'engorgement persistait. Chez une personne robuste comme Mme V..., et dans les conditions où nous étions, c'était le cas ou jamais d'employer les émissions sanguines. J'apposai donc à plusieurs reprises des sangsues sur le col. Je fis prendre un bain alcalin tous les deux jours pendant trois semaines environ, puis seulement deux fois par semaine. En même temps, la malade prenait de l'eau de Vichy. Les fondants et les résolutifs ne furent pas non plus négligés. J'obtins de la sorte une grande amélioration sans que cependant la malade pût être considérée comme entièrement guérie, la matrice n'ayant pas repris complètement sa place. C'est pourquoi j'envoyai Mme V... aux bains de mer, où elle passa un mois. Quand je la revis à son retour, tout était rentré dans l'ordre, après un traitement qui dura quatre mois environ, et sa santé s'est bien soutenue depuis.

RÉFLEXIONS. — Ici, la médication a été bien différente de celle mise en usage dans le cas précédent. Il est à peine nécessaire d'indiquer les motifs pour lesquels j'ai cru devoir ainsi modifier profondément le

traitement chez deux malades présentant un appareil
de symptômes à peu près semblables, du moins au
premier abord. Ces motifs ressortiront suffisamment
de la lecture des deux observations. Dans l'un et l'autre cas, on le voit, l'événement a justifié mes prévisions. Ce qui prouve une fois de plus qu'il ne faut pas
avoir égard seulement aux symptômes du moment,
mais encore aux causes qui les ont déterminés, aussi
bien qu'à la constitution et au tempérament des malades. C'est parce que l'on ne tient pas toujours suffisamment compte de ces données, et parce que l'on
veut appliquer dans tous les cas indistinctement une
formule identique, que l'on échoue trop souvent.

Obs. XVII. — *Quarante et un ans.* — *Engorgement de
matrice traité pour une inflammation d'intestins. —
Guérison par mon traitement.*

Mme T..., réglée à 16 ans, mariée à 20, âgée aujour-
d'hui de 41 ans, est d'une bonne santé habituelle.
Cette dame n'a jamais eu d'enfant; mais elle a fait,
il y a un an, une fausse couche de quatre mois environ. Elle n'attacha pas grande importance à cet
événement; et après deux ou trois jours de repos, elle
se mit à vaquer à ses occupations ordinaires. Au bout
de quelque temps, elle ressentit dans le bas-ventre des
tiraillements, des lourdeurs et pesanteurs insolites,
avec ténesme et fréquentes envies d'uriner. Elle éprouvait aussi par moments, au même endroit, un certain
sentiment de cuisson. La menstruation affecta aussi
une irrégularité insolite chez cette dame. Mme T...,
qui habite la campagne, avait consulté son médecin.
Celui-ci avait cru reconnaître les symptômes d'une
inflammation intestinale, et traita sa malade comme
on fait ordinairement en pareil cas. N'éprouvant aucun
soulagement, et voyant plutôt s'aggraver son état et
sa santé dépérir, cette dame vint me trouver, assistée

de son médecin qui voulut bien l'accompagner jusque chez moi. Nous examinâmes ensemble la malade, et nous reconnûmes facilement un engorgement très prononcé de la matrice. Nous tombâmes d'accord, mon confrère et moi, sur la méthode de traitement que j'emploie ordinairement en pareil cas, et que j'ai eu plusieurs fois occasion d'indiquer. Mme T... repartit pour se soigner chez elle. J'allai la voir deux fois, suivant l'intention qu'elle m'en exprima, et d'accord en ceci avec son médecin ordinaire. En trois mois, la guérison était complète.

Réflexions. — Les chances d'erreurs sont nombreuses, et il est facile de s'y laisser prendre. Certes, ni le savoir ni le talent ne manquaient à notre honorable confrère; mais n'ayant que rarement occasion d'observer des faits de cette nature, il avait commis une erreur qu'aurait plus facilement évitée un médecin s'occupant spécialement de l'étude des affections de matrice.

Obs. XVIII. — *Trente-deux ans.* — *Deux enfants.* — *Engorgement de matrice longtemps méconnu.* — *Catarrhe utérin.* — *Exagération des symptômes nerveux.* — *Mélancolie noire.* — *Affaiblissement général.* — *Guérison.*

Mme E... se présenta un jour à ma consultation, et me déclara tout d'abord qu'elle se savait atteinte d'une maladie incurable, et que, si elle venait me trouver, ce n'était pas dans l'espoir de guérir, mais uniquement pour savoir combien il pouvait lui rester de temps à vivre. Elle avait été formée entre 15 et 16 ans, et chez elle la fonction menstruelle n'avait jamais été bien régulière. Toutefois, elle n'avait pas assez souffert à ce sujet pour s'en préoccuper beaucoup. Mariée à 19 ans, elle avait eu trois enfants. Les premières couches n'avaient rien présenté de notable, mais le dernier accouchement avait été difficile et avait nécessité des manœuvres longues et pénibles. L'enfant, bien constitué d'ailleurs, et qui aurait eu deux ans quand Mme E... vint me consulter, avait succombé au bout de quelques jours. Par suite, la mère se leva plus tôt qu'elle n'aurait dû, et se trouva en butte à des fatigues qu'elle ne put éviter. Les conséquences ne tardèrent pas à se faire sentir. Un mois environ après ces événements, Mme E... commence à éprouver dans la région du bassin des pesanteurs insolites, du ténesme, des envies d'uriner plus fréquentes qu'à l'état normal. Cependant, elle continua son genre de vie ordinaire. Bientôt les symptômes s'aggravèrent. Un écoulement de matière assez semblable à du blanc d'œuf apparut par moments à la vulve. En même temps, la malade dépérissait. Son caractère ne tarda pas à se ressentir de son état maladif. Des idées noires s'emparèrent de son esprit, et elle tomba dans une mélancolie d'autant plus grande, qu'elle ne voulait confier à personne la cause de son chagrin. Elle était persuadée, ainsi qu'elle me le déclara, que son mal était de ceux qui ne pardonnent point, et concentrait sans cesse sa pensée sur cette conviction désolante. Aux symptômes précédents, vint se joindre une complication nouvelle. La sensibilité nerveuse devint telle, que le moindre contact aux parties génitales ne pouvait être supporté. Par suite, les rapports conjugaux, très douloureux d'abord, finirent par devenir presque impossibles ; et la malade ne les subissait que pour éviter que son mari connût l'état dans lequel elle se trouvait. Sur ces entrefaites, une malade que j'avais soignée et guérie lui ayant parlé de moi, elle se décida à venir me trouver. L'examen des organes présenta quelques difficultés, à cause de la surexcitation nerveuse de Mme E... Néanmoins, je pus parvenir à mes fins, sans avoir provoqué chez elle de trop vives souffrances. Il me fut facile de reconnaître un engorgement, en même temps qu'un catarrhe de matrice. Je déclarai

donc immédiatement à ma malade que son état n'avait
rien de bien inquiétant, et qu'elle pourrait guérir.
Cette affirmation très nette produisit un excellent
effet sur cette dame, qui se croyait vouée à des souffrances incurables et à une mort certaine. Dès ce moment, je commençai le traitement qui fut d'abord
purement hygiénique. Sous l'influence de son heureux
état moral, Mme E... reprit d'abord quelques forces
qui lui permirent de supporter plus facilement le
traitement local. Chez elle, j'employai surtout des
pansements topiques. J'introduisais chaque jour, à
l'aide du spéculum, des tampons imbibés de substances
médicamenteuses. Ces pansements méthodiques, que
je rendis de moins en moins fréquents, firent diminuer
graduellement l'engorgement, en même temps que les
douleurs nerveuses devenaient moins aiguës. Cependant, Mme E... reprenait son embonpoint et toutes les
apparences de la santé, et son caractère était redevenu
égal et agréable comme avant. En trois mois, elle
était complètement guérie. Toutefois, la matrice avait
encore chez elle une certaine tendance à descendre,
les ligaments ayant été longtemps tiraillés et fatigués.
C'est pourquoi j'envoyai Mme E... passer deux mois
aux bains de mer. Elle en revint mieux portante que
jamais, et, depuis lors, sa santé s'est maintenue constamment en parfait état.

RÉFLEXIONS. — Si, au lieu de se laisser dominer par
un sentiment de pudeur singulièrement mal entendue,
Mme E... était venue consulter le médecin dès le commencement, elle n'aurait point eu à lutter contre les
idées noires et le découragement qui s'étaient emparés
d'elle. D'autre part, sa guérison aurait été plus facile
et moins longue à obtenir. Cet exemple doit faire
comprendre une fois de plus aux malades combien il
leur importe de savoir, dès le principe, à quoi s'en
tenir sur leur état. Si le mal est grave, on a toujours
plus de chances de guérison en l'attaquant tout
d'abord. Si au contraire il n'est pas dangereux, la

malade le saura tout de suite et évitera ainsi les terribles angoisses qui deviennent quelquefois le point de départ des plus graves maladies.

B. — **DES ULCÈRES OU ULCÉRATIONS DE MATRICE.** — Dans le sens rigoureux, le mot *ulcération* signifie l'action ou le travail morbide qui a pour résultat de produire un *ulcère*. Ces deux mots n'ont donc pas, à proprement parler, un sens identique. Néanmoins, l'usage a prévalu de les employer l'un ou l'autre indifféremment.

La lésion caractéristique de cette affection est l'ulcération ; mais il y a d'autres lésions secondaires qui se groupent autour de celle-ci, et dont je dirai quelques mots. Nous n'avons, du reste, à nous occuper ici que des ulcères simples, c'est-à-dire de ceux qui résultent uniquement d'une inflammation chronique de la membrane muqueuse utérine. En effet, certaines maladies spécifiques donnent lieu à des ulcérations d'une nature particulière ; le cancer produit aussi des altérations analogues. Mais dans l'un ou l'autre cas, les caractères anatomiques de la lésion sont assez tranchés pour qu'on ne doive pas prendre le change. D'ailleurs, en traçant l'histoire du cancer de matrice, je ferai ressortir les différences qui existent entre ces diverses manifestations morbides.

Avant d'étudier les ulcères de matrice, il convient d'abord de dire ce que c'est qu'un ulcère. C'est une solution de continuité qui se fait à la surface des parties molles, avec une perte de substance plus ou moins profonde. Or, nous avons vu que la surface des parties molles était toujours recouverte soit par la peau soit par une membrane muqueuse. Un ulcère pourra donc se produire aux dépens de l'un ou l'autre de ces téguments. C'est en effet ce qui arrive. Ainsi, les ulcères aux jambes sont une chose fréquente dans certaines professions ; les ulcères de l'intestin se remarquent dans quelques maladies. Suivant le siége qu'ils occupent, suivant l'affection qu'ils accompagnent, ils présentent souvent des caractères différents dont je n'ai pas à me préoccuper ici, n'ayant à décrire que ceux de la matrice.

Avant d'être ulcérée, la membrane muqueuse utérine présente une rougeur qui occupe tantôt le col tout entier, tantôt une surface plus limitée, par exemple une des lèvres seulement du museau de tanche. On n'a pas toujours occasion d'observer ce phénomène, parce que l'on n'est guère appelé que quand l'ulcère existe déjà. Or, cet ulcère se présente sous trois formes principales, dont toutes les autres ne sont que des modifications ; ce sont : 1° *les érosions* ou *ulcérations simples ;* 2° les *ulcérations granuleuses ;* 3° les *ulcérations fongueuses.*

1° L'*ulcération simple* ou *érosion* s'observe sur tous les points du col, mais particulièrement au pourtour de l'orifice externe et sur la lèvre postérieure du museau de tanche ; elle peut même se prolonger jusque dans la cavité du col ; la lésion consiste en ce que la muqueuse est détruite en surface et en profondeur dans une étendue plus ou moins grande (*Fig.* 23) ; mais cette altération est quelquefois tellement superficielle, qu'on pourrait croire qu'il n'y a de détruit que l'epithelium, c'est-à-dire ce qui constitue l'épiderme de la membrane muqueuse, et que le tissu de la matrice n'est aucunement atteint ; cette circonstance, en effet, se présente quelquefois. Mais il faut savoir que, dans ce cas, il peut être très facile de prendre le change et de croire la lésion plus profonde. C'est ce qui arrive, par exemple, quand les bords de l'ulcère sont gonflés et hypertrophiés ; le toucher permettra d'éviter cette erreur contre laquelle le témoignage des yeux seulement ne prémunirait pas toujours suffisamment.

2° *Ulcères granuleux.* — Ici, la perte de substance se complique de la présence de petites saillies ou élevures qui prennent quelquefois un développement assez considérable. Ces saillies (*Fig.* 24) ressemblent assez à celles dont j'ai parlé à propos de la vaginite granuleuse. Comme dans la forme précédente, l'ulcération peut siéger sur n'importe quelle partie du col, et se prolonger jusque dans l'intérieur de sa cavité. Ces granulations, facilement saignantes, sont séparées par de petits sillons, ce qui fait assez ressembler

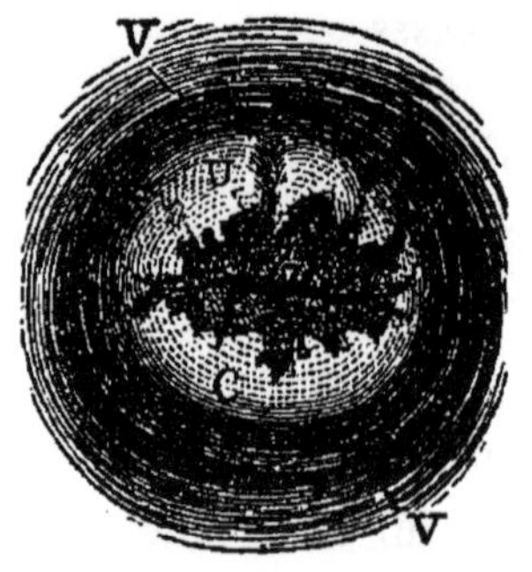

Fig. 23.

ULCÉRATION SIMPLE DU COL DE LA MATRICE.

V V, vagin relevé et replié, comme il est expliqué à la *fig.* 22. C, partie saine du col de la matrice. U, ulcère qui a envahi les deux lèvres du museau de tanche. o, orifice externe ou vaginal du col de la matrice.

9.

la surface de l'ulcère à celle d'une framboise. La coloration est d'un rouge violacé. Les lèvres du col sont gonflées et écartées, et le col lui-même est souvent entr'ouvert.

3° Les *ulcères fongueux* succèdent très souvent aux précédents. La lésion consiste en une ou plusieurs solutions de continuité larges et saillantes, offrant à leur surface des mamelons ressemblant assez aux bourgeons charnus que l'on voit quelquefois à la surface des vésicatoires, et saignant comme eux au moindre contact. Ces ulcères siégent non-seulement au col, mais encore et surtout dans la cavité même de la matrice.

Outre les lésions que je viens de décrire, le col et la cavité de l'utérus sont le siége d'un écoulement qui constitue un des symptômes les plus importants de la maladie. Ce sont des mucosités sécrétées par la muqueuse utérine; et

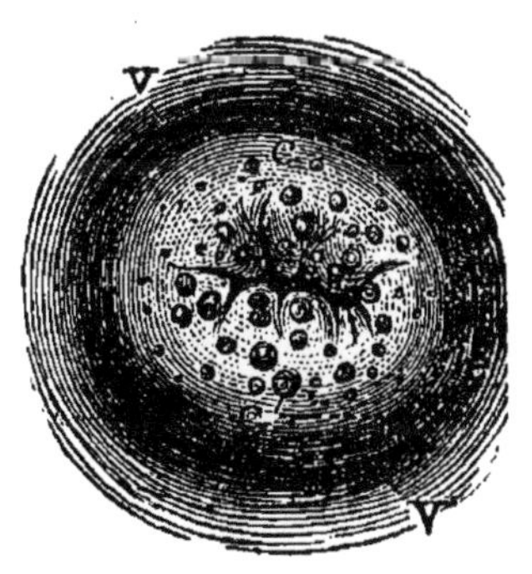

Fig. 24.

GRANULATIONS DU COL DE LA MATRICE, OU ULCÈRE GRANULEUX.

V V, vagin. C, partie saine du col, parsemé d'ailleurs de granulations. G, une de ces granulations.

c'est à ce produit de sécrétion que certains auteurs donnent le nom de *catarrhe utérin* au catarrhe de matrice. Cette dénomination me paraît juste, car il ne faut pas oublier que les ulcères de matrice sont une conséquence et le principal symptôme de l'inflammation chronique de la muqueuse utérine. Or, il faut savoir que, dans toutes les inflammations chroniques des muqueuses, il se fait à la surface de ces membranes une sécrétion de matière semi-purulente à laquelle on a donné le nom de catarrhe. Ainsi l'on a le catarrhe pulmonaire, dans lequel la matière de l'expectoration présente des caractères connus de tout le monde; il y a encore le catarrhe de vessie dont je parlerai plus loin, etc. Enfin, le catarrhe de matrice donne aussi lieu à un flux qui accompagne ordinairement les ulcères de cet organe. Mais même dans certains cas, lorsque la

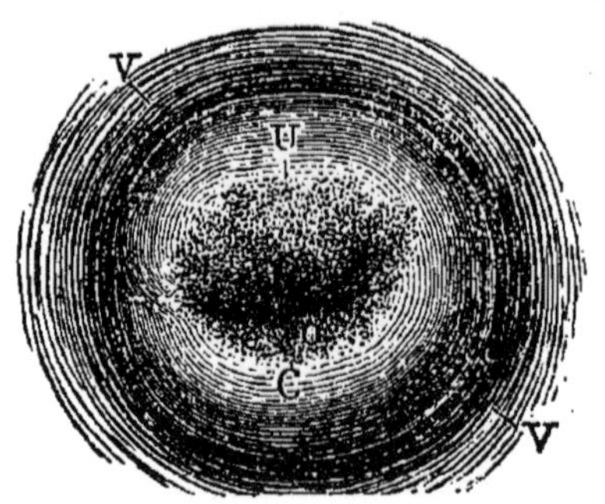

Fig. 25.

ULCÈRE FONGUEUX DU COL DE LA MATRICE.

V V, vagin. C, partie saine du col utérin. U, partie envahie par l'ulcération. Petites élévations qui saignent très facilement, et ramollissement du tissu sous-jacent, ce qui donne à cette partie une apparence spongieuse. *o*, orifice externe ou vaginal du col de la matrice.

maladie est ancienne et peu grave, la lésion des solides ayant disparu, il reste quelquefois cette sécrétion de mucosités qui persévère pendant un temps plus ou moins long, et peut quelquefois constituer le seul signe d'une inflammation chronique de la matrice.

Cet écoulement ou catarrhe utérin présente une abondance extrêmement variable, et qui n'est pas toujours en rapport avec l'étendue de l'ulcère, ceux qui sont très limités donnant quelquefois lieu à un écoulement considérable, tandis que le phénomène contraire s'observe dans des cas opposés. La nature et l'abondance de l'écoulement me paraissent être en rapport avec l'intensité des phénomènes inflammatoires qui accompagnent l'ulcération, beaucoup plus qu'avec cette lésion elle-même. Le liquide sécrété est d'un blanc sale, quelquefois jaunâtre, plus rarement vert, d'une odeur fade et nauséeuse. Il est quelquefois constitué par du véritable pus, et dans d'autres cas il est simplement muqueux, transparent, d'apparence albumineuse, ou enfin d'un blanc laiteux.

Cette dernière particularité se remarque surtout quand la maladie est ancienne. Dans certains cas, par suite d'un effort quelconque, ou après des rapports sexuels, même sans cause bien appréciable, il s'y mêle un peu de sang ; ce sont les bourgeons de l'ulcère qui laissent échapper ce liquide, dont l'apparition, du reste, ne constitue aucun symptôme alarmant. Le catarrhe utérin tache le linge à peu près comme l'empois ; et quand le linge est sec, le frottement peut faire tomber en poussière la matière desséchée de l'écoulement.

On s'est demandé quelquefois s'il y avait une relation de cause à effet entre le catarrhe de matrice et les ulcérations de ce viscère. Quelques auteurs avaient pensé que c'était l'ulcère qui produisait l'écoulement muqueux; pour d'autres, au contraire, cette sécrétion devrait être considérée comme le point de départ de l'ulcération. Ces questions me paraissent oiseuses et peu pratiques. Il est d'ailleurs à remarquer que dans bon nombre de cas, les faits donnent tort aux uns et aux autres, car il existe des observations d'ulcères sans catarrhe et de catarrhes sans ulcère. Au fond, d'ailleurs, peu importe. Pour moi, j'admets que l'ulcération et le catarrhe sont tous deux et au même titre des manifestations de l'inflammation chronique de la matrice. Mais il ne faut pas oublier que quelquefois l'ulcération peut exister sans qu'il y ait catarrhe de matrice ni flueurs blanches. Cette particularité est importante à noter; car si l'on n'y prend pas suffisamment garde, il peut en résulter que certaines ulcérations soient méconnues pendant un temps plus ou moins long, circonstance fâcheuse à tous les points de vue. J'ai vu des malades chez lesquelles je découvrais des ulcérations de matrice évidemment anciennes, très étonnées que cela fût, et aller presque jusqu'à nier la possibilité du fait, parce qu'il n'y avait eu ni catarrhe ni leucorrhée. Je le répète donc : entre l'ulcération et l'écoulement il n'y a pas, au moins dans tous les cas, relation de cause à effet. Ce sont deux phénomènes qui peuvent exister indépendamment l'un de l'autre.

J'ai dit que quelques lésions accessoires accompagnent quelquefois celles que je viens de décrire. Ainsi, il y a souvent un peu d'engorgement de l'utérus, quelquefois des tumeurs siégeant à la matrice ou aux annexes de ce viscère. Mais ici, l'accessoire devient le principal, en ce sens que l'ulcération est fort probablement déterminée et entretenue par la tumeur. Dans certains cas, la muqueuse vaginale est irritée, soit que le vagin ait été enflammé tout d'abord, soit que le passage des mucosités du catarrhe utérin ait déterminé ce symptôme.

Les ulcères de matrice surviennent quelquefois après une inflammation aiguë qui a passé à l'état chronique. On les observe en général chez les femmes de 25 à 40 ans ; du moins est-il assez rare de constater cette affection en dehors du laps de temps pendant lequel l'hémorrhagie mensuelle a lieu d'une manière périodique. Comme ces ulcères se voient le plus souvent chez des femmes ayant eu des enfants, on en a conclu quelquefois que l'on devait attribuer cette lésion aux suites de l'accouchement. Mais on aurait tort de considérer cette condition comme nécessaire, et l'expérience démontre le contraire. En effet, les ulcères de matrice ont été constatés, non-seulement chez des femmes n'ayant pas eu d'enfants, mais encore chez des jeunes filles vierges de seize ans. Ces cas, et surtout le dernier, se présentent bien rarement sans doute ; mais il suffit de quelques exemples pour que l'on doive se tenir en garde contre la possibilité de leur apparition dans les conditions que je viens d'indiquer.

La présence d'un ou plusieurs ulcères à la matrice produit des troubles assez variables ; ces symptômes offrent quelquefois une certaine ressemblance avec ceux que déterminent les engorgements. J'ai dit d'ailleurs que ces deux affections coexistaient souvent. Toutefois, quand il y a des douleurs, il est rare qu'elles soient continues. Ordinairement sourdes, elles deviennent par instants plus vives et lancinantes. Certaines malades ne les ressentent que quand elles se tiennent longtemps debout, ou après quel-

que fatigue; un certain nombre n'éprouvent aucune incommodité.

La menstruation s'accomplit chez quelques malades
d'une manière à peu près normale; mais chez le plus
grand nombre elle présente des troubles notables. Les époques sont souvent irrégulières, l'hémorrhagie revenant plus
souvent ou plus rarement que d'habitude; la quantité de
sang rendu est dans certains cas plus abondante, dans
d'autres moins considérable. Enfin il est fréquent de voir
cette fonction s'accompagner de douleurs assez vives.

Bien que le toucher ne fournisse pas de données bien
positives, on ne devra cependant pas négliger ce moyen
d'investigation. Dans les ulcères granuleux, le doigt perçoit
de petites inégalités qui font éprouver à peu près la même
sensation que quand on touche du velours d'Utrecht. Du
reste, le toucher ne détermine pas toujours de la douleur, car
l'ulcère n'est pas en général douloureux par lui-même, et à
moins que l'inflammation ne soit encore bien accentuée, il
y a des malades qui en portent de très étendus et fort
anciens sans aucunement souffrir.

Mais l'application du spéculum est nécessaire pour constater d'une manière certaine la lésion ulcéreuse. A l'aide
de cet instrument, on peut voir la matière du catarrhe
utérin occupant la cavité du col qui est entr'ouvert, et s'écoulant entre les deux lèvres du museau de tanche. Il devient
ainsi manifeste que l'écoulement provient de la matrice
et non du vagin. Afin de connaître l'état des parties, on
adapte au bout d'un manche de bois un pinceau de charpie
avec lequel on essuie et l'on étanche pour quelques moments le col utérin, recouvert par les mucosités et autres
matières de l'écoulement. C'est alors que l'on peut observer

les diverses lésions que j'ai décrites plus haut (V. *fig*. 23, 24 et 25). En retirant le spéculum avec lenteur, on a souvent lieu de constater pareillement une inflammation du vagin. Souvent même la vulve est prise aussi, ce qui provoque de vives démangeaisons.

Les femmes qui ont des ulcères de matrice sont presque toujours stériles, surtout quand l'ulcère est granuleux. Quelques-unes cependant peuvent concevoir ; mais le plus souvent la grossesse est des plus pénibles, et dans un grand nombre de cas l'accouchement ne peut se faire à terme. Ce qui prouve bien que l'ulcération doit être considérée comme la cause de ces phénomènes, c'est l'observation fréquente de femmes demeurées stériles pendant plusieurs années de mariage, qui sont devenues enceintes, et sont arrivées heureusement au terme de leur grossesse dès que la guérison des ulcères a été obtenue.

J'ai dit que souvent les femmes n'éprouvaient aucun trouble dans la santé générale. Mais cela n'est pas toujours exact. Chez plusieurs, on constate des signes de débilité générale. Il y a de l'amaigrissement, de la faiblesse dans les membres, manque d'appétit, douleurs d'estomac, digestions difficiles, etc. J'ai déjà signalé ces phénomènes, et je me suis appesanti sur les méprises graves auxquelles ils pouvaient donner lieu. Des affections de matrice ont pu être prises pour des gastrites ou pour des inflammations chroniques d'intestins et être traitées en conséquence. Indiquer la possibilité de pareilles erreurs, c'est faire ressortir toute l'importance d'une étude spéciale des maladies utérines. Du reste, ces symptômes de débilité générale accompagnent ordinairement aussi les flueurs blanches, et l'on ne doit pas être étonné de les retrouver avec le catarrhe de matrice qui n'est, après tout, qu'une variété de la leucorrhée.

Les ulcères de matrice ont une marche essentiellement chronique ; ils n'ont aucune tendance à se guérir spontanément, surtout chez les femmes qui, par goût ou par nécessité, prennent de l'exercice, ou chez celles qui ont de fréquents rapports sexuels. Les ulcères granuleux sont plus rebelles encore que les autres. Dans le cours de la maladie, on remarque, comme dans l'engorgement, des exacerbations plus ou moins fréquentes alternant avec des rémissions qui pourraient faire supposer que tout est terminé, si les symptômes de la lésion, et notamment l'écoulement, ne reparaissaient bientôt et ne venaient détruire ces illusions. Aussi, quand la malade ne suit pas un traitement convenable, la durée de l'affection peut être indéfinie, au moins tant que la matrice est encore dans sa période d'activité. Mais lorsqu'arrive l'âge critique, cet organe éprouvant une modification profonde dans sa vitalité, on voit quelquefois les symptômes s'amender d'eux-mêmes et les ulcères se cicatriser presque spontanément.

Au surplus, et quoi qu'il arrive, il n'y a pas lieu de craindre une issue funeste, car je ne connais pas un seul exemple bien authentique qui prouve que la mort puisse jamais être la conséquence d'un ulcère simple de matrice. Cependant, il ne faudrait pas trop se faire illusion à cet égard. Si l'ulcère de matrice n'est pas dangereux en lui-même, comme il a une grande tendance à se perpétuer indéfiniment, il en résulte souvent pour la femme un état de langueur et d'affaiblissement tel, que la constitution générale du sujet peut se trouver ébranlée ; dès lors la femme sera plus accessible à d'autres maladies et moins apte à leur résister.

Je termine par une observation qui n'est pas inutile. En général, les personnes étrangères à la médecine considèrent les ulcères de matrice comme une maladie beaucoup plus grave qu'elle ne l'est réellement, et s'en effraient outre mesure. Ces appréhensions exagérées font que, dans bien des cas, le médecin ne dit pas à la malade qu'elle a une ulcération, afin de ne pas trop l'impressionner. Je blâme généralement cette conduite, qui n'est jamais la mienne ; mais cependant je lui trouve une excuse dans la pusillanimité des malades, causée par leur ignorance et leurs préjugés. Qu'on le sache donc bien, l'ulcère de matrice n'est pas plus dangereux que bien d'autres affections dont on se préoccupe fort peu. Quant à la guérison, on arrive à l'obtenir en suivant un traitement convenable. C'est ce dont je vais maintenant dire quelques mots.

Lorsqu'en même temps que l'ulcération il y a engorgement, je conseille les sangsues appliquées au col de la matrice, ainsi que je l'ai déjà indiqué ailleurs (V. *engorgement*). L'engorgement étant quelquefois la cause de l'ulcère, on voit bientôt celui-ci se déterger et se cicatriser quand la maladie primitive a disparu. Mais à part cette circonstance, je demeure convaincu que les émissions sanguines sont plus nuisibles qu'utiles.

Contre l'ulcère non compliqué d'engorgement, on emploie plusieurs moyens. En première ligne, il convient de placer la cautérisation. On la pratique à l'aide du caustique ou du fer rouge. Les caustiques s'emploient sous la forme solide, comme la pierre infernale, ou dissous dans un liquide ; et dans ce dernier cas on les applique à l'aide d'un pinceau ou d'une boulette de charpie que l'on imbibe de cette solution. Lorsque l'ulcère est profond et de mauvais

aspect, il convient surtout alors d'employer la cautérisation
au fer rouge. Il importe de bien savoir que cette opération,
qui paraît si effrayante, produit peu ou point de douleur ;
les femmes en sont toujours très étonnées. C'est un fait
d'observation journalière que j'ai constaté maintes fois.
Cela, cependant, peut dépendre un peu de la manière dont
l'opération est pratiquée, et je ne conseille pas de confier
cette manœuvre à quelqu'un d'inexpérimenté. La cautérisation devra autant que possible être poussée jusque dans
l'intérieur du col quand l'ulcération remonte jusque là, ou
qu'il existe un écoulement abondant. Quel que soit le mode
de cautérisation employé, il faudra se servir du spéculum
plein, et immédiatement après l'opération on poussera sur
le col une injection d'eau. En général, le jour de la cautérisation, les malades feront bien de prendre un grand bain,
et il convient qu'elles gardent le repos. C'est une recommandation que j'ai toujours soin de faire.

On ne peut espérer se rendre maître du mal avec une
seule cautérisation. Cette opération devra donc se renouveler un certain nombre de fois. Quant à l'intervalle qu'il
conviendra de mettre entre chaque application du caustique,
il est absolument impossible de rien dire de précis à cet
égard, les choses se passant différemment suivant les sujets,
suivant l'époque ou l'intensité de la maladie, suivant le
caustique employé, etc. Ces appréciations sont toujours
laissées à l'expérience et à la science du médecin. On met
en général de quatre à dix jours d'intervalle entre chaque
cautérisation. Mais cette règle de conduite, qui pourtant
laisse déjà une grande latitude, souffre cependant encore
de nombreuses exceptions.

En ce qui concerne les ulcères fongueux, le traitement

curatif par excellence consiste à introduire dans la cavité
de la matrice un instrument appelé curette, avec lequel on
gratte la surface de la muqueuse. Les fongosités sont bientôt
expulsées, et après deux ou trois opérations de ce genre,
la malade est ordinairement guérie dans les cas ordinaires.

Avec ou sans la cautérisation, on emploie les bains simples, émollients ou sulfureux, les bains de siége et les injections. En fait d'injections, je prescris de préférence
celles qui sont toniques et astringentes, et dont je donne
ici quelques formules :

Pr. :   Alun ....   15 gram.
        Eau ....   1 litre.
                Faites dissoudre.
        Deux injections par jour.

Pr. :   Racine de ratanhia...........   10 gram.
                Faites bouillir dans
        Eau ....   500 gram.
        Laissez évaporer sur le feu jusqu'à un
        quart de perte environ ; puis passez et filtrez
        pour l'usage.
                Injections comme ci-dessus.

La racine de bistorte s'emploie exactement dans les
mêmes conditions. On peut encore mettre en usage le
tannin, la noix de galle, les feuilles de noyer, etc. En général, ces injections sont un adjuvant heureux, et je suis
d'avis qu'on les continue longtemps, même après que la
cautérisation ne sera plus nécessaire. Cette pratique rendra

à la matrice une tonicité plus grande qui deviendra une garantie contre la tendance à un nouveau catarrhe.

Au surplus, dans la plupart des cas, pour ne pas dire toujours, il est bon de suivre un régime général, tonique et fortifiant, les ulcères du col étant souvent entretenus par la faiblesse du sujet. En conséquence, outre les médicaments tels que le fer, le quinquina, les amers, etc., que je conseille d'ordinaire en pareille circonstance, la malade prendra une nourriture solide et substantielle, des viandes noires et du bon vin. A ces moyens on joindra un exercice modéré, car je ne saurais être partisan du repos forcé auquel on condamne trop souvent les femmes. Les distractions non fatigantes devront être aussi fréquentes que possible. Je recommande aussi la continence, car les rapports fréquents entretiennent souvent aux parties génitales un état d'irritation qui rend la cure plus difficile, pour ne pas dire impossible.

Avec les moyens de traitement que je viens d'indiquer, on obtient presque constamment d'excellents résultats. Mais il faut cependant reconnaître que le succès ne couronne pas toujours et infailliblement nos efforts. Certains ulcères sont rebelles, et l'on ne peut s'en rendre maître. C'est alors le cas de mettre en usage l'hydrothérapie, comme je l'ai pratiquée maintes fois dans les hôpitaux, notamment à Lourcine, et depuis dans ma clientèle particulière. Plusieurs fois j'ai obtenu les résultats les plus satisfaisants, et j'ai toujours eu à me louer de cette médication. Elle consiste, comme moyen principal, à diriger sur le col ulcéré de la matrice, mise à découvert à l'aide du spéculum, une douche d'eau très forte. Les premières fois, la malade supporte assez difficilement cette affusion. Mais après quelques applications, elle s'y habitue très bien, et l'on peut doubler le temps consacré à l'opération. Afin de modifier d'une manière heureuse l'économie entière, je conseille de prendre aussi, et alternativement avec les affusions utérines, quelques douches générales que l'on applique suivant les procédés ordinaires. On comprend qu'il faut pour cela des appareils disposés tout exprès, et aussi que cette opération demande de la prudence. Faite dans ces conditions, je ne saurais trop la recommander.

Si l'on veut traiter homœopathiquement les ulcérations de matrice, on pourra mettre en usage quelques-uns des moyens déjà indiqués dans cet article, notamment les cautérisations qui ne sont autre chose, après tout, qu'un agent homœopathique. Comme médicaments spécialement recommandés ici par l'école d'Hahnemann, je citerai encore, outre une partie de ceux énumérés précédemment à propos de la métrite aiguë et des engorgements de matrice, *sep.*, *sil.*, *kreos.* On les emploie, soit à l'intérieur, soit en applications topiques.

A la fin du traitement, et quelle qu'ait été d'ailleurs la médication mise en usage, les malades se trouveront généralement très bien d'une station à certaines eaux thermales, mais surtout aux bains de mer.

Tels sont les moyens qu'il convient d'employer contre les ulcères simples de matrice. Quant à ceux qui sont le résultat d'affections spécifiques, ils exigent un traitement tout particulier, et je n'ai pas à m'en occuper ici. Je dirai seulement que le plus souvent on s'en rend facilement maître.

J'ai dit que les ulcérations de matrice étaient moins difficiles à guérir qu'on ne le croit généralement. Je tiens en effet pour certain que les insuccès trop fréquents dans la pratique, sont occasionnés par la négligence des malades. Mais quand on peut obtenir qu'elles prennent tous les soins nécessités par leur position sans se décourager ni se rebuter, la guérison est la règle, et les insuccès doivent être considérés comme des exceptions. A l'appui de ce que j'avance, je pourrais citer un nombre considérable de faits. Je me contenterai des observations de guérison qui suivent.

Obs. XIX. — *Trente-cinq ans. — Ulcère granuleux du col. — Écoulement abondant. — Guérison.*

Mme C... avait joui jusqu'à l'âge de trente-cinq ans d'une assez belle santé. Elle avait eu trois enfants, dont le dernier avait cinq ans, lorsqu'elle commença à ressentir dans la région du bas-ventre quelques douleurs sourdes avec des tiraillements et des pesanteurs incommodes. La marche, un exercice un peu prolongé, avaient ordinairement pour effet d'augmenter les douleurs et de les rendre plus aiguës. Cet état persévérant, il se fit bientôt par la vulve un écoulement dont la malade se préoccupa peu d'abord, étant sujette à voir quelquefois des flueurs blanches, surtout au moment de ses règles. Mais le flux devenant plus abondant, et ayant pris ensuite le caractère purulent, la vulve s'enflamma au contact de ce liquide irritant. Mme C..., inquiète, vint alors me consulter.

Au toucher, je crus percevoir dans une partie du vagin et sur le col de la matrice la sensation d'une surface inégale et comme chagrinée, et je soupçonnai dès lors l'existence de granulations sur le col. L'examen au spéculum confirma pleinement ce diagnostic. L'instrument ayant été introduit, non sans quelque difficulté, j'aperçus sur le col de la matrice, surtout à la lèvre postérieure, une masse de granulations assez semblables à celles représentées *fig.* 24. L'orifice du col étant largement entr'ouvert, je pus aussi m'assurer que plusieurs granulations existaient pareillement dans sa cavité. En retirant doucement le spéculum, je retrouvai dans le haut du vagin enflammé quelques granulations disséminées. Enfin, j'avais reconnu que l'écoulement provenait et de l'utérus et du vagin.

En présence de lésions de cette nature, l'indication à remplir était des plus simples. La malade prit d'abord un bain, garda le repos un jour et poussa quelques injections astringentes dans le vagin. Je lui fis ensuite, avec une solution très concentrée de nitrate d'argent, une cautérisation sur toute la surface ulcérée, y comprise la cavité du col. La malade fut invitée à s'abstenir de tout exercice fatigant; je lui ordonnai de prendre un bain tous les deux jours, de faire quotidiennement plusieurs injections toniques et astringentes, et de tenir le ventre libre à l'aide de quelques laxatifs. Au bout de huit jours, il y avait déjà un mieux sensible. Je fis alors une nouvelle cautérisation, et prescrivis de continuer le même régime. Dix jours plus tard, troisième cautérisation. Lorsque je visitai la malade, huit jours environ après cette dernière opération, tous les accidents locaux avaient disparu; les douleurs s'étaient dissipées, et Mme C..., n'éprouvant plus aucun malaise, put dès lors vaquer librement aux affaires de son intérieur. La guérison avait donc été obtenue en un mois environ. Par précaution, j'ordonnai de continuer les injections; et quand, un mois plus tard, je visitai de nouveau la malade, je pus lui annoncer définitivement que sa guérison était assurée.

RÉFLEXIONS. — Lorsque je vis Mme C... pour la première fois, elle souffrait depuis cinq mois environ, ce qui, selon toute probabilité, ferait remonter à sept ou huit mois au moins l'invasion du mal. En réalité, un mois de traitement bien suivi a suffi pour la guérir radicalement. Il est vrai que la maladie, n'étant pas très ancienne, devait être moins rebelle. Mais il faut reconnaître aussi que cette dame, voulant absolument

guérir, avait entrepris son traitement consciencieuse-
ment et l'avait suivi scrupuleusement, sans se départir
un seul jour des soins et des précautions qui lui étaient
imposés. C'est là un exemple de constance bien rare
chez les dames, qui trop généralement perdent patience
ou courage lorsqu'il leur faut se soigner régulièrement
pendant quelque temps. Il faut cependant bien se persuader que la guérison n'est qu'à ce prix.

Obs. XX. — *Catarrhe utérin abondant chez une femme
de trente-quatre ans. — Pas d'ulcère apparent à l'extérieur. — Ulcère dans la cavité du col. — Guérison.*

Mme L..., âgée de trente-quatre ans, d'une santé ordinairement bonne, réglée vers quatorze ans sans incident notable, avait eu trois enfants. Les couches
avaient été heureuses, et la dernière remontait à cinq
années, quand je vis cette dame. Mais un an avant
cette époque, elle avait fait une fausse couche à quatre
mois environ. Ayant voulu se lever trop tôt, il lui
était arrivé, suivant son expression, une inflammation de bas-ventre, mot par lequel elle désignait une
métrite. Traitée convenablement, elle guérit assez
promptement. Mais il lui restait un écoulement de
matière leucorrhéique semi-purulente qui la fatiguait
notablement. Aux époques menstruelles, cet écoulement devenait plus abondant. Sur ces entrefaites,
Mme L... perdit un enfant qu'elle avait soigné pendant
plus de quinze jours sans prendre aucun repos. Sous
l'influence du chagrin non moins que de la fatigue
physique, l'écoulement devint alors plus abondant, et
bientôt il y eut un affaissement complet des forces.

Tel était l'état de Mme L... quand elle se présenta à
ma consultation. La fausse couche remontait à une
année environ, et il y avait quatre mois qu'elle avait
perdu son enfant. La face était pâle, et malgré une
certaine bouffissure, les traits étaient tirés. Il y avait

aux membres inférieurs une légère infiltration œdémateuse. Malgré ces symptômes et l'état de débilité qui devait en être la conséquence, Mme L... vaquait toujours à tous les soins de son intérieur, soit parce qu'elle avait à dépenser une certaine somme d'activité, soit parce qu'elle cherchait à se distraire ainsi de ses tristes préoccupations. Cependant, bien qu'elle se fatiguât beaucoup, elle ne pouvait parvenir à trouver de l'appétit, et encore elle digérait très difficilement le peu qu'elle prenait.

Le toucher que je pratiquai ne me donna aucune indication bien précise. Il en fut à peu près de même, au moins au premier abord, quand j'appliquai le spéculum. On voyait sourdre la matière du catarrhe par l'ouverture du col utérin; c'était tout. Mais quand j'eus nettoyé, lavé et détergé la partie malade, je reconnus dans la cavité du col entr'ouvert une ulcération profonde qui avait dû nécessairement échapper à la première investigation. Séance tenante, je fis sur la partie ulcérée une cautérisation très forte. Je prescrivis ensuite à la malade le vin de quinquina et divers toniques dont l'usage fut continué pendant tout le traitement. Les jours qui suivirent la première cautérisation, l'écoulement devint verdâtre et complètement purulent, ce qui me parut d'un bon augure. Afin d'empêcher que le passage des matières purulentes irritât les parties, je conseillai de faire plusieurs fois le jour des injections toniques et astringentes. — Une seconde cautérisation fut pratiquée dix jours après la première. A partir d'alors, la matière de l'écoulement catarrhal commença à se modifier d'une manière notable, et dans sa quantité et dans sa qualité. La malade fut ainsi cautérisée neuf fois en deux mois et demi environ. J'avais ordonné quelques bains sulfureux qui furent bien supportés. Les injections avaient été continuées toujours. A la fin du troisième mois, il ne restait plus qu'un écoulement insignifiant de matière assez semblable à du blanc d'œuf, écoulement très compatible avec une bonne santé. Les forces étaient d'ailleurs graduellement revenues. Mme L... partit alors pour la campagne, après que je lui eus indiqué la ligne de conduite qu'elle devait suivre. Je la revis deux mois après, au moment de son retour. Elle était complètement guérie, et il ne restait aucune irritation sur la partie primitivement ulcérée.

RÉFLEXIONS. — Ici, le catarrhe paraît avoir été occasionné par l'ulcère. Si l'examen eût été fait d'une manière superficielle, il est évident que cet ulcère fût resté méconnu, et conséquemment la maladie se fût prolongée indéfiniment, selon toute probabilité. De là le précepte d'examiner toujours avec grand soin, et de ne négliger aucun détail, ceux qui paraissent les plus futiles ayant souvent une importance capitale.

OBS. XXI. — *Vingt-neuf ans.* — *Ulcère de matrice datant de plusieurs années.* — *Caractère scrofuleux de l'affection.* — *Plusieurs médications employées inutilement.* — *Guérison après cinq mois de mon traitement.*

Mme N..., mariée à vingt ans, avait eu deux enfants, qui tous deux étaient morts, le premier au bout de quinze jours, le second à six mois. Depuis ce dernier malheur, arrivé quand Mme N... était entrée dans sa vingt-quatrième année, elle n'était plus devenue grosse. Du reste, elle n'avait jamais eu une santé bien robuste. Réglée difficilement vers l'âge de seize ans, et toujours assez irrégulièrement depuis, cette dame avait souvent des pertes en blanc. On avait espéré que le mariage modifierait heureusement sa constitution; mais cet espoir avait été déçu. Après comme avant le mariage, la santé avait toujours laissé beaucoup à désirer.

Une année environ après la mort de son dernier enfant, Mme N... avait commencé à ressentir quelques

douleurs vagues dans la région hypogastrique. Vers
la même époque, l'écoulement leucorrhéique devint
beaucoup plus abondant, et la menstruation affecta
une irrégularité plus grande, l'hémorrhagie périodique revenant quelquefois tous les quinze jours, et
se faisant attendre jusqu'à deux mois et plus dans
d'autres moments. Assez habituée à ces irrégularités,
aussi bien qu'aux flueurs blanches, la malade n'aurait
pas pris garde à ces divers symptômes sans une circonstance qui éveilla son attention. Elle s'aperçut que
ses forces diminuaient sensiblement, ce qui ne laissa
pas que de la préoccuper assez sérieusement. N'ayant
jamais été bien forte, elle redoutait avec raison un
nouvel affaiblissement. Comme elle habitait la province, elle alla consulter un médecin de la localité,
lequel reconnut la présence d'un ulcère auquel il
attribua tous les symptômes concomitants. De nombreuses cautérisations furent faites alors, paraît-il,
mais sans succès. Bien loin de là, les forces s'en allaient
tous les jours de plus en plus. L'écoulement blanc
était devenu plus abondant encore, et en même temps
d'une fétidité repoussante. La malade vint alors à
Paris pour consulter. Le médecin auquel elle s'adressa
déclara qu'elle avait un cancer de matrice. Profondément découragée, elle retourna chez elle sans vouloir
voir d'autres médecins; bien convaincue qu'elle était
perdue, et que ce n'était qu'une question de temps,
elle résolut de ne plus rien faire pour se soigner.

Cependant, deux années se passèrent, pendant lesquelles la santé de Mme N... fut loin sans doute d'être
satisfaisante; mais son état restait à peu près stationnaire. Si elle ne suivait aucun traitement, du moins
elle se ménageait. Sachant que dans le cancer de matrice les souffrances sont souvent intolérables, elle
était étonnée de souffrir relativement si peu. — Sur
ces entrefaites, son mari ayant obtenu un emploi à
Paris, notre malade vint s'y fixer avec lui. Ayant entendu parler de moi par une personne que j'avais soignée pour une maladie de matrice, et qui l'engageait

beaucoup à me consulter, elle finit, après bien des hésitations, par y consentir.

Dès ma première visite, je crus remarquer chez cette dame les indices non équivoques de la diathèse scrofuleuse. Les chairs étaient blanches et flasques; la démarche était molle, l'air apathique, etc. En l'interrogeant, j'appris en effet que son père avait eu des écrouelles. A force de soins et de prévoyance, on était parvenu à empêcher chez elle les manifestations extérieures de cette maladie. Mais on n'avait pas pu ou su parer à tout, peut-être parce que, le moment de la puberté une fois passé, on s'était beaucoup moins préoccupé de cet état. L'examen au spéculum me permit de reconnaître un ulcère occupant la presque totalité du col utérin, et pénétrant jusque dans sa cavité. La surface de cet ulcère était blafarde et atonique, et recouverte d'une pellicule blanchâtre, ainsi que l'on voit sur certaines plaies de mauvaise nature. L'écoulement catarrhal, provenant bien évidemment de la matrice, avait alors une odeur assez fétide, ce qui m'expliqua l'erreur du chirurgien qui avait diagnostiqué un cancer. Du reste, la malade était dans un état d'affaissement général. Son caractère s'était ressenti de ces secousses; et, à la longue, il était devenu maussade et irascible, surtout depuis qu'elle s'était crue atteinte d'un cancer.

Après avoir bien examiné l'état des organes et m'être bien fait rendre compte de tout ce qui se rapportait à la maladie, mon premier soin fut de rassurer Mme N... Je lui affirmai qu'elle n'avait pas, qu'elle ne pouvait pas avoir de cancer. Finalement je lui promis de la guérir, pourvu, bien entendu, qu'elle s'engageât à suivre scrupuleusement le traitement que je lui ordonnerais. L'engagement fut pris, et j'ai hâte de dire qu'il fut bien exécuté.

Contre l'attente de la malade, je ne lui fis d'abord aucune cautérisation. Mais je la soumis à un traitement général dirigé contre la diathèse scrofuleuse. Je prescrivis, successivement ou concurremment, l'iode,

les amers, les ferrugineux et les toniques. Une bonne
hygiène, des promenades au soleil, des distractions,
une nourriture réconfortante furent également con-
seillées. De temps en temps, la malade prenait un
bain sulfureux ou d'eau salée. Comme traitement local, je me contentai, pendant toute cette période,
d'injections astringentes et toniques. L'état général
de la malade se ressentit bientôt de ces soins. Il convient d'ailleurs de reconnaître que, selon toute probabilité, l'influence morale fut pour une part notable
dans cette amélioration. De temps en temps, je pro-
cédais à l'examen des organes, et je pouvais constater
quelques modifications avantageuses, soit dans l'aspect
général de l'ulcère, soit dans la matière de l'écoulement.

Après trois mois environ de ce régime, je jugeai
que la malade était suffisamment préparée ; et alors,
sans abandonner pour cela le traitement général, j'entrepris le traitement local. Dans ce cas, j'ai mis en
usage l'hydrothérapie, à l'exclusion de tout autre
moyen, et j'ai eu grandement à m'en louer. Ainsi que
je l'avais prévu, la malade toléra un peu difficilement
d'abord les douches dirigées directement sur le col de
la matrice. Mais bientôt elle s'y fit et put supporter
des séances assez longues. J'ai obtenu chez cette malade des résultats que j'osais à peine espérer. Sous
l'influence des douches, une vitalité nouvelle se manifesta dans la partie malade ; l'ulcère devint d'un rouge
vermeil, de pâle et blafard qu'il était d'abord ; l'écoulement se modifia profondément ; tant qu'enfin, après
six semaines de ce traitement, pendant lesquelles il
y avait eu quinze applications de douches environ, il
s'était manifesté un mieux tellement évident, que la
malade se croyait guérie ; mais il y avait encore quelque chose à faire, et malgré un peu d'opposition, je
fis continuer les douches pendant un mois. Alors, l'ulcère était complètement guéri et cicatrisé ; l'écoulement était devenu insignifiant. Par mesure de précaution, et pour consolider la cure, j'envoyai Mme N...

passer un mois aux bains de mer. Elle en revint bien portante, et depuis lors (1861), sa santé s'est toujours bien soutenue.

RÉFLEXIONS. — Ainsi, en moins de six mois, j'ai pu guérir un ulcère d'assez mauvaise nature, datant de plusieurs années et s'accompagnant de symptômes aggravants. Il est à peine nécessaire de faire remarquer que la diathèse scrofuleuse qui, selon toute probabilité, était la cause première de l'ulcère, entretenait cet état, et qu'il n'y avait pas à espérer de guérison tant qu'on n'aurait pas pris le mal dans sa racine. C'est parce que cette indication n'avait pas été bien saisie, que la malade n'avait retiré aucun soulagement du traitement précédemment suivi.

OBS. XXII. — *Vingt-sept ans. — Un enfant. — Catarrhe de matrice durant depuis quatre ans. — Ulcération du col. — Inflammation du vagin. — Guérison en deux mois.*

Mme de B... était arrivée jusqu'à l'âge de 25 ans, sans avoir eu jamais à souffrir aucune des infirmités si fréquentes chez la femme. Réglée vers quinze ans, mariée à vingt, elle avait eu, un an après, un enfant qu'elle avait nourri, et dont la santé était très bonne. A l'âge de 25 ans, elle vit, non sans quelque étonnement, apparaître un écoulement qui d'abord ne se manifesta guère qu'aux époques menstruelles. Mais, au bout de quelques mois, ce flux prit des proportions qui inquiétèrent la jeune femme. Elle s'en ouvrit à sa mère, qui la rassura complètement, lui disant que toutes les femmes étaient plus ou moins sujettes à ces sortes de choses. Cela dura environ deux années, pendant lesquelles il y eut des alternatives de rémission ou au contraire d'exacerbation dans la quantité comme dans la qualité de la sécrétion morbide. La malade se contentait de prendre de très grands soins de propreté. Mais bientôt d'autres symptômes se manifestèrent. Mme de B... éprouva des douleurs dans les reins, et ressentit un sentiment de cuisson dans le bas-ventre. L'écoulement, muqueux d'abord et assez semblable à du blanc d'œuf, affecta bientôt la forme purulente. Les digestions devenaient pénibles, difficiles, laborieuses. La malade ne pouvait prendre aucun exercice, sans éprouver une fatigue immédiate. Mme de B... qui aime beaucoup le monde, se vit obligée d'y renoncer. Cette privation, à laquelle elle était très sensible, fut peut-être ce qui la décida à consulter. Mais ne voulant pas mettre son médecin ordinaire dans la confidence de sa petite infirmité, elle vint me trouver. Quand elle m'eut exposé son état, je procédai à l'examen des organes. Les parties extérieures étaient souillées et irritées par le contact continuel de l'écoulement catarrhal. Le vagin était pareillement enflammé, et l'introduction du spéculum dut être faite avec beaucoup de précaution, afin d'éviter à la malade des douleurs aiguës. Le col de la matrice entr'ouvert, laissait suinter une matière catarrhale à forme purulente, provenant de l'intérieur de l'organe. Les deux lèvres et l'intérieur du col étaient ulcérés et couverts de granulations clairsemées, dont quelques-unes se continuaient jusque sur la muqueuse du vagin. Séance tenante, je cautérisai avec une forte solution de nitrate d'argent l'intérieur du col utérin, sa partie externe et le vagin lui-même. J'avais averti la malade de ne pas s'effrayer si les jours suivants elle voyait l'écoulement augmenter et donner issue à des mucosités, lambeaux et détritus. Pendant les deux jours qui suivirent, elle garda le lit, suivant mon conseil, et prit un bain. Après avoir ressenti quelques douleurs un peu plus intenses que d'habitude, tout parut rentrer dans l'ordre accoutumé. Dix jours plus tard, je fis une seconde cautérisation. Celle-ci fut suivie d'une autre, à huit jours d'intervalle. Je continuai ainsi tant qu'il resta ou que je soupçonnai dans la matrice des granulations, dont l'écoulement purulent trahissait la présence. La malade prenait d'ailleurs deux bains tièdes par semaine. Après six cautérisations successives, à divers degrés, tout avait complètement disparu, sauf un très léger suintement parfaitement compatible avec l'état de santé. Mais comme la malade en était très préoccupée, je l'envoyai l'été suivant aux bains de mer, d'où elle revint parfaitement guérie après moins d'un mois de séjour. La durée de mon traitement avait à peine excédé deux mois.

Réflexions. — J'ai déjà eu occasion de dire, et cette observation en est une nouvelle preuve, que dans bien des cas il n'est pas possible d'assigner une cause connue à certaines affections de matrice. Ici, la malade est forte, bien constituée. Chez elle, toutes les fonctions de la femme, y compris la grossesse, l'accouchement et l'allaitement, se sont accomplies très régulièrement et dans de très bonnes conditions. D'ailleurs, sa position aisée éloigne la pensée de toute espèce de privation, et par le fait, elle n'a jamais eu à souffrir de ce côté. J'ajoute que son bonheur intérieur est aussi complet que possible. La cause de son mal échappe donc à toute investigation. Cet exemple doit faire réfléchir les femmes qui se croient à l'abri de toutes ces infirmités. Du reste, il faut bien dire que, chez les malades comme celle dont je viens de parler, la guérison est toujours beaucoup plus facile à obtenir, en raison même des conditions dans lesquelles elles se trouvent.

Obs. XXIII. — *Trente-six ans. — Trois enfants. — Ulcération fongueuse et chute de matrice datant de trois années. — Plusieurs cautérisations sans succès. — Guérison par mon traitement.*

Mme H... a eu trois enfants, et a toujours été accouchée par une sage-femme. A la naissance du dernier enfant, elle a eu une perte qu'on eut bien de la peine à arrêter. Néanmoins, on se contenta des soins de la sage-femme. Mme H... ne se remit jamais bien de cette secousse; elle avait alors 32 ans. Plus tard, elle éprouva dans les reins et le bas-ventre des douleurs assez aiguës qui retentirent sur le reste de l'économie, en sorte qu'elle finit par se décider à voir un médecin. Elle alla voir un praticien très en renom dans un quartier populeux de Paris. Celui-ci constata une ulcération fongueuse du col de la matrice, et soumit sa malade à des cautérisations successives, suivant en ceci les errements de sa méthode ordinaire. Mais après six mois de ce traitement, on n'avait obtenu presque aucun résultat du côté des organes génitaux. Les souffrances étaient d'ailleurs toujours aussi aiguës, les digestions aussi laborieuses. Un peu découragée, Mme H... se présenta un jour à mon dispensaire et me mit au courant de son état. Après examen des organes, je reconnus, en effet, qu'il existait à la matrice une ulcération fongueuse compliquée d'un peu de prolapsus. Mais les fongosités ne se bornaient pas à l'extérieur; elles se continuaient jusque dans le col et probablement le corps de l'organe, circonstance qui me parut avoir échappé aux premières investigations. Je conseillai à la malade de prendre d'abord une semaine de repos. A la séance suivante, je me décidai à mettre en usage la curette de Récamier, pour râcler légèrement la cavité utérine. Je ramenai, à l'aide de l'instrument, quelques fongosités saignantes. Dix jours plus tard, je recommençai et laissai de nouveau reposer la malade pendant une semaine. Puis, afin de donner un peu de ton aux organes, je conseillai quelques douches vaginales ascendantes. La malade en prit tous les deux jours pendant un mois. Insensiblement, la muqueuse reprit une coloration plus franchement vermeille; l'écoulement se modifia peu à peu, au point de devenir insignifiant. Quand les douches furent terminées, je fis alors, à plusieurs jours d'intervalle, deux très légères cautérisations qui firent disparaître toute trace de lésions. En même temps, la matrice avait à peu près repris sa position normale, et tous les symptômes gastriques et intestinaux avaient disparu. Au bout de moins de deux mois, j'eus la satisfaction d'annoncer à Mme H... qu'elle était guérie.

RÉFLEXIONS. — On voit combien il importe de ne pas toujours suivre systématiquement la même voie, et de ne pas appliquer une formule uniforme pour chaque maladie. Le traitement médical n'est point une chose mathématique. Certes, les cautérisations réussissent généralement dans les cas analogues à celui-ci. Mais il n'y a pas de règle sans exception ; et le grand talent du médecin consiste précisément à savoir démêler les nuances qui réclament telle ou telle modification aux indications ordinaires. Ces nuances varient, d'ailleurs, suivant une foule de cas. Il faut prendre en considération l'âge des malades, leur tempérament, la phase de leur maladie, le degré d'acuité de l'affection, les complications qui peuvent intervenir, etc. C'est faute de tenir un compte suffisant de tous ces détails, que l'on s'expose souvent à faire fausse route.

OBS. XXIV. — *Vingt-sept ans.* — *Pas d'enfant.* — *Catarrhe et ulcération de matrice.* — *Guérison.* — *Grossesse consécutive.*

Mme B..., réglée convenablement et sans incident notable à 15 ans 1/2, avait toujours joui d'une bonne santé ; et le mariage, contracté à 22 ans, loin d'y porter atteinte, avait plutôt paru contribuer à la rendre plus prospère. Toutefois, et malgré son vif désir, elle n'avait point encore d'enfant après cinq années de ménage. Elle avait consulté à ce sujet le médecin de sa famille. Mais elle s'était renfermée avec lui dans des généralités assez vagues, par suite d'un sentiment de pudeur poussé à l'extrême. Néanmoins, cet honorable confrère avait cru devoir demander à examiner les organes, mais la jeune femme s'y était toujours

énergiquement refusée. Sur ces entrefaites, une personne de sa famille avec laquelle je m'étais trouvé en
rapport, lui persuada de s'adresser à moi, et qu'elle
s'en trouverait bien. Mme B..., qui habite la province,
vint à Paris me consulter et me mit facilement au
courant de son état. Je cherchai à lui faire comprendre qu'un examen approfondi était nécessaire, et que,
d'ailleurs, il m'était impossible sans cela de savoir à
quoi m'en tenir. La malade finit par y consentir. Dès
la première inspection, je constatai sur les deux lèvres du museau de tanche une ulcération assez étendue. En même temps, je voyais s'échapper de l'intérieur du col un écoulement catarrhal bien caractérisé.
Cet écoulement, considéré comme de simples flueurs
blanches, n'avait jamais préoccupé la malade, qui
d'ailleurs ne s'en était jamais ouverte à son médecin.
D'après les détails dans lesquels elle entra, j'eus tout
lieu de supposer que l'ulcération devait exister depuis
les premiers temps du mariage, sinon même avant.
Du reste, les organes étaient sains et bien conformés;
et malgré l'écoulement presque constant du flux catarrhal, il n'y avait que très peu d'irritation au vagin.
La tâche me parut dès lors facile; et, sans vouloir
cependant faire une promesse positive, je laissai cependant espérer à Mme B... que si elle voulait bien
suivre fidèlement mon traitement, elle ne tarderait
pas à être guérie. Séance tenante, je cautérisai très
légèrement avec la pierre infernale la partie ulcérée,
et j'ordonnai un bain pour le lendemain. De nouvelles
cautérisations furent faites à des intervalles de dix
jours environ chacune. Au bout de trois semaines, la
jeune femme retourna chez elle, ayant obtenu déjà
quelque amélioration. Elle devait revenir me voir de
temps en temps, ce qu'elle fit ponctuellement. Je continuai les cautérisations qui devinrent de plus en plus
rares. Dans l'intervalle, la malade prenait quelques
douches vaginales. Après trois mois de ce traitement
si simple, Mme B... était complètement guérie, son
ulcération entièrement cicatrisée, et l'écoulement

catarrhal avait totalement disparu. — Depuis lors, cette dame est devenue enceinte plusieurs fois.

RÉFLEXIONS. — Nul doute que si cette malade eût consenti tout d'abord à se mettre entièrement entre les mains de son médecin ordinaire, celui-ci, dont j'ai pu d'ailleurs apprécier depuis la science et le talent, n'eût obtenu un excellent résultat. Le cas, en effet, était d'une bénignité exceptionnelle. Si je l'ai cité, c'est pour faire voir que les femmes, mues par un sentiment peu explicable, préfèrent souvent s'adresser à un étranger qui ne les connaît pas, plutôt qu'à ceux avec lesquels elles se trouvent constamment en rapport. J'en ai journellement la preuve. — Une autre réflexion que suggère la lecture de cette observation est celle-ci. La jeune femme avait toutes les apparences de la plus parfaite santé; c'est à peine si un léger écoulement catarrhal pouvait laisser soupçonner chez elle une infirmité quelconque. Et cependant, il y a tout lieu de croire qu'elle serait demeurée stérile, l'ulcération de matrice persistant; le tout, sans préjudice des autres complications qui auraient pu surgir à la longue. De là pour les femmes le conseil de ne jamais attendre pour se soigner, dès qu'elles peuvent constater l'existence d'un écoulement, quel qu'il soit.

OBS. XXV. — *Trente-trois ans. — quatre enfants. — Ulcère de matrice méconnu pendant longtemps et pris pour une gastrite. — Guérison en trois mois.*

Mme G..., d'une bonne santé habituelle, mariée à 18 ans, a eu quatre enfants. Les trois premières couches ont été très bonnes. A la dernière, datant alors de vingt mois, Mme G... avait éprouvé une perte qui mit ses jours en danger. Elle eut beaucoup de mal à se remettre, et resta toujours faible depuis lors. Six mois environ après cette couche, apparut un écoulement qui, ne se montrant d'abord qu'à de rares inter-

valles, finit par devenir presque continu, même aux
époques menstruelles. Cet écoulement, de nature
catarrhale, prit en quelques mois des proportions
telles, que la malade s'en alarma sérieusement. L'appétit était complètement perdu; les digestions ne se
faisaient plus; les tiraillements d'estomac étaient
presque continuels, et il y avait quelquefois des vomissements. Mme G... s'affaiblissait de jour en jour et
éprouvait de fréquentes défaillances. La peau commençait à prendre cette teinte jaunâtre, caractéristique
de certaines cachexies. Du reste, à part l'écoulement
dont j'ai parlé, rien de particulier, extérieurement du
moins, du côté des organes génitaux. Le médecin de
la famille fut consulté. C'était un homme d'un grand
talent et d'une vaste expérience. Mais il avait adopté
les idées systématiques de l'école de Broussais. Il crut
ici à l'existence d'une gastrite chronique, et agit en
conséquence. La malade fut soumise au régime le plus
débilitant. On la mit à une diète sévère; et non content de cela, on lui appliqua la méthode des émissions
sanguines répétées. Après deux mois de ce régime, la
pauvre femme était réduite à un tel état de maigreur
et de faiblesse, qu'elle pouvait à peine se traîner. Son
mari me l'amena, de la province qu'ils habitent, après
m'avoir préalablement envoyé une note me mettant
au courant de tout ce qui s'était passé. Je soupçonnais
vivement un désordre quelconque du côté des organes
génitaux; et l'examen que j'en fis confirma pleinement mes prévisions. Le col de la matrice présentait
extérieurement une ulcération granuleuse qui se pro-
longeait jusque dans sa cavité. J'ai rarement rencon-
tré un type plus complet de cette affection. Tout me
fut alors expliqué, et je compris facilement pourquoi
la santé générale avait été si éprouvée. Avant d'attaquer directement le mal, je commençai par donner à
ma malade un régime essentiellement réparateur et
reconstituant, prescrivant seulement comme adjuvant
quelques injections astringentes. Au bout d'un mois,
Mme G..., déjà plus forte, revint me trouver, et je

commençai le traitement direct. Il consista simplement en cautérisations successives, pratiquées suivant
ma méthode ordinaire. En même temps, continuation
du régime fortifiant, distractions, promenades au
grand soleil. Six semaines plus tard, la malade pouvait retourner chez elle, assez bien portante pour supporter facilement un voyage d'une cinquantaine de
lieues. Elle revint me voir trois fois; et finalement,
après un traitement de trois mois environ, sa guérison
était complète; l'embonpoint et les forces revenaient,
et la santé ne laissait plus rien à désirer. Deux ans
plus tard, j'ai eu occasion de rencontrer cette dame,
et j'ai su qu'elle s'était toujours bien portée.

RÉFLEXIONS. — Cet exemple est intéressant, à cause
du point de départ du premier observateur. L'erreur
dans laquelle il était tombé tenait à ses idées préconç-
çues. Dans l'école de Broussais, toute maladie devait
provenir d'une inflammation, et surtout de la gastrite.
Au surplus, cette erreur était d'autant plus excusable
chez lui, que dans le cas présent il y avait bien peu
d'indices qui pussent faire soupçonner une affection
de matrice. Il faut avoir une grande habitude de démêler les symptômes, même éloignés, de ces maladies,
pour les reconnaître dans bien des cas obscurs, comme
était celui-ci. On voit, par l'exemple cité, quelles conséquences déplorables peut entraîner une erreur de
cette nature. Les femmes doivent donc toujours se
souvenir que, chez elles, la matrice et ses annexes
jouent un rôle dont on ne soupçonne généralement
pas assez l'importance, et que c'est souvent à cet appareil qu'il faut rapporter la plupart des maladies qui
les affligent.

Je pourrais citer ici encore quelques autres exemples de
guérisons d'ulcères de matrice. Mais les limites de cet
ouvrage ne me permettent pas de m'étendre davantage sur
ce sujet. Les faits relatés ci-dessus suffisent amplement

pour faire voir que non-seulement les ulcères de matrice
peuvent guérir, mais encore que dans bien des cas la guérison ne présente pas de difficultés sérieuses.

§ 2 — POLYPES DE MATRICE.

Je désigne sous ce nom des excroissances quelconques,
productions parasitaires qui se développent, soit dans le
tissu même de la matrice, soit à sa surface.

Considérés en eux-mêmes, ces corps se présentent sous
la forme de masses d'un blanc jaunâtre, tirant quelquefois
un peu sur le rouge. Leur configuration est variable; ils
sont aplatis, globuleux, longs ou ramassés sur eux-mêmes,
suivant qu'ils ont pu se développer librement ou qu'ils ont
été comprimés et gênés dans leur expansion par les tissus
voisins. Quelquefois gros comme une lentille, ils atteignent
dans certains cas le volume d'une orange, et même plus.
Leur tissu, dur et élastique, crie sous l'instrument tranchant. En faisant une coupe et en râclant la surface de
cette coupe, on en exprime un liquide filant comme du
blanc d'œuf. Le temps ne fait guère subir de modifications
à ces tumeurs, si ce n'est que leur volume augmente, et
que leur consistance devient plus dure et plus compacte.
Cependant il arrive quelquefois que, sous l'influence d'un
travail particulier et difficile à expliquer quant à sa nature,
ces tumeurs se ramollissent, s'imbibent de liquides, et dans
certains cas, ce travail peut être porté au point que la
tumeur tombe par fragments comme frappée de gangrène.

Au point de vue de leurs rapports avec le tissu de la
matrice, les polypes sont interstitiels, externes ou internes,

suivant qu'ils occupent l'épaisseur des parois utérines, la surface péritonéale ou abdominale de l'organe, ou enfin sa surface muqueuse.

Les polypes interstitiels (*Fig.* 26, *t*) s'accroissent avec une grande lenteur. Ils dilatent peu à peu la paroi qui les renferme, la dédoublent comme si elle était formée de deux feuillets, et s'en forment une espèce de coque qui s'amincit à mesure que leur volume augmente, tandis que la paroi du côté opposé s'hypertrophie et devient plus épaisse. Par

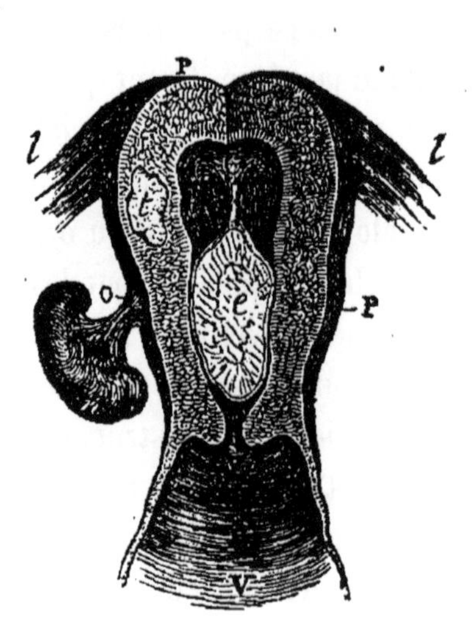

Fig. 26.

POLYPES OU CORPS FIBREUX DE LA MATRICE.

Matrice affectée des trois espèces de polypes décrits dans l'ouvrage. P P, parois de la matrice. *l l*, origine des ligaments larges (V. fig. 3). *i*, col de l'utérus. V, commencement du vagin. C, indique la cavité de l'utérus et l'origine du pédicule de la tumeur. *e*, polype interne, c'est-à-dire développé dans la cavité même de la matrice. *n*, polype ou corps fibreux externe. *o*, pédicule de cette tumeur. *t*, corps fibreux ou polype interstitiel, c'est-à-dire développé dans l'épaisseur même des parois utérines.

suite de son accroissement, le corps fibreux arrive au col,
dédouble la lèvre correspondante et la fait proéminer dans
le vagin ; en même temps il s'accroît dans son épaisseur,
et détermine du côté de la cavité utérine une saillie plus
ou moins considérable. Et lorsqu'il y a plusieurs corps
fibreux, ce qui se présente assez fréquemment, ils forment
alors des bosselures plus ou moins considérables, faisant
saillie tantôt à la face extérieure, tantôt dans la cavité de
l'organe.

Les polypes externes ou sous-péritonéaux (*Fig.* 26, *n*)
forment des tumeurs dont les unes font saillie à la surface
externe de la matrice, tandis que les autres, munies d'un
pédicule, proéminent complètement dans la cavité abdominale. Ces tumeurs, n'étant pas gênées dans leur évolution,
deviennent généralement volumineuses, et souvent elles
entraînent avec elles la matrice, pour laquelle elles deviennent
une cause de déplacement dans un sens ou dans l'autre,
suivant la place occupée par la tumeur et le lieu où son pédicule est attaché (*Fig.* 27). Ce pédicule se rompt quelquefois, et la tumeur tombe alors dans la cavité du ventre où
elle séjourne sans déterminer d'accidents.

Les polypes internes, c'est-à-dire ceux qui se développent
sur la surface interne de l'utérus (*Fig.* 26, *c*), commencent
par faire saillie dans cette cavité. La tumeur augmente peu
à peu, et proémine bientôt de toute son épaisseur, recouverte par la muqueuse. Derrière elle, le tissu utérin qu'elle
distendait, se rétracte et la pousse encore dans la cavité
utérine, si bien que les fibres de ce tissu qui avoisinent sa
circonférence finissent par former au polype un pédicule,
seul lien qui le rattache à la paroi de l'utérus. — C'est
surtout à cette forme que l'on a donné le nom de polype

fibreux de la matrice. Si le volume de la tumeur est trop considérable pour lui permettre de se développer dans la cavité utérine, elle s'engage dans le col, qu'elle dilate et traverse après un temps variable, et bientôt elle vient proéminer dans le vagin. Là, elle augmente rapidement de volume ; l'action de la pesanteur et la station verticale aidant, le corps fibreux est constamment entraîné en bas ; il finit par arriver à l'orifice de la vulve et même à pendre en dehors. L'utérus se trouve, par cela même, abaissé ; il peut même arriver, quand la tumeur est implantée au fond de ce viscère, qu'il se trouve incomplètement renversé. Ces déplacements, et l'exposition à l'air de la tumeur, irritent la muqueuse du vagin, qui bientôt s'enflamme ; il se produit de la suppuration, et par suite quelquefois les membranes muqueuses du vagin et de la tumeur finissent par

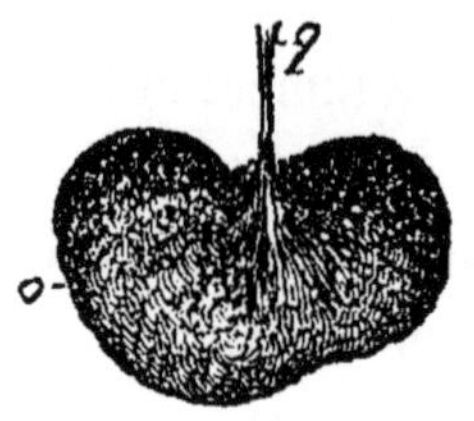
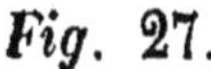

Fig. 27.

POLYPE OU CORPS FIBREUX EXTERNE, TROUVÉ CHEZ UNE FEMME
MORTE A 65 ans.

o, tumeur fibreuse. *q*, pédicule de la tumeur. Ce pédicule, inséré sur la partie latérale de l'utérus, du côté droit, avait entraîné l'organe de telle sorte qu'il paraissait presque couché en travers. L'utérus avait contracté quelques adhérences inflammatoires qui le maintenaient dans cette position. Le pédicule avait fini par s'allonger considérablement, et la tumeur flottait librement dans le ventre, au milieu de la masse des intestins.

adhérer l'une à l'autre. Enfin, il s'opère dans certains cas des ulcérations telles, que l'on a vu de ces tumeurs polypeuses perforer complètement la cloison vaginale et venir faire saillie dans l'intestin rectum.

Les polypes, extrêmement rares chez les jeunes filles, s'observent généralement chez les femmes de trente ans environ. Quant à pouvoir dire sous l'influence de quelles causes ils prennent naissance et se développent, les données sur ce sujet sont encore très vagues et très incomplètes.

Les polypes interstitiels (*Fig.* 26, *t*) se développent sans produire d'abord aucun accident, et cet état de choses persévère tant que la tumeur logée dans l'épaisseur du tissu de la matrice est peu volumineuse. Mais à mesure qu'elle augmente, quelques troubles se font sentir. La menstruation n'a plus sa régularité habituelle ; il y a des pertes assez fréquentes, d'où résulte pour la malade un grand affaiblissement, et un état voisin de la chlorose. Les malades accusent des pertes blanches fréquentes. Elles éprouvent des pesanteurs dans le ventre, les aînes, etc. La pression exercée par le polype sur les organes du bas-ventre détermine différents troubles dans la vessie ou dans l'intestin rectum, suivant que la tumeur est située dans la paroi antérieure ou dans la paroi postérieure de la matrice.

Les polypes externes ou péritonéaux (*Fig.* 26, *n*), c'est-à-dire ceux qui se développent extérieurement à la matrice et dans le ventre, ne signalent guère leur présence que quand ils ont pris un certain accroissement. Quand la tumeur est pédiculée, elle est plus ou moins mobile dans le ventre, suivant la longueur du pédicule. Le polype entraîne généralement la matrice par son poids, en sorte que, suivant le côté où il est situé, il peut occasionner différents déplacements de l'organe. Mais, ainsi que je l'ai indiqué plus haut, le pédicule devenant de plus en plus long, il arrive souvent qu'il finit par se rompre, et si la matrice n'a pas contracté d'adhérences avec les parties voisines, elle repend spontanément sa position normale. De son côté la tumeur, désormais isolée, finit par tomber dans le ventre où elle demeure indéfiniment, flottant librement et sans amener généralement aucun accident.

Les polypes internes (*Fig.* 26, *e*), c'est-à-dire qui se développent dans la cavité même de la matrice, sont ceux dont l'étude présente le plus d'intérêt, tant à cause de leur fréquence relative qu'au point de vue des désordres qu'ils occasionnent, et du traitement qu'on peut leur opposer. Comme ceux dont j'ai déjà parlé, ils peuvent rester quelque temps inaperçus. Mais bientôt se produisent quelques-uns des symptômes signalés à propos des polypes interstitiels, phénomènes qui doivent nécessairement attirer l'attention de la malade. D'ailleurs, la tumeur prend de l'accroissement et devient, après quelque temps, assez considérable pour irriter la matrice à l'égard de laquelle le polype se comporte comme un corps étranger. Il se passe alors quelque chose d'analogue à ce qui a lieu dans l'accouchement. L'utérus se contracte pour expulser le corps étranger qu'il contient, et en même temps le col s'entr'ouvre et se dilate dans le même but. Ces phénomènes provoquent, chez la malade, quelques douleurs assez semblables à celles de l'accouchement, mais infiniment moins pénibles. Il est rare que, dès la première tentative, l'utérus parvienne à chasser la tumeur au dehors. Le plus souvent, ces phénomènes se renouvellent un certain nombre de fois sans autre résultat, surtout quand le col offre une résistance considérable. Dans les intervalles, qui sont ordinairement de plusieurs semaines, tout paraît rentrer dans l'ordre, et la malade peut jouir de quelque repos. Mais le polype, continuant à prendre de l'accroissement, irrite de plus en plus la matrice, et il arrive un moment où les contractions de ce viscère deviennent assez puissantes pour expulser le corps étranger. Le polype apparaît alors à l'extérieur; il s'engage d'abord dans le col de la matrice, où l'on peut facilement constater sa présence à l'aide du doigt introduit dans le vagin, et remontant ensuite jusqu'au fond de ce canal. Et même, si le doigt peut pénétrer jusque dans la cavité utérine, il est quelquefois possible de percevoir le point d'implantation du pédicule. Bientôt le corps fibreux arrive dans le vagin. A cette période de sa migration, on remarque des troubles plus prononcés du côté des fonctions de l'intestin et de la vessie. En même temps, les pertes utérines sont plus fréquentes. Par suite de la compression que la tumeur exerce sur les vaisseaux contenus dans le bassin, les jambes et les cuisses deviennent engourdies et s'infiltrent de sérosité. Mais le polype descend quelquefois davantage; l'orifice vulvaire finit par être franchi, et la tumeur vient pendre entre les cuisses de la malade. Il ne faut pas oublier que le corps fibreux adhère toujours à la partie interne de la matrice par son pédicule; celui-ci s'allonge à mesure que le polype s'éloigne davantage de son point d'implantation; mais comme il ne peut s'accroître indéfiniment, il en résulte que la matrice est attirée en bas, et que l'on peut avoir à constater la chute ou prolapsus de cet organe. Quelquefois même l'utérus se trouve renversé

plus ou moins complètement, à la manière d'un doigt de
gant. Cet accident peut être occasionné par l'implantation
du pédicule tout au fond de l'organe. Les tractions opérées
sur cette partie la font alors saillir au dehors à travers le
col, le reste demeurant en place. Tel est le mécanisme de
cette lésion.

La marche de ces tumeurs est essentiellement chronique.
Elles mettent plusieurs mois et souvent plusieurs années
à parcourir leurs différentes périodes. La grossesse a paru,
dans quelques cas, hâter leur développement. Les polypes
finissent en général par se pédiculiser, et alors ils donnent
lieu aux phénomènes d'expulsion que je viens de décrire.
Il est à remarquer que ces phénomènes se produisent
d'ordinaire aux époques menstruelles et rarement en dehors
de ce moment. La guérison spontanée peut résulter d'un
étranglement du pédicule qui se gangrène et se rompt, et
alors la tumeur se trouvant libre, est expulsée. Mais on
doit encore surveiller dans ce cas les parties, et prendre
garde aux symptômes d'infection putride.

Les polypes récidivent-ils ? En aucune façon. Quand
une tumeur de cette nature a été enlevée par l'instrument
tranchant ou éliminée spontanément, il n'y a pas à
craindre qu'elle se reproduise. En d'autres termes, les
tumeurs polypeuses n'impriment pas à l'économie une disposition générale en vertu de laquelle il se développe dans
la matrice ou d'autres parties du corps des tumeurs analogues. Si après l'ablation d'un polype, on voit au bout de
quelque temps en apparaître un autre, cela peut tenir à
quelques circonstances particulières, par exemple à ce que
le corps fibreux n'a été enlevé qu'en partie, et que la
portion non énucléée s'est développée ensuite. Ou bien la

tumeur a été enlevée complètement ; mais la matrice en contenait plusieurs qui se sont développés après l'ablation du premier et suivant la même marche.

La présence de ces tumeurs exerce une certaine influence sur la fécondation, la grossesse et l'accouchement. La fécondation peut s'opérer, et la femme peut devenir enceinte si le col de la matrice est libre. Mais quand il est obstrué par la présence du polype, il est clair qu'il y a là un obstacle mécanique à l'imprégnation. Il en sera de même quand le corps fibreux se trouvera dans le vagin. Mais si la femme peut concevoir, peut-on espérer que la grossesse n'aura pas d'accidents ? Cela arrive quelquefois. Mais le plus souvent l'avortement peut résulter de la présence d'un polype dans la matrice, soit parce que cette production morbide s'oppose à l'agrandissement de la cavité utérine, soit parce qu'elle détermine du côté de cet organe une congestion sanguine et des hémorrhagies. Lorsque, malgré tout, la grossesse a marché convenablement, et que l'on arrive jusqu'à l'accouchement, la tumeur qui fait saillie dans la matrice, au col ou dans le vagin, peut constituer une complication sérieuse. On est quelquefois obligé, dans ce cas, de couper le pédicule, ce qui n'est pas aussi facile à faire qu'on pourrait le croire tout d'abord; d'ailleurs l'état puerpéral imprime à cette opération si simple un caractère de gravité inusitée. Enfin, après la parturition, les tumeurs fibreuses empêchent la rétraction de l'utérus et peuvent donner lieu à des hémorrhagies mortelles. Dans d'autres circonstances, la mort peut arriver par suite de contractions utérines violentes et douloureuses, déterminées par la présence de ces tumeurs dans la cavité de l'utérus. C'est pourquoi l'on conseille dans ces cas extrêmes d'enlever le polype, en prenant toutes les précautions nécessaires pour éviter les hémorrhagies.

La marche de ces tumeurs étant assez insidieuse, il est souvent fort difficile de pouvoir reconnaître leur nature dès le début. Les symptômes concomitants donnent bien certaines probabilités, mais pas de certitude absolue. On n'obtient cette certitude que quand la tumeur se présente à l'orifice du col utérin ; alors il n'y a plus de doute possible. Les polypes présentent quelques caractères qui leur sont communs avec le cancer ; de là, chez bien des femmes, des terreurs bien gratuites et bien peu fondées, car les différences entre les tumeurs fibreuses et les tumeurs cancéreuses sont assez tranchées, pour qu'il devienne difficile de s'y tromper, avec un peu d'expérience. J'exposerai plus loin les caractères différentiels des unes et des autres. Pour le moment je me borne à dire que la marche de la maladie suffirait seule au besoin pour arriver à faire une distinction utile. En effet, nous avons vu que certains polypes mettaient plusieurs années à se former. Il s'en faut de beaucoup que l'évolution d'une tumeur cancéreuse demande un temps aussi long.

Les polypes de matrice constituent une maladie d'une certaine gravité, moins à cause de l'affection en elle-même que pour les désordres qui peuvent en être la conséquence. Cependant, ces tumeurs peuvent quelquefois rester longtemps stationnaires, ou même se développer, sans amener de grandes complications. Dans ces circonstances et dans les cas analogues, il est permis de considérer le mal comme peu dangereux. Mais il faut reconnaître qu'il n'en est pas toujours ainsi. Nous avons vu, en effet, que souvent des pertes utérines étaient provoquées par la présence d'un corps fibreux dans la matrice ; nous avons vu pareillement que dans la grossesse et l'accouchement, il y avait lieu de redouter des accidents très graves. Ces remarques doivent suffire pour faire comprendre qu'on ne doit pas traiter à la légère une affection de cette nature. A la vérité, l'on peut, à l'aide d'une opération chirurgicale, enlever à tout jamais la tumeur fibreuse ; mais cette opération elle-même n'est pas sans présenter quelque gravité, surtout si on la pratique dans de mauvaises conditions, ce qui arrive quelquefois. Dans le cas contraire, il y a lieu de se rassurer, et l'on peut à bon droit espérer le succès de l'opération.

Dans le traitement, on doit considérer deux choses. D'abord, il faut obvier aux accidents qui résultent de la présence du polype utérin. C'est pourquoi on surveillera attentivement les fonctions urinaires et digestives. Il faut pareillement combattre les hémorrhagies à l'aide des divers hémostatiques que possède la médecine. Le seigle ergoté, en particulier, pourra être employé avantageusement ici, parce qu'il aura le double avantage, et d'arrêter l'hémorrhagie et de provoquer l'expulsion du polype. Ce traitement palliatif est le seul qu'il convienne d'employer tant que la tumeur reste inaccessible aux moyens chirurgicaux ; je conseille la même conduite tant que le polype, accessible ou non, ne provoque par sa présence aucun accident et ne détermine aucune complication grave. Mais lorsqu'on se trouve dans des conditions différentes, on devra toujours essayer de délivrer la malade de sa tumeur.

Pour arriver à extirper les polypes de matrice, on a mis en usage bien des méthodes abandonnées aujourd'hui. Maintenant, on ne pratique plus que la ligature et l'excision ; disons en deux mots ce que sont ces deux opérations.

La ligature consiste à jeter sur le pédicule du polype un nœud que l'on serre de plus en plus chaque jour, tant qu'enfin la tumeur se sépare de son pédicule et tombe. Cette méthode présente plusieurs inconvénients, entre autres celui d'exiger un temps assez long. En outre, la tumeur se gangrène, et tant qu'elle n'est pas séparée des parties saines elle donne lieu à un écoulement fétide dont l'odeur incommode la malade elle-même. Enfin, il se produit dans ces conditions une inflammation qui peut se propager jusqu'à la matrice, et de là au péritoine.

L'excision est une méthode très simple et très rapide. Elle consiste à couper tout simplement le pédicule à l'aide d'un instrument tranchant. Mais si le procédé est expéditif, il n'est pas exempt non plus de quelques inconvénients. D'abord il peut se produire une hémorrhagie, le pédicule renfermant des vaisseaux quelquefois assez importants ; si l'on a eu soin de faire préalablement une ligature au-dessus de l'endroit que l'on tranche, on s'expose à provoquer une inflammation comme ci-dessus ; d'autre part, il y a bien quelque danger à introduire ainsi dans le vagin et la matrice des instruments tranchants qui peuvent occasionner des lésions assez graves.

Afin d'éviter des reproches que l'on adresse à chacune de ces méthodes, j'en emploie une troisième qui me paraît être à l'abri de tous ces inconvénients. Elle consiste à enlever la tumeur en faisant la section du pédicule avec un instrument appelé écraseur linéaire. Cet instrument, fort en honneur depuis quelques années, et avec raison, permet de faire des sections considérables, sans avoir à redouter

l'effusion d'une goutte de sang et sans qu'il soit nécessaire
de pratiquer de ligature. J'ajoute, et cette considération
n'est pas sans valeur, que dans tous les cas où je l'ai vu
fonctionner, et ces cas sont déjà assez nombreux, l'écraseur linéaire ne m'a pas paru provoquer des douleurs aussi
aiguës que celles si redoutées que détermine quelquefois
l'instrument tranchant. On le voit, cette méthode présente
les plus grands avantages et justifie la préférence dont elle
est l'objet.

Après l'opération, la malade ne devra pas encore se considérer comme complètement guérie. Elle gardera le lit
pendant quelques jours, afin de prévenir une inflammation
possible. Si cette inflammation survenait, on la combattrait
à l'aide des moyens ordinaires.

§ 3. — ALLONGEMENT HYPERTROPHIQUE
DU COL DE LA MATRICE.

Bien que connue depuis longtemps, et signalée par divers auteurs, l'affection connue aujourd'hui sous le nom
d'allongement hypertrophique du col de l'utérus n'avait pas
attiré l'attention ; et ce n'est que depuis ces dernières années qu'elle a été bien étudiée.

Cette hypertrophie consiste dans une déformation du
col de l'utérus, lequel prend un accroissement considérable
dans le sens de la longueur. La partie du col située au-
dessus de l'insertion du vagin peut participer à cet état,
aussi bien que celle située au-dessous et qui fait naturellement saillie dans le vagin. Il peut arriver aussi que les

deux portions sus et sous-vaginale se trouvent envahies si-multanément.

Dans le premier cas, la disposition des organes est la suivante : le corps et le fond de l'utérus restent dans la cavité abdominale, où ils conservent la place qu'ils occupent naturellement. Mais le vagin est renversé dans tout ou partie de sa longueur : et il existe, soit à la partie inférieure de ce conduit, soit à l'ouverture vulvaire, soit même tout à fait en dehors et pendant entre les cuisses, une tumeur dont le diamètre longitudinal peut être égal ou même supérieur à celui de l'utérus tout entier à l'état normal.

Lorsque l'allongement affecte la portion sous ou intrà-vaginale, le col de la matrice forme dans le conduit vulvo-utérin une saillie plus ou moins prononcée, affectant assez généralement la forme d'un cylindre ou d'un cône, et dont l'extrémité libre se rapproche de la vulve, ou même peut s'engager entre ses lèvres et la franchir. Mais ici il n'existe ni raccourcissement ni renversement du vagin.

Enfin, il peut y avoir allongement hypertrophique des portions sus et sous-vaginale du col utérin : et alors on constate la réunion de plusieurs des dispositions indiquées ci-dessus. Quelquefois on rencontre, à une hauteur varia-ble du col hypertrophié, une sorte d'étranglement. Cette particularité avait déjà attiré l'attention des quelques anciens auteurs qui avaient étudié l'hypertrophie du col de la matrice, et qui la signalent dans leurs écrits.

Les observations que l'on possède de cette affection se rapportent à des personnes ayant généralement atteint l'âge adulte. Chez le plus grand nombre, l'allongement hypertrophique paraît avoir succédé à un état inflamma-toire de l'organe gestateur. Nous avons vu en effet qu'en

passant à l'état chronique, la métrite peut donner lieu à
un certain nombre de dégénérescences. De ce nombre sont
l'ulcération et l'engorgement, dont nous avons traité longuement. Nous aurions pu pareillement nous étendre sur
l'induration et l'hypertrophie de la matrice. Or, cette
hypertrophie peut être générale ou partielle; et c'est une
de ses variétés que nous étudions ici. Remarquons encore
que dans quelques cas, la cause de l'allongement du col
utérin échappe à toute investigation.

Comme il est assez rare que cette élongation existe seule,
il devient difficile de démêler exactement les symptômes
qui s'y rapportent directement. Souvent, en effet, l'affection
coïncide avec une hypertrophie générale ou avec quelque
déplacement de la matrice. Dans bien des cas, même,
l'allongement hypertrophique du col se produit par suite
d'un abaissement ou chute de matrice, dont il constitue
alors un des symptômes les plus saillants : à tel point
que certains chirurgiens vont jusqu'à prétendre qu'il n'y
a pas de chute de matrice proprement dite, et que les
cas indiqués comme tels ne sont autre chose que des allon-
gements mal observés et pris pour un abaissement de
l'utérus. Il m'est absolument impossible de me ranger à
cette opinion qui, outre le tort d'être beaucoup trop absolue, a
encore celui d'être contredite formellement par les faits. S'il
est vrai que l'allongement du col est une des complications
les plus ordinaires de la chute de matrice, il n'est pas
moins avéré que ce déplacement existe dans un nombre
notable de cas, sans qu'il y ait en même temps hypertrophie avec allongement du col. D'autres fois, cet allongement
accompagne une flexion utérine; ou elle se montre en
même temps qu'une induration plus ou moins prononcée de la

matrice. C'est pourquoi les pesanteurs dans le bassin, les épreintes, les douleurs de reins, les envies fréquentes d'uriner, la constipation, etc., tous symptômes que l'on a pu constater chez les femmes dont le col est hypertrophié, ne sauraient être attribués, dans tous les cas, uniquement à cet état pathologique : ils peuvent souvent aussi résulter des affections concomitantes. Et en effet, chez certaines malades, cet allongement a existé pendant un temps plus ou moins long, sans donner lieu à aucune de ces manifestations. Le hasard seul en a amené la découverte dans quelques cas : dans d'autres, la lésion constatée mais non modifiée a persévéré pendant un temps assez long, sans donner lieu à aucun des symptômes indiqués plus haut. Toutefois, les choses ne se passent pas toujours avec cette bénignité relative; et il arrive que des malades se trouvent assez sérieusement incommodées, pour être obligées d'avoir recours à l'homme de l'art. Chez quelques-unes, la présence à la vulve de la tumeur est une cause perpétuelle de préoccupation, de gêne, et aussi de douleur réelle; sans compter que dans bien des cas les membranes muqueuses du vagin et de l'utérus deviennent le siége d'une irritation et, par suite, d'un écoulement, qui peuvent prendre des proportions considérables. Chez d'autres malades, cette tumeur constitue un obstacle très sérieux à l'accomplissement des actes du mariage. Enfin, bien que cette règle ne soit pas absolument sans exception, il est positif que dans la presque totalité des cas, l'allongement hypertrophique du col est une cause de stérilité. L'on comprend dès lors l'importance que peut avoir, pour une femme, la présence d'une tumeur de cette nature au milieu des organes.

Comme on n'a que rarement l'occasion de constater les

premiers débuts de cette déformation, il est difficile de dire exactement quelle peut être sa durée, combien de temps il faut pour que le col hypertrophié atteigne une longueur déterminée, etc. Mais on sait qu'une fois cette tendance acquise, le col de la matrice peut s'allonger dans des proportions considérables et atteindre une longueur de 7, 8 et 10 centimètres, quelquefois même davantage, ainsi qu'on en a cité des exemples. J'ai eu moi-même occasion d'observer quelques cas de cette nature, et j'ai soigné récemment une dame chez laquelle la saillie intrà-vaginale du col atteignait 7 centimètres. Arrivée à ces dimensions, la déformation reste assez généralement stationnaire, en ce sens qu'elle n'augmente plus ; mais elle n'a aucune tendance à diminuer ; et si l'on n'y apporte pas remède, elle peut persévérer indéfiniment avec tous les inconvénients qui en sont le résultat.

S'il importe toujours de savoir discerner exactement la nature et l'essence de la maladie qu'on est appelé à soigner, il faut dire que, dans le cas présent, cette connaissance emprunte une gravité exceptionnelle aux conséquences malheureuses que pourrait entraîner une méprise, parti-culièrement au point de vue du traitement. Or, il faut reconnaître qu'ici le diagnostic présente d'assez grandes difficultés, et le médecin seul sera compétent pour en triompher. Disons cependant qu'un examen attentif à l'aide du spéculum, combiné avec la pratique du toucher, permettra d'éviter une erreur préjudiciable, surtout si l'on se rappelle bien les principaux caractères des affections avec lesquelles on pourrait confondre l'hypertrophie du col utérin. Je signalerai particulièrement les polypes de matrice, et l'abaissement ou chute de cet organe, comme pouvant induire plus facilement en erreur dans le cas présent. Les limites que je me suis imposées ne me permettent pas de traiter à fond cette question et de donner les nombreuses indications à l'aide desquelles il sera possible d'éviter l'erreur. Je dirai seulement que, pour un médecin ayant quelque expérience de ces matières, les caractères de l'allongement hypertrophique du col sont assez tranchés pour permettre de le reconnaître et empêcher toute confusion.

L'erreur, ai-je dit, serait préjudiciable surtout au point de vue du traitement. Ceci se rapporte plus spécialement au cas où l'affection qui nous occupe en imposerait pour un abaissement de matrice, et réciproquement. En effet, contre l'abaissement ou chute de l'utérus on emploie divers moyens mécaniques dont nous verrons plus loin l'énumération (V. déplacements de matrice). Or, dans le cas présent, ces moyens seraient non-seulement inefficaces, mais encore nuisibles, et amèneraient de cruelles déceptions.

Quel est donc le traitement à mettre en usage contre l'allongement hypertrophique du col? Lorsque la présence de la tumeur n'occasionne aucun accident sérieux et n'entraîne aucune conséquence grave, je suis d'avis que le mieux est alors de ne rien faire, afin de ne pas exposer inutilement les malades aux chances d'une opération qui, sans être des plus dangereuses, ne doit cependant pas être tentée à la légère. Lorsque l'hypertrophie n'est pas considérable, ou lorsqu'elle est compliquée, soit d'inflammation soit d'engorgement, on peut mettre facilement en usage les ressources que donne la médecine. Dans quelques-uns des articles qui précèdent, j'ai déjà eu occasion d'indiquer les moyens auxquels j'ai recours dans les cas analogues. Ces moyens, aidés du repos, suffisent chez quelques malades pour modifier heureusement leur état; si la tumeur ne disparaît pas complètement, elle diminue cependant de volume, en même temps que disparaissent en partie les accidents qu'elle entraînait avec elle.

Mais lorsque l'allongement hypertrophique détermine des accidents sérieux, et que d'ailleurs la tumeur a pris un développement considérable, il devient nécessaire de recourir au traitement chirurgical. Or, la seule opération qui remplisse bien les principales indications et puisse être suivie de succès, consiste dans la résection du col hypertrophié. Pour exécuter cette opération, on peut mettre en usage la ligature ou l'excision. J'indique plus loin, dans l'article consacré au traitement des polypes, en quoi consistent ces deux méthodes. Bien que j'aie dû, dans une circonstance, avoir recours à la ligature, je préfère de beaucoup l'excision, surtout lorsqu'elle est pratiquée à l'aide de l'écraseur linéaire. Il faut d'ailleurs avoir soin de prendre toutes les précautions possibles contre l'éventualité d'une inflammation consécutive; et l'opération une fois faite, on devra continuer de veiller avec le plus grand soin pendant les quinze ou vingt jours qui suivront. Lorsqu'on opère dans ces conditions et que l'on met ainsi toutes les bonnes chances de son côté, la maladie est guérie et ne récidive plus. En coupant court au mal, on a fait disparaître en même temps les accidents qui en étaient la conséquence; et bientôt la santé revient aussi florissante qu'elle était avant le développement de l'affection. L'opération est donc, dans ces cas, pour les malades un véritable bienfait.

§ 4. — CANCER DE MATRICE.

La matrice et le sein ont le triste privilége d'être plus souvent envahis par le cancer que les autres organes. Et encore la matrice est-elle plus fréquemment le siége de ce terrible mal que la mamelle même. Ainsi, sur un relevé de 700 cas de cancer chez la femme, on l'a observé 409 fois à l'utérus.

J'ai donné ailleurs (V. p. 200 et suiv.) des notions générales sur le cancer; je n'y reviendrai pas ici et ne m'occuperai que de ce qui se rapporte en particulier au cancer de la matrice.

Je le définis avec Valleix : une dégénérescence spécifique d'une partie ou de la totalité de l'utérus; dégénérescence d'où résultent tous les symptômes de l'affection, aussi bien au début qu'à une époque avancée de la maladie.

Avec l'auteur auquel je l'emprunte, j'insisterai sur la dernière partie de la définition qui précède. Il faut en effet que l'on comprenne bien que, dans la manière de voir de cet auteur, qui est aussi la mienne, le cancer existe dès le début. Ainsi ce n'est pas une inflammation, un engorgement, etc., qui dégénérerait ensuite en cancer. Nullement. Dès les premiers temps l'affection est elle-même, le cancer s'affirme, si je puis m'exprimer ainsi, et la lésion qui le caractérise ne reconnaît pour point de départ aucune autre altération. Ainsi, par exemple, une inflammation, si chronique qu'on la suppose, ne produira jamais un cancer; une tumeur fibreuse ne deviendra jamais une tumeur cancéreuse, etc. Mais si de ces différentes affections ne peut jamais résulter un cancer, la réciproque n'est pas vraie. Le cancer donne souvent lieu à des désordres plus ou moins accusés, produits de l'inflammation, de l'engorgement, etc., et c'est pour cela que la définition a soin de faire remarquer que tous les symptômes concomitants sont dus à l'affection principale, au cancer. J'insiste à dessein sur ce point, sachant combien l'on est généralement disposé à croire, contrairement à ce qui est, qu'une affection d'abord bénigne peut engendrer le cancer.

On a observé à la matrice toutes les formes de cancer, surtout le squirrhe et l'encéphaloïde ; on y rencontre plus rarement le cancer fibro-plastique et les tumeurs épithé-

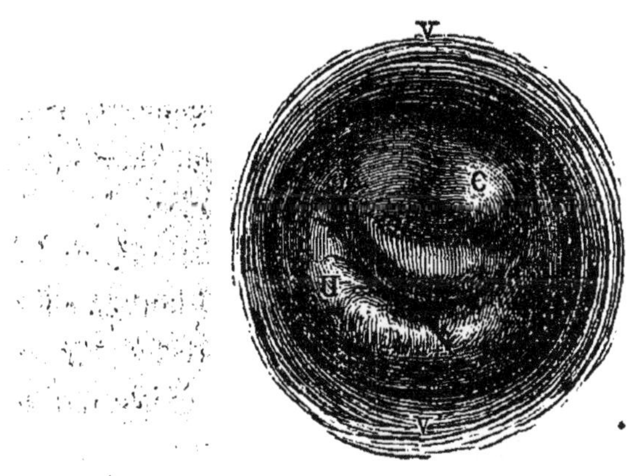

Fig. 28.

CANCER DE MATRICE AU PREMIER DEGRÉ.

V V, vagin. C, partie du col encore à peu près saine, mais commençant à avoir une teinte blafarde. *o* indique l'orifice du col et une partie plus indurée et déjà un peu déformée. U, lèvre postérieure du col, dure, lardacée, comme cartilagineuse. On y trouve aussi quelques sillons cicatriciels, mais irréguliers.

liales. Dans l'immense majorité des cas, c'est le col qui est primitivement envahi, et de là le mal s'étend au corps et aux organes voisins. Le col au début est augmenté de volume, il présente une surface inégale, bosselée, dure dans certains points, molle dans d'autres (*Fig.* 28). Plus tard, on observe des ulcères qui se couvrent de végétations plus ou moins saillantes saignant au moindre contact, et se prolongeant jusque dans la cavité du col et du corps de la matrice. Les bords de l'ulcère sont épais, durs, calleux (*Fig.* 29). Souvent la surface ulcérée est recouverte par une couche pulpeuse qui s'étend sur tout ou partie de l'ulcération. Bientôt le mal envahit les parties voisines et occasionne divers désordres. Ainsi l'on trouve dans certains cas le vagin et la vessie perforés ; d'autres fois c'est le rectum qui a subi une perte

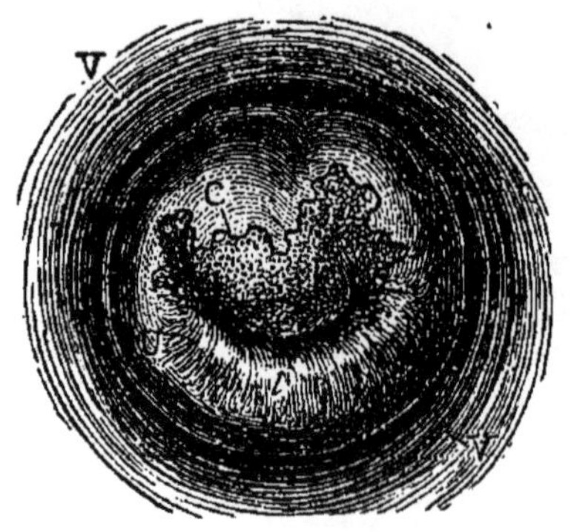

Fig. 29.

CANCER ULCÉRÉ DE MATRICE.

V V, vagin. U *l*, partie du col qui commence à s'ulcérer. C, partie tout à fait ulcérée et qui tend à tomber en putrilage. O, orifice du col utérin.

de substance, etc. Au bout d'un certain temps, on voit
se former sur le col de l'utérus des tumeurs saillantes,
constituées par un tissu dur et lardacé; dans d'autres cas,
on trouve comme un énorme champignon mou et friable
formé de tissu encéphaloïde ramolli. Le corps de l'organe
conserve en général son volume normal; mais souvent le
tissu est ramolli et facile à déchirer. La cavité du corps de la
matrice est élargie aux dépens des parois qui sont tombées
en putrilage; elle contient dans certains cas une bouillie
jaune verdâtre ou couleur chocolat.

De la matrice, le mal s'étend souvent aux trompes, aux
ligaments larges, et de là indéfiniment; en sorte qu'au
bout d'un certain temps, on pourrait trouver des tumeurs
évidemment cancéreuses dans des parties très éloignées
du point de départ.

Le cancer de matrice s'observe généralement chez des
femmes de trente-cinq à cinquante ans, et plus particulièrement chez celles qui ont dépassé cet âge, époque à
laquelle les femmes cessent ordinairement d'être réglées.
Parmi toutes les causes que l'on a assignées à cette affection, l'hérédité paraît être celle dont l'influence est le
moins contestable. Quant à la cause réelle et prochaine
de la maladie, ici comme ailleurs, elle nous échappe
complètement; et dans l'état actuel de la science, il est
impossible d'avoir aucune notion précise à cet égard.

Ainsi que nous l'avons vu plus haut, le cancer est tantôt
ulcéré, tantôt non ulcéré. Dans l'une et l'autre forme, le
mal paraît débuter de la même manière. Un des premiers
symptômes qui fixera l'attention de l'observateur, c'est
l'irrégularité de la fonction menstruelle. Il y a des pertes
fréquentes, tantôt aux époques ordinaires des règles, tan-

tôt d'une façon irrégulière ou imprévue, presque continue dans certains cas. Enfin les règles ou les pertes apparaissent ordinairement chez les femmes affectées de cancer, lors même que depuis un temps plus ou moins long elles ont passé l'âge critique. En même temps, les malades éprouvent un sentiment de pesanteur au fondement et des douleurs dans la matrice; il se fait aussi par le vagin un écoulement plus ou moins fétide. Par le toucher, on constate que le col est dur, gonflé, bosselé. L'examen au spéculum permet de noter une coloration peu uniforme du col, lequel très coloré et rouge dans certains endroits, est pâle et blafard dans d'autres (*fig.* 28). Quand tous ces symptômes apparaissent, la maladie est déclarée.

Dans la première période, le cancer ordinairement n'est pas encore ulcéré. Toutefois, le contraire peut fort bien arriver. Quoi qu'il en soit, quand le cancer n'est pas ulcéré, un examen attentif permet de constater les signes suivants :

Le col est dur, volumineux ; il présente des bosselures irrégulières (*fig.* 28). Il en résulte une déformation de la partie dont certaines portions paraissent plus volumineuses qu'à l'état normal, tandis que les autres semblent déprimées. Le col est fréquemment dévié en avant ou en arrière. La matrice est plus volumineuse et plus lourde qu'à l'état de santé, et dans certains cas elle est immobile et comme enclavée au milieu des parties qui l'entourent. Cette immobilité est souvent déterminée par des adhérences, suite d'inflammations partielles avec les organes voisins. Le corps de l'utérus est souvent comme le col, dur et bosselé. Il comprime le rectum, d'où résultent des désordres plus ou moins graves dans les fonctions de cet intestin.

J'ai dit que le mal débutait ordinairement par le col de

la matrice. Pour savoir si le corps de l'organe est affecté, on palpe et on comprime assez fortement les parois du ventre, à la hauteur de l'utérus. La malade supporte très facilement cette manœuvre, si le corps de l'organe n'est pas affecté. Au contraire, la palpation est extrêmement douloureuse et souvent ne peut même être supportée, si le cancer a envahi cette partie. Les souffrances ainsi provoquées sont d'autant plus vives que les lésions sont plus superficielles.

L'examen au spéculum est ici fort utile. A l'aide de cet instrument, on complète les notions acquises par le toucher. On voit alors sur le col une ou plusieurs petites tumeurs dures, du volume d'un pois ou d'une noisette, rouges ou de couleur fauve, et tendant à s'étendre en largeur et en profondeur. D'autres fois on constate de prime abord un état d'engorgement et de dureté remarquable. Le col est inégal et bosselé. Dans certains cas il paraît se racornir, et par suite de son retrait sur lui-même son orifice est largement entr'ouvert. Ou bien, au contraire, une des deux lèvres sinon toutes les deux, sont tuméfiées ; et se renversant en sens opposé, produisent comme dans la forme précédente, l'ouverture béante de l'orifice du col. Mais le caractère anatomique le plus fréquent du cancer de matrice à son début, est sans contredit la dureté plus ou moins notable du col et la déformation de cette partie (*fig.* 28).

A mesure que la maladie fait des progrès, les hémorrhagies deviennent plus fréquentes, et certaines femmes arrivent à avoir des pertes continuelles. En même temps, l'écoulement vaginal est plus abondant, surtout quand le col est entr'ouvert et que le mal a pénétré à une certaine profondeur de l'organe. Le liquide fourni par cet écoulement est de couleur variable, souvent rosé ou roussâtre, parfois grisâtre. Son odeur est fétide, au point que la malade elle-même a souvent peine à la supporter.

A ces symptômes locaux se joignent des symptômes généraux importants. Les malades perdent peu à peu leurs forces et maigrissent d'une manière notable. La face devient pâle et la peau présente sur toute sa surface cette coloration jaunâtre qui est si souvent l'indice des affections cancéreuses. Les digestions sont laborieuses et difficiles, et les fonctions s'accomplissent péniblement. On remarque aussi un changement notable dans le caractère de certaines malades dont l'humeur devient atrabilaire et irritable.

Dans cette première période, il y a peu de fièvre. On constate quelquefois une sensation douloureuse dans les seins, quoique ces organes ne soient pas envahis par le cancer. Mais cela résulte selon toute probabilité de la sympathie qui existe entre la matrice et la mamelle.

Telle est la première période de la maladie. Assurément, je ne saurais prétendre en avoir tracé un tableau toujours fidèle. Dans bien des cas, les choses se passent différemment, soit que dès le principe les malades aient ressenti des douleurs intenses, soit au contraire que le mal marche d'une manière latente et ne détermine presque aucun désordre extérieurement appréciable. J'ai dit ce qui avait lieu le plus généralement, sans pouvoir signaler toutes les exceptions possibles.

Voyons maintenant comment les choses se passent quand le cancer est ulcéré. Ici nous entrons dans une nouvelle phase, dans la seconde période de la maladie. Or, quand l'ulcération a envahi la partie cancéreuse, les douleurs se

manifestent ou deviennent plus vives et plus étendues.
Quelquefois, c'est seulement en palpant ou en comprimant
la partie malade, que l'on détermine des souffrances très
vives. Le plus souvent, la douleur existe spontanément.
D'ordinaire, elle est continuelle ; mais il survient de temps
en temps des paroxysmes et des exacerbations extrêmement
pénibles. La continuité de ces souffrances fatigue et énerve
singulièrement les malades. Ces douleurs sont lancinantes,
c'est-à-dire qu'elles produisent l'effet de coups répétés et
répondant à chaque battement du pouls. A mesure que le
mal fait des progrès, les douleurs croissent en intensité, et
il arrive un moment où les infortunées malades n'ont ni
trève ni repos.

L'examen des organes permet de reconnaître une ulcération plus ou moins profonde, anfractueuse, inégale
(*fig.* 29). Le tissu du col, ramolli dans plusieurs points,
conserve quelquefois sa dureté dans d'autres endroits. Les
bords de l'ulcère sont durs et irréguliers. On remarque en
outre dans certains cas des excroissances fongueuses volumineuses, des végétations plus ou moins nombreuses ; enfin
il y a souvent destruction d'une partie du col. Si le mal a
fait de très grands progrès, le vagin et les organes voisins
s'ulcèrent à leur tour. Il en résulte des troubles notables
dans les fonctions urinaires et digestives. Ainsi, l'émission
de l'urine est quelquefois difficile et douloureuse, ou dans
d'autres cas, involontaire. D'autre part il existe une constipation opiniâtre, ou au contraire une diarrhée rebelle.
Ces symptômes deviennent encore plus accusés, quand,
l'ulcération ayant gagné en profondeur, les cloisons se trouvent détruites. Le vagin devient alors un véritable cloaque
par lequel la femme perd, sans en avoir conscience , les

urines et les matières fécales, le sang et **la matière de** l'écoulement cancéreux.

Quand les choses en sont à ce point, il est malheureusement impossible de se tromper sur la nature du mal. Aussi l'application du spéculum n'est plus alors d'aucune utilité ; elle peut même être nuisible, car outre les vives douleurs qui en sont la conséquence, il résulte quelquefois de cette manœuvre la destruction d'une partie des tissus ou des brides charnues qui résistaient encore.

Avec les progrès du mal les symptômes augmentent de gravité. J'ai dit que les pertes finissaient par être continues. L'écoulement vaginal devient aussi plus abondant, et il entraîne avec lui une partie de la masse cancéreuse qui se détache ; sa fétidité est telle, qu'il faut isoler les malades et baigner sans cesse les parties avec des lotions et des injections désinfectantes.

Concurremment avec ces symptômes, se développent ceux de la cachexie cancéreuse déjà relatés : anémie, pâleur, teint jaune-paille de la peau, amaigrissement prodigieux. Enfin, chez certaines malades, la dégénérescence cancéreuse envahit à un certain moment toutes les autres parties du corps. J'ai déjà signalé ce fait.

La marche de cette affection est généralement chronique. Toutefois il y a encore ici de nombreuses exceptions, le cancer de matrice marchant quelquefois avec une rapidité très grande. Selon les données comparatives fournies par plusieurs centaines d'observations, la durée moyenne de cette maladie serait de quinze mois environ. Il y a peu ou point d'exemples d'une durée dépassant deux années. Je signale en passant ce dernier point, dont la connaissance est si utile dans certains cas, pour pouvoir faire la différence entre le cancer et l'engorgement simple de matrice. Nous avons vu en effet que l'engorgement pouvait persévérer pendant plusieurs années sans amener de graves complications. Or, après quelques mois seulement, le cancer a déjà déterminé les plus fâcheux accidents. De plus, le cancer ne dépassant guère deux années et parcourant généralement toutes ses périodes en quinze mois environ, quand une maladie de matrice a dépassé ce laps de temps, on peut considérer comme une chose à peu près certaine qu'on a affaire à tout autre chose qu'un cancer. La longue durée du mal est dans ces circonstances un symptôme rassurant.

Je ne m'étendrai pas davantage sur ces considérations. J'ai déjà signalé (V. *engorgement de matrice*) ces différences capitales entre le cancer et l'engorgement de matrice ; je n'ai plus à y revenir.

Mais quand le cancer est ulcéré, ne pourrait-on pas commettre une erreur ? L'ulcère cancéreux ne pourrait-il pas être pris pour un ulcère simple ; et réciproquement, celui-ci ne pourrait-il pas en imposer pour une affection cancéreuse ? Si l'on a bien présente à l'esprit la description des uns et des autres, on ne s'y trompera guère, surtout si à la connaissance des signes on joint quelque expérience. Il faut surtout se rappeler que les ulcères simples s'étendent ordinairement peu en profondeur, et que généralement ils ne présentent pas des bords durs et élevés comme dans le cancer. En tous cas, l'erreur n'est pas longtemps possible, car la cachexie cancéreuse, qui ne tarde pas à survenir, indique suffisamment la nature de l'affection. D'ailleurs, l'écoulement fétide et sanieux de l'ulcère cancéreux n'existe jamais dans l'ulcère simple du col de la matrice.

Mais certains ulcères, qui sont le résultat d'une maladie contagieuse spécifique, peuvent en imposer quelquefois pour un ulcère cancéreux. Dans ce cas, pour arriver à la connaissance de la vérité, il faut s'aider autant que possible des commémoratifs, tâcher de savoir, par exemple, si la malade ne s'est pas trouvée dans des conditions aptes à favoriser la contagion. On devra aussi rechercher s'il n'existe pas sur d'autres parties du corps des manifestations se rattachant à la maladie spécifique, ou au contraire s'il n'y a pas des traces de cachexie cancéreuse. Que si, malgré les plus sérieuses investigations, on conserve encore quelques doutes, il faudra soumettre la malade au traitement mercuriel, et, après un temps fort court, toute incertitude disparaît. Mais même avant cela, on pourrait savoir à quoi s'en tenir en examinant au microscope le liquide exhalé par l'ulcère. En effet, la matière sanieuse du cancer a des caractères microscopiques qui rendront une erreur bien difficile, pour ne pas dire impossible, à celui qui fera sérieusement cet examen (V. *fig*. 13).

La chute de matrice ne sera pas prise pour un cancer de cet organe, si l'on réfléchit à cette particularité qu'elle coïncide souvent avec l'engorgement simple de matrice dont elle est quelquefois le résultat. Or, nous avons déjà vu les caractères différentiels de l'engorgement et du cancer de l'utérus. D'ailleurs, dans le cas de cancer, la matrice est immobile et comme enclavée au milieu des parties environnantes, circonstance qui n'existe pas dans la chute de l'organe. En effet, on peut toujours alors la relever et la repousser en haut, même lorsqu'il existe un engorgement concomitant qui rend l'organe plus lourd. Je n'ai pas besoin d'ajouter que, dans ce cas comme dans les autres,

les caractères spécifiques du cancer seront assez saillants
pour rendre une erreur moins à craindre.

Quand il existe un ou plusieurs polypes à la matrice, on
note, comme dans le cancer, des pertes abondantes, un
écoulement par le vagin, le gonflement du corps de l'utérus,
etc. Mais d'abord il est extrêmement rare de voir le cancer
débuter par le corps de l'organe, circonstance qui permettra déjà de concevoir quelque doute. Mais la marche de
la maladie viendra bientôt fournir d'autres indications. En
effet, le polype peut mettre un temps extrêmement long à
se développer, et ne produire dans l'économie des troubles
appréciables qu'après une année et plus. Nous avons vu
que dans le cancer on observait toujours le contraire.
Quant à l'écoulement fétide et sanieux du cancer, il n'a
aucun caractère commun avec l'écoulement leucorrhéique
ou catarrhal que détermine la présence de certains polypes.
En tout cas, dès que la tumeur devient appréciable par le
toucher, il est beaucoup plus facile de savoir à quoi s'en
tenir, et l'on sera peu exposé à commettre une erreur.

Après la description que je viens de faire du cancer de
matrice, il est sans doute superflu d'ajouter que cette affection est des plus graves. La terminaison fatale paraît
presque inévitable, et jamais, au dire de beaucoup d'auteurs, on n'a cité un cas bien authentique de guérison de
cancer. A la vérité, disent-ils, on a pu dans quelques cas
obtenir des succès relatifs : ainsi, quand il y a eu possibilité d'énucléer et d'enlever complètement la masse cancéreuse, on est parvenu à produire des guérisons temporaires,
et l'on a prolongé la vie des malades de quelques années
tout au plus. Mais tout ceci n'est qu'une question de temps,
et il faut toujours aboutir au terme fatal. Ainsi donc, s'il

faut en croire ces auteurs, le traitement curatif du cancer serait encore à trouver, et l'on ne peut guère espérer qu'adoucir les souffrances des malades.

Je me suis expliqué ailleurs sur cette question (Voy. *cancer* en général), et je ne voudrais pas m'y appesantir de nouveau. Dans ma pensée, le cancer de matrice n'est pas plus impossible à guérir qu'un autre. Or, des exemples incontestables prouvent de la manière la plus évidente que certains cancers peuvent être guéris, ainsi que nous verrons plus loin, à propos des maladies du sein : dès lors on ne voit pas pourquoi d'autres seraient nécessairement incurables. Le mal, au fond, est identiquement le même, et ne présente de différences que quant à son siége. Les auteurs dont je parlais tout à l'heure prétendent que jamais on n'a guéri *aucun cancer*. J'ai déjà prouvé le contraire dans l'article consacré aux considérations générales sur le cancer, et j'achèverai de le démontrer plus loin par des faits. Or, puisque les observateurs dont je combats l'opinion se sont bien trompés en ce qui concerne le cancer du sein, rien n'empêche de penser qu'une erreur de leur part n'est pas impossible en ce qui concerne les cancers des autres parties du corps, en particulier celui de la matrice.

Gardons-nous cependant de rien exagérer, et ne nous laissons pas aller à de fausses espérances. Quoi qu'on fasse, le cancer sera toujours une affection redoutable. Mais les efforts de la science ne seront pas toujours nécessairement et fatalement impuissants. Il y a tant de maladies que pendant longtemps on a cru incurables ! Pour moi, je ne saurais partager ces convictions désolantes, par suite desquelles on assiste tranquillement aux progrès d'un mal terrible, en se disant qu'après tout il n'y a rien à faire ! C'est avec des théories de cette nature qu'on n'arrive jamais à réaliser aucun progrès. L'humanité n'a rien à gagner avec de pareilles doctrines, et j'aime encore mieux l'empirique qui essaie tout, que la sceptique qui ne tente rien. Je demeure convaincu qu'un jour ou l'autre on arrivera à trouver la solution de ce problème. En attendant, on guérit des cancers au sein. En attendant, au dire même des auteurs dont je parle, on adoucit les douleurs des malades cancéreuses, on parvient même à prolonger souvent leur vie. Ces résultats me semblent assez encourageants pour persévérer dans la voie des recherches, voie féconde et pleine d'attraits, voie qui nous mène presque toujours au but, surtout quand ce but est noble et généreux.

En résumé, le cancer de matrice est une affection des plus redoutables. Mais dès maintenant on peut alléger de beaucoup les souffrances des malades et quelquefois prolonger leurs jours. L'avenir dira si l'on a raison d'espérer davantage. Voyons maintenant de quels moyens on peut disposer pour combattre ce mal si terrible.

Nous avons vu que dans la première période du cancer utérin il y avait souvent de l'inflammation et de l'engorgement. Dans ces circonstances on peut employer à bon droit les émissions sanguines, et les résultats seront généralement satisfaisants, c'est-à-dire que l'on amendera bientôt les symptômes concomitants. Lorsqu'au contraire il se produit des hémorrhagies trop abondantes, on doit avoir recours aux hémostatiques et particulièrement au perchlorure de fer. A l'écoulement fétide qui accompagne ordinairement le cancer, on opposera des injections détersives et désinfectantes, par exemple le chlorure de chaux, la créosote étendue d'eau, le sulfate de fer, etc.

Quand le cancer, venant à envahir plus profondément les tissus ou à s'ulcérer, détermine ces atroces et intolérables douleurs qu'on a trop souvent occasion d'observer, il faut alors avoir recours aux narcotiques. L'opium, dans ce cas, est d'un bien utile secours. On l'administre à l'intérieur ou on l'applique localement. Mais il ne faut pas se dissimuler que les doses doivent devenir de plus en plus fortes. On ne devra pas hésiter à les augmenter; mais il deviendra en même temps nécessaire de surveiller l'état des malades, afin de ne pas produire de narcotisme. Dans ces dernières années, on a beaucoup préconisé l'usage de la ciguë comme calmant dans les douleurs occasionnées par le cancer. De bons observateurs ont eu beaucoup à se louer de son emploi. Peut-être a-t-on exagéré ses effets quand on a voulu en faire un anti-cancéreux. En tout cas, ce sujet exige de nouvelles recherches. Quoi qu'il en soit, son action sédative et calmante est incontestable. J'ai indiqué dans les considérations générales sur le cancer les divers modes d'emploi de ce médicament; j'y rénvoie le lecteur.

Depuis quelques années on emploie, non sans succès, les injections hypodermiques ou sous-muqueuses, suivant le lieu où siége le cancer. Ces injections se font avec une petite seringue graduée disposée tout exprès pour cet usage. Les matières médicamenteuses sont les mêmes, c'est-à-dire qu'on se sert de l'opium et de la ciguë à l'état de sels liquides; on y joint la belladone. Mais ces substances sont employées en quantités beaucoup moindres, parce que, déposées directement dans le torrent circulatoire, elles ont une action bien plus énergique. Ces injections faites avec prudence, produisent de très bons résultats. On a remarqué que les effets de l'opium sont moins durables, mais s'exercent plus instantanément que ceux de la belladone. Celle-ci apaise surtout les douleurs superficielles, tandis que l'opium convient mieux pour les douleurs dont le siége est dans les organes profonds. Malgré les piqûres nombreuses que nécessitent ces injections fréquemment répétées, elles ne provoquent généralement aucun accident. Enfin, bien que l'on soit obligé d'augmenter successivement les doses, cette augmentation n'est pas proportionnellement aussi considérable que quand les médicaments sont pris à l'intérieur. Tout cela résulte d'observations nombreuses faites à l'hôpital des cancéreux de Midlesex, et relatés dans *British medical journal*, 24 juin 1865. Ces injections méritent donc d'attirer l'attention du malade et du médecin, en raison des heureux résultats qu'elles produisent.

A peine est-il besoin de dire que l'on devra essayer par tous les moyens possibles de relever les forces de la malade. A cet effet on mettra en usage les toniques et les ferrugineux, suivant le mode plusieurs fois indiqué dans ce livre. C'est qu'en effet le grand affaiblissement occasionné par l'altération cancéreuse laisse les malades sans résistance contre leur propre mal.

Quant aux moyens directs employés contre le cancer de matrice, ils sont de deux sortes : la cautérisation et l'excision de la partie malade. La cautérisation se fait à l'aide du fer rouge. L'excision ou amputation de la partie malade se pratique quelquefois. Mais je ne sais trop si, malgré quelques exemples tout récents et favorables à cette opération, on doit conseiller de la faire, si la lésion cancéreuse s'étend plus haut que le col de l'utérus. On ne doit donc, à mon avis, amputer que le col. L'opération se pratiquera à l'aide de l'écraseur linéaire, ainsi que je l'ai déjà indiqué plus haut à propos des polypes de matrice.

Enfin, l'on devra toujours tenter, et je ne saurais trop insister sur ce point, de mettre ici en usage le traitement curatif indiqué aux considérations générales sur le cancer. Il ne faut jamais se décourager, et l'on n'a aucune raison de supposer que ce qui réussit dans un cas ne doit pas réussir dans l'autre.

J'ai dit qu'en ce qui concernait le cancer de matrice je n'avais encore aucune observation bien précise, aucun fait bien probant à enregistrer. Cependant je pourrais citer dès maintenant deux exemples qui prouvent qu'il y a lieu d'espérer beaucoup. Il s'agit de deux femmes atteintes d'affections cancéreuses à la matrice et qui, sous l'influence des divers moyens indiqués dans ce livre et combinés diversement, ont vu diminuer leurs souffrances, et leur position devenir tolérable; chez l'une surtout le résultat a été relativement satisfaisant. Je ne considère pas ces faits comme des succès, puisque la guérison radicale n'a pu être obtenue; mais enfin, il y a eu soulagement et amélioration notables dans l'état de ces malades. Elles se sont trouvées presque dans les mêmes conditions que des malades non cancéreuses. C'est bien quelque chose. C'est un encouragement à poursuivre de nouvelles recherches et comme une promesse pour l'avenir.

§ 5. — DÉPLACEMENTS DE MATRICE.

L'étude des déplacements et des déviations de la matrice a pris depuis quelques années de très-grands développements, et de nombreux travaux ont été faits, de nos jours, sur ces questions. Il en est résulté que ces affections sont maintenant beaucoup mieux connues, et que le traitement à leur opposer présente des indications plus rationnelles. Je regrette que les limites qui me sont imposées ne me permettent pas de donner à cet intéressant sujet tous les développements qu'il mérite. Je tâcherai, du moins, de ne rien omettre d'important. Je crois inutile de faire ressortir tout l'intérêt qui s'attache à cette étude en particulier. La gravité des désordres produit par les déplacements de l'organe gestateur, les conséquences qui en résultent, soit pour la santé générale de la femme, soit au point de vue de la possibilité ou de l'impossibilité d'avoir des enfants, justifient d'une manière suffisante l'importance que j'attribue à ces questions.

Avec un chef de l'école contemporaine, j'adopterai pour ce travail la division suivante : 1° des déplacements proprement dits; 2° des déviations; 3° des flexions; 4° du renversement de l'utérus.

I. — DÉPLACEMENTS PROPREMENT DITS. — Ces déplacements consistent en ce que la matrice peut se trouver au-dessus ou au-dessous du niveau qu'elle occupe à l'état normal. Elle est élevée dans le premier cas, abaissée dans le second. L'élévation de matrice est une affection fort rare et dont nous ne dirons que quelques mots. Elle est presque toujours le résultat de quelque maladie organique, comme pourrait être par exemple une tumeur, polypeuse ou autre, qui entraînerait l'organe du côté de la cavité abdominale. L'élévation peut encore être causée par des adhérences que la matrice contracte pendant la grossesse, etc. Souvent ce

déplacement passe inaperçu, d'autant qu'il n'entraîne
guère de désordres. Quand on soupçonne sa présence, il
est toujours assez facile de le reconnaître à l'aide du toucher. Du reste, il n'y a aucun traitement spécial à mettre
en usage contre ce déplacement de peu d'importance.

Quand l'utérus se trouve au-dessous de son niveau ordinaire, on dit qu'il y a abaissement, descente, chute ou
prolapsus de matrice (*Fig.* 30). Le déplacement est plus

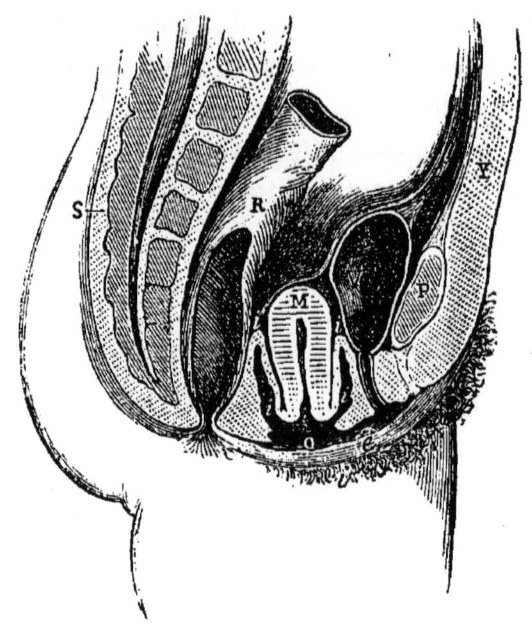

Fig. 30.

DESCENTE OU CHUTE DE MATRICE.

S, os sacrum. R, intestin rectum. V, vessie. P. os pubis, Y, parois
de l'abdomen. *e*, petites lèvres. *i*, grandes lèvres. M, matrice abaissée,
et dont le col *o* arrive presque à l'orifice vulvaire. *iiii* indiquent les replis du vagin, entraîné en bas avec la matrice. Dans cette figure, l'utérus n'a pas franchi la vulve. Mais il y a des descentes de matrice
plus, et d'autres moins accusées que celle-ci. On a pris ici un cas moyen.

ou moins accentué suivant les cas, depuis celui où l'utérus descend quelque peu dans le vagin jusqu'à ceux dans lesquels il arrive à franchir la vulve, et à pendre entre les cuisses de la malade.

Dans ces déplacements, le vagin suit la matrice (*Fig.* 28 *iiii*) en sorte que, quand il y a chute complète, ce conduit, retourné comme un doigt de gant, présente extérieurement sa membrane muqueuse, qui demeure exposée au contact de l'air. Si les choses demeurent en cet état pendant un certain temps, cette membrane change d'aspect et finit par ressembler à une surface cutanée; souvent elle sécrète du muco-pus, et se couvre d'érosions et même d'ulcérations. Les ligaments qui maintiennent ordinairement l'utérus en place, se trouvant tiraillés, s'enflamment, et la matrice elle-même présente souvent les caractères d'une inflammation chronique. Les lèvres de l'orifice sont renversées, le col est allongé, et il s'écoule de l'intérieur de l'organe une sécrétion catarrhale abondante.

Les symptômes varient suivant le degré de l'abaissement. Ils sont peu accusés quand la matrice reste encore à plusieurs centimètres au-dessus de la vulve. Mais ils deviennent plus prononcés à mesure que l'organe descend davantage. La malade éprouve d'abord des pesanteurs dans la région du périnée; à cela se joignent une constipation opiniâtre et de fausses envies d'uriner. Si, venant à franchir la vulve, l'utérus pend entre les cuisses, ces troubles deviennent plus accentués; il s'y ajoute des irrégularités dans la menstruation, qui est le plus souvent fort douloureuse. Le contact de l'utérus avec les cuisses amène un état de souffrance qui rend la marche impossible. La muqueuse vaginale et une partie du col utérin, souillés incessamment par l'urine, s'enflamment et s'ulcèrent, et de là résulte la sécrétion muco-purulente que j'ai signalée tout à l'heure. Par suite, la matrice s'enflamme à son tour, si déjà ce n'était arrivé. Il se fait en même temps des excoriations à la vulve et à la partie interne des cuisses. L'aspect de cette région devient alors véritablement repoussant. Du reste, quel que soit le degré de l'abaissement, il est toujours possible de réduire la tumeur et de la remettre momentanément à la place qu'elle doit normalement occuper. Seulement, si l'on n'a pas soin de la maintenir réduite, les mêmes accidents se reproduiront bientôt.

Plusieurs causes peuvent concourir à chasser l'utérus en bas. Il faut d'abord signaler tout ce qui contribue à augmenter le poids de l'organe, notamment les engorgements, les inflammations, les tumeurs qui peuvent l'envahir. Dans un autre sens, les accouchements fréquents, en provoquant l'allongement et le relâchement des ligaments qui maintiennent la matrice, peuvent contribuer à produire cet accident. Les femmes exerçant des professions qui exigent des efforts considérables et souvent répétés, sont plus exposées aux chutes de matrice. Mais une des causes les plus incontestables de cette infirmité, c'est l'usage des corsets trop serrés. On comprend en effet parfaitement que la masse des intestins et autres organes situés dans le ventre se trouvant refoulée, pèse sur la matrice et distende ses ligaments; en sorte qu'après un temps plus ou moins long, suivant les sujets, il arrive nécessairement que l'utérus opère sa descente.

Il est généralement facile de reconnaître une descente de matrice. A l'aide du doigt introduit dans le vagin, il sera toujours possible de constater un abaissement au premier degré. Et quand la maladie est au second ou au troisième degré, le simple examen des parties génitales suffit généralement pour éviter l'erreur. Toutefois, il ne faut pas oublier ce qui a été dit à propos de l'allongement hypertrophique du col utérin. Cette déformation pouvant très bien être prise pour une chute de matrice, et réciproquement, il conviendra de s'assurer, par tous les moyens possibles, de la nature véritable de l'affection, avant d'en venir au traitement.

Quand elle est au premier degré, la chute de matrice ne présente pas une grande gravité, d'autant plus qu'il est généralement facile de réduire la tumeur ou du moins de maintenir la matrice. Mais il n'en est pas de même quand on arrive au second et au troisième degrés. Alors, en effet, aux difficultés que présente le traitement de l'affection elle-même, se joignent les complications qui surgissent, par suite de l'inflammation ou des ulcérations de la matrice, de la vessie et des organes voisins.

Le traitement présente deux indications bien rationnelles. On devra d'abord remettre la matrice en place; ensuite on essaiera d'empêcher le retour des accidents.

Lorsque l'abaissement est au premier degré, la réduction de la tumeur est généralement assez facile. Ici d'ailleurs, comme dans les autres degrés, il conviendra de diriger un traitement plus ou moins énergique contre l'inflammation qui accompagne généralement ces accidents. La réduction d'un abaissement au second ou au troisième degré présente plus de difficultés. Le plus important, c'est d'arriver à franchir la vulve; quand la partie la plus large de l'utérus a été introduite et a pu franchir l'orifice du vagin, le reste va tout seul.

La seconde indication à remplir consiste à maintenir la matrice à sa place. Dans les cas d'abaissement simple au premier degré, le repos, quelques soins hygiéniques, des douches froides administrées matin et soir suffisent quelquefois pour obtenir le résultat désiré.

Malheureusement il n'en est pas toujours ainsi, surtout quand l'abaissement est au second ou au troisième degré. Dans ces circonstances, il faut bien avoir recours aux pessaires et autres appareils plus ou moins ingénieux destinés à maintenir en place la matrice. Si l'on en arrive là, je conseille de mettre en usage le pessaire à air (*Fig.* 31). Ce pessaire se compose de deux vessies de caoutchouc munies chacune d'un tuyau avec robinet. Les deux tuyaux peuvent s'emboîter l'un dans l'autre au moyen d'une

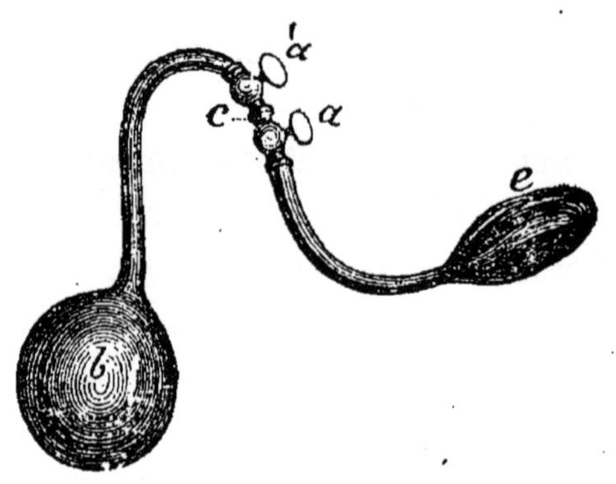

Fig. 31.

PESSAIRE A AIR.

b, vessie de caoutchouc dans laquelle on a préalablement insufflé de l'air. *e*, autre vessie complètement vide, destinée à être introduite dans le vagin à hauteur convenable. *c*, virole au moyen de laquelle on peut faire communiquer ensemble les tuyaux des deux vessies. ' *a a*, robinets des deux tuyaux.

virole. Cela étant, voici comment on se sert de l'appareil. On insuffle de l'air dans une des vessies, puis on ferme le robinet. On introduit l'autre vessie, tout à fait revenue sur elle-même, dans le vagin, le tuyau pendant entre les cuisses de la malade. Les choses étant en cet état, on emboîte ensemble les deux tuyaux; on ouvre les deux robinets, en sorte que l'air pénètre d'une vessie dans l'autre. En comprimant la vessie extérieure, on fait affluer dans l'autre la quantité d'air que l'on veut ; quand il y en a suffisamment, on ferme le robinet et l'on retire la vessie inférieure. La matrice se trouve alors maintenue par un corps qui exerce sur toutes les parois environnantes une pression douce, et que l'on peut toujours proportionner à la sensibilité de la malade.

Un autre moyen assez ingénieux consiste à introduire dans le vagin une éponge préparée, imbibée de liquides toniques et astringents. De cette manière, on maintient l'utérus en place, en même temps que l'on rend au vagin sa tonicité. Après quelque temps de l'emploi de ces moyens combinés avec le repos, on obtient la guérison dans un certain nombre de cas. Mais on n'est pas à l'abri des rechutes, et souvent il faut porter pendant un temps indéfini des pessaires ou autres appareils.

C'est afin d'obvier à ces inconvénients que quelques chirurgiens ont cherché à guérir radicalement l'abaissement de matrice. Presque tous les procédés mis en usage dans ce but sont fondés sur cette vue théorique, qu'en rétrécissant la vulve ou le vagin, on rendra impossible le passage de la matrice à travers ce canal devenu plus étroit. Mon intention n'est pas de faire la description de tout ce qui a été tenté pour arriver à ce résultat. Certains procédés méritent une sérieuse attention. J'ai déjà parlé, à propos de la chute du vagin, de l'emploi des serres-fines qui irritent la muqueuse vaginale, provoquent une petite inflammation locale qui favorise les adhérences avec les tissus sous-jacents, et tombent d'elles-mêmes au bout de quelques jours. Ici, l'indication étant la même, on se trouvera bien de recourir au même moyen. Il compte déjà d'assez nombreux succès pour justifier la préférence que je lui donne. Il a en outre l'avantage, qui sera apprécié par bien des personnes, de ne point condamner les femmes à un célibat perpétuel, par suite de l'oclusion de la vulve ou du vagin. J'ajoute qu'il est d'un emploi facile, peu ou point douloureux, ce qui suffirait déjà pour le désigner à l'attention des médecins et des malades. Quand les adhérences de la muqueuse vaginale auront permis à la matrice de reprendre sa position normale, je conseille aux malades de porter pendant quelque temps un bandage ou un hystérophore, afin de donner aux parties le temps de se consolider.

J'ai dit que dans certains cas d'une bénignité relative, surtout lorsque l'abaissement n'est qu'au premier degré, il était souvent facile de se rendre maître du mal. Je me contenterai de citer, comme confirmation de mon dire, l'observation suivante, que je retrouve au milieu de plusieurs autres.

Obs. XXVI. — *Trente-cinq ans. — Quatre enfants. — Chute de matrice au premier degré, occasionnant des troubles dans la santé générale. — Guérison par les toniques, l'hydrothérapie et les bains de mer.*

Mme D... a eu, en dix ans de mariage, quatre enfants qu'elle a nourris. Les couches n'ont jamais présenté d'accidents notables, et elle a toujours joui d'une bonne santé. Toutefois, depuis la naissance de son dernier enfant, alors âgé de trois ans, Mme D... éprouvait des douleurs de reins, des pesanteurs dans la région du bassin, des envies presque continuelles d'uriner, et une constipation rebelle. Elle n'accorda pas d'abord une grande attention à ces symptômes, résultats de la fatigue, pensait-elle, et rien de plus, cette dame s'occupant beaucoup de son ménage et y donnant tous ses soins. Bientôt, cependant, les symptômes venant à s'accentuer davantage, le mari de cette dame s'inquiéta, et prit le parti de m'amener sa femme, insistant tout particulièrement pour que je fisse un examen approfondi des organes. Le toucher me permit de reconnaître que la matrice n'occupait point sa position normale, et qu'elle était descendue. Toutefois, la chute était peu accusée, et tenait, selon toute probabilité, au manque de tonicité des ligaments, relâchés par plusieurs grossesses successives. A cette cause toute naturelle, se joignaient les fatigues volontaires de la malade. Du reste, les organes étaient sains. Dans cette occurrence, je pensai qu'avec quelques soins bien continués et une médication reconstituante, il serait possible de remettre toutes choses en état. L'événement justifia mes prévisions. Mme D... alla passer une grande partie de la belle saison aux bains de mer où je la fis mettre à l'usage de l'hydrothérapie. Diverses douches furent successivement appliquées. En même temps, j'avais conseillé un régime tonique et reconstituant. Bientôt, grâce à l'exécution consciencieuse de mes prescriptions, grâce aussi à l'absence de toute fatigue, Mme D... sentit que la santé et les forces lui revenaient. Six semaines après son arrivée aux bains de mer, elle voulait rentrer dans son intérieur. Mais je m'y opposai, tant parce que la cure n'était point complète, qu'en raison des fatigues que la malade ne manquerait pas de se ménager chez elle. Mme D... dut donc séjourner là quatre mois; et elle ne revint que quand tous les symptômes de son

mal eurent disparu. Je la vis à son retour, et trouvai
en effet que les organes avaient repris leur position
normale.

Réflexions. — Cette observation est intéressante
en ce que l'on n'a mis en usage ici aucun des grands
moyens souvent employés en pareil cas. Et cependant,
il a suffi de quelques soins pour arriver à la guérison.
Cela montre combien l'on doit surtout se préoccuper
de l'examen des causes des maladies. Ici la chute de
matrice, peu prononcée d'ailleurs, résultait de causes
faciles à éviter, et la voie qu'il fallait suivre était
clairement indiquée.

II. — Déviations utérines. — Avec les meilleurs auteurs
qui se sont occupés de ces questions, j'admets que la matrice est déviée, quand son axe ne correspond plus à l'axe
du détroit supérieur du bassin. Ceci paraîtra bien obscur
peut-être; mais pour pouvoir en donner la clé, il me faudrait aborder des explications longues et assez ardues.
Pour éviter cet inconvénient, je renvoie aux fig. 2, 34 et 35.
Dans la première, l'utérus est dans sa position normale.
Mais s'il bascule plus ou moins en avant ou en arrière, son
axe n'est plus le même, il est dévié, comme on le voit aux
fig. 34 et 35. Je n'ai pas besoin de dire que souvent le
déplacement est plus ou moins prononcé qu'on ne le représente ici. La déviation de matrice consiste donc en ce que
cet organe, tout en restant au même niveau, n'a plus le
même axe. Mais si la position de l'organe est anormale, il
ne résulte pas toujours de là un état pathologique. Et de
fait, certaines femmes ont l'utérus dévié depuis un temps
plus ou moins long, sans que pour cela leur santé soit
notablement altérée. Chez ces personnes, il n'y a pas peut-
être à se préoccuper beaucoup de la déviation. Mais

cependant, on devra les surveiller avec soin, parce que
souvent, après une période dont la durée ne saurait être
exactement limitée, il surgit des complications dont les conséquences peuvent avoir une certaine gravité. D'un autre
côté, si dans les cas dont je parle la déviation ne détermine
aucun trouble fonctionnel grave, il n'en est pas moins vrai
que souvent la femme ne peut avoir d'enfants tant que les
choses restent en cet état, circonstance qui ne laisse pas
que d'influer plus ou moins directement sur la santé.

On a donné différents noms aux déviations de matrice,
suivant le sens dans lequel elles se produisent. Ainsi,
quand le corps de l'organe est porté en avant, il y a *antéversion* (*V. fig.* 34); *la rétroversion* (*V. fig.* 35) résulte
du phénomène opposé; enfin, dans la *latéroversion*, l'utérus
s'incline d'un côté ou de l'autre du corps. Avant de décrire
chacun de ces états en particulier, je parlerai des caractères
qui leur sont communs.

Quand la déviation est accompagnée de quelques troubles dans la santé, il faut toujours noter en première ligne
des phénomènes inflammatoires, ou au moins un engorgement de l'organe dévié. Il existe en même temps des douleurs plus ou moins vives, et dont les malades se ressentent
surtout lorsqu'elles font certains mouvements. On a
attribué cette douleur à la pression exercée par la matrice
sur les différents organes contenus dans le bas-ventre. Les
pertes blanches ont été notées chez toutes les malades, et
les règles sont sujettes à de fréquentes anomalies; soit
qu'elles deviennent plus abondantes et qu'il se produise
de véritables pertes, soit qu'elles n'arrivent au contraire
que difficilement, ce qui est plus rare. En même temps,
et suivant le caractère de la déviation, on observe des

troubles marqués dans la défécation et l'émission des urines.

Si ces symptômes durent un certain temps, d'autres phénomènes surviennent encore. Ainsi la marche est rendue beaucoup plus difficile, non-seulement à cause des douleurs qu'elle provoque, mais encore parce que la faiblesse du sujet est plus grande. Le manque d'appétit et la difficulté des digestions amènent à la longue un état de dépérissement qui rend les malades incapables d'opposer au mal une résistance suffisante. Le système nerveux finit par participer à cet état général, et les femmes, sans devenir précisément hystériques, éprouvent cependant de l'oppression, des spasmes, un malaise général, des envies de pleurer, etc. Sans doute ces phénomènes se remarquent dans d'autres circonstances chez les femmes; mais ce qui tend à prouver que ce sont ici les déviations qui les produisent, c'est qu'ils se trouvent amendés dès que la matrice est redressée et revenue à son état normal.

J'ai dit que les femmes dont l'utérus a subi une déviation étaient souvent stériles. Cette règle n'est pas sans exception aucune, et on en a vu quelques-unes devenir enceintes malgré ces conditions défavorables. Mais il est extrêmement rare qu'elles parviennent sans accident jusqu'au terme de la grossesse; souvent elles avortent à quelques mois. Que si, enfin, elles ont le bonheur inesperé de pouvoir arriver à terme, l'accouchement présente alors les plus grandes difficultés, et il est presque toujours impossible d'extraire l'enfant vivant. Ces conséquences si graves des déviations utérines expliquent pourquoi, dans bien des cas où l'affection ne paraît avoir aucune fâcheuse influence sur la santé générale, on cherche cependant à y porter remède.

On constate des déviations chez des femmes de tout âge ; mais celles qui sont jeunes encore y paraissent plus sujettes. C'est surtout de vingt à trente ans qu'on rencontre le plus souvent cet état. D'un autre côté, on a observé chez les jeunes filles vierges des déviations qui paraissaient être congénitales, c'est-à-dire remonter à l'époque de la naissance.

Un accouchement laborieux, ayant exigé des manœuvres longues et pénibles, est souvent le point de départ d'une déviation utérine. Il en arrive de même lorsque les femmes se lèvent trop vite après leurs couches. Une autre cause, dont on ne peut méconnaître l'importance, consiste dans les grands efforts musculaires : les chutes, le cahot d'une voiture, etc. Conséquemment, toutes les professions dans lesquelles les femmes doivent soulever des fardeaux un peu considérables, ou se tenir longtemps debout, peuvent déterminer un déplacement de matrice. L'action du corset trop serré est encore ici évidente comme dans le cas d'abaissement, et il est inutile d'insister sur ce point. Enfin, quand il y a dans le ventre quelque tumeur voisine de l'utérus, cette tumeur, en prenant de l'accroissement, refoule l'organe dans un sens ou dans l'autre, suivant le lieu qu'elle occupe, et détermine ainsi une déviation.

Je m'étendrai peu sur le traitement, qui présente des indications très différentes suivant la nature de la déviation.

Les pessaires peuvent être utiles dans certains cas, mais plus rarement cependant qu'on ne le pense généralement. Il est bien entendu que je proscris tout autre pessaire que celui décrit plus haut (V. p. 385).

La sonde utérine (*V. fig.* 32 et 33), est un instrument rigide, en métal ou en ivoire, que l'on introduit chaque

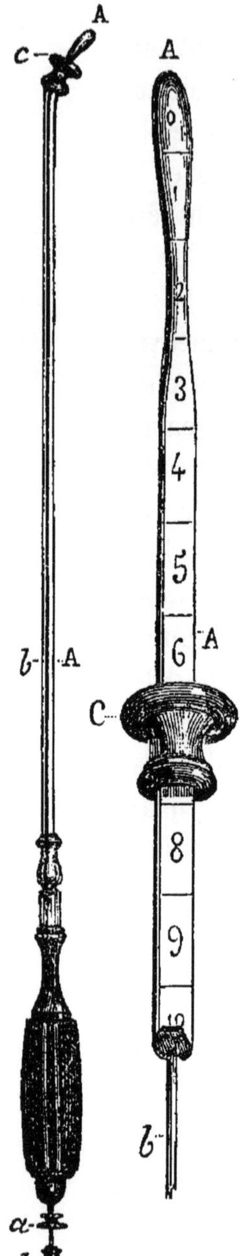

Fig. 32.   Fig. 33.

Fig. 32 et 33.

SONDE UTÉRINE OU HYSTÉROMÈTRE.

La *fig.* 32 représente l'instrument complet, en petit. **A A**, tige principale, graduée, munie à sa partie postérieure d'une rainure dans laquelle s'emboîte et glisse une seconde tige mobile *b b*, qui fait mouvoir un curseur *c*. Cette tige *b b* traverse le manche de l'instrument, creusé pour la recevoir ; à l'aide d'un tourillon *a*, on arrête la tige *b b* et conséquemment le curseur *c*, à telle hauteur que l'on veut de sa course sur la tige **A A**.

La *fig.* 33 représente avec détails une partie de la même sonde, de grandeur naturelle. Les lettres sont les mêmes et donnent des indications identiques à celles de la figure précédente. On remarque sur la tige **A A** la graduation par centimètres qui n'a pu être représentée *fig.* 32. Quand la sonde est introduite dans l'utérus, on fixe le curseur à l'entrée du col, en serrant le tourillon *a* ; et retirant ensuite l'instrument, on sait très exactement à quelle profondeur il a pénétré.

jour dans la cavité du col, afin de faire basculer l'utérus et de le ramener à son axe normal. Tant que la sonde demeure en place, l'organe conserve sa position naturelle. Mais la déviation se reproduit dès qu'on retire l'instrument. On recommence tous les jours cette petite opération pendant un temps variable. Après quelques séances, l'application de l'instrument se fait sans occasionner aucune souffrance, et les douleurs déterminées par la déviation elle-même disparaissent souvent pour ne plus se reproduire. Mais aussi quelquefois le contraire arrive, et l'introduction de la sonde provoque une acuité plus grande des douleurs, de l'inflammation, des hémorrhagies et quelques autres accidents.

Le redresseur utérin, sorte de sonde modifiée et qui reste à demeure pendant un temps plus ou moins long, produit à peu près les mêmes résultats que la sonde, mais d'une manière plus accusée, soit en bien soit en mal.

Les douches froides constituent un moyen souvent facile à employer, et dont les résultats sont la plupart du temps très avantageux. En faisant disparaître l'engorgement de matrice, si fréquent dans ces circonstances, cet agent thérapeutique exerce en même temps une heureuse influence sur le déplacement qui se trouve bientôt réduit. D'ailleurs, ces douches ont rendu aux ligaments et aux muscles leur tonicité première, et les rechutes sont moins à craindre.

Tels sont les principaux moyens mis en usage contre les déviations de matrice. Chacun a subi et subira encore sans doute de nombreuses modifications à mesure que ces uestions seront plus étudiées. C'est en combinant chacun de ces agents suivant l'âge, le tempérament de la malade, suivant le degré et la nature de la déviation, que l'on arrive à obtenir de belles cures.

Le traitement direct des déplacements et déviations de matrice étant en grande partie chirurgical ou mécanique, il n'y a guère lieu d'appliquer ici la médication homœopathique. Mais elle sera d'un très utile secours contre les complications qui aggravent si souvent ces infirmités et en rendent la cure plus difficile.

Je n'ai parlé que du traitement local. A peine est-il nécessaire d'indiquer que les symptômes de faiblesse, d'anémie, de nervosisme, etc., devront être surveillés attentivement et combattus par des moyens appropriés indiqués en plusieurs endroits de cet ouvrage.

Quand les choses sont remises en état, je conseille généralement aux personnes qui peuvent le faire, une station aux bains de mer. Je ne connais pas de meilleur moyen pour confirmer la guérison, et celles de mes clientes qui l'ont mis en usage s'en sont parfaitement trouvées.

Enfin, il ne faut pas oublier que le traitement est généralement long, même lorsque, chose très rare, il n'existe aucune complication. Il importe de bien le savoir, afin de ne pas se décourager si l'on n'arrive pas de suite au résultat désiré. Malheureusement, il est souvent difficile d'obtenir que les femmes se soumettent à un traitement qui dure au-delà de quelques semaines. Cependant ici, la santé est à ce prix, et l'on ne devrait jamais hésiter quand il s'agit d'un bien si précieux.

Voyons maintenant ce qui se rapporte à chaque déviation en particulier.

A. — ANTÉVERSION. — Dans cette déviation (V. *fig.* 34) le corps de la matrice est incliné en avant et le col en arrière. Il en résulte que la face antérieure de l'organe regarde en bas et la face postérieure en haut.

La malade éprouve ordinairement de la douleur dans les deux aînes, quelquefois jusque dans les cuisses. L'émission des urines est extrêmement fréquente, ce qui s'explique facilement par les rapports anormaux des organes entre eux. Ainsi, dans l'antéversion, le corps de la matrice pesant sur la vessie, comme on peut voir dans la fig. 34, il en résulte que le réservoir de l'urine, ayant sa capacité

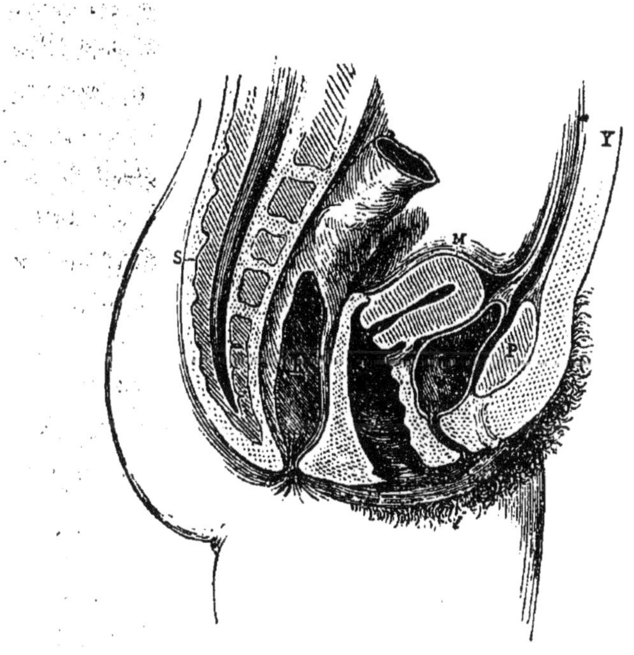

fig. 34.

ANTÉVERSION DE LA MATRICE.

S, os sacrum. Y, parois de l'abdomen. P, os pubis. *e*, petites lèvres. *i*, grandes lèvres. R, intestin rectum. A, vagin. M, matrice inclinée en avant, ce qui constitue l'antéversion. V, vessie comprimée par la matrice déviée.

diminuée, ne peut s'emplir complètement, et dès que le liquide est arrivé à une certaine quantité, il devient nécessaire de l'expulser. Mais, comme les femmes ont souvent le sentiment de la pudeur poussé à l'extrême, elles veulent quelquefois retenir malgré tout leurs urines, ce qui occasionne dans certains cas une inflammation de la vessie ou du canal de l'urèthre. La constipation se montre à peu près dans la moitié des cas. Cela arrive surtout quand le col utérin engorgé et volumineux pèse sur l'intestin rectum.

Le doigt introduit dans le vagin perçoit la direction du col dirigé vers l'os sacrum s'appuyant sur le rectum. Si l'on applique le spéculum, on rencontre la face antérieure de l'utérus, et pour pouvoir embrasser le col dans la circonférence de l'instrument, il est quelquefois nécessaire de faire basculer l'organe.

La marche est lente; il y a peu de tendance à la disparition spontanée de la déviation. Cependant, chez quelques malades, on a observé cette heureuse terminaison au moment de l'âge critique. L'antéversion est presque toujours et nécessairement une cause de stérilité chez les femmes.

B. — RÉTROVERSION. — Ici, c'est l'inverse de ce qui se produit dans l'antéversion. La face postérieure de l'utérus regarde en bas et l'autre regarde en haut. Le corps de l'organe est porté en arrière et le col en avant (V. *fig.* 35).

La douleur, qui précédemment était signalée dans les aînes et les cuisses, a ici son siége plus marqué en arrière et en bas de la colonne vertébrale. La constipation est constante, ce qu'explique la compression exercée sur le rectum par le corps de l'utérus. Dans quelques cas, cette compression produit une irritation de l'intestin, par suite de laquelle arrive du dévoiement et le rejet par l'anus de mucosités assez abondantes. Du côté de la vessie, il n'y a rien de particulier, à moins que le col de l'utérus ne s'appuie directement dessus, ce qui est le cas le plus rare.

Le doigt introduit dans le vagin trouve le col en avant, le corps en arrière. En pratiquant le toucher par le rec-

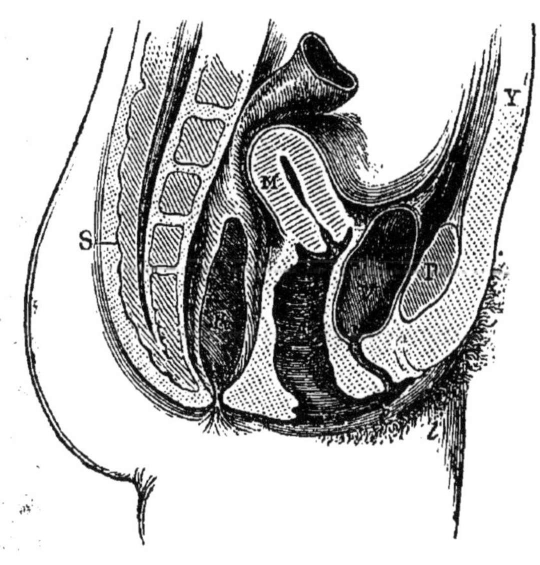

Fig. 35.

RÉTROVERSION DE LA MATRICE.

S, os sacrum. **Y**, parois de l'abdomen. **P**, os pubis. *e*, petites lèvres. *i*, grandes lèvres. **V**, vessie. **A**, vagin. **M**, matrice inclinée en arrière, ce qui constitue la rétroversion. **R**, intestin rectum comprimé par la matrice déviée.

tum, on sent parfaitement la tumeur utérine qui pèse sur cet intestin. Si l'on applique le spéculum, on découvre d'abord la lèvre postérieure du col utérin, mais seulement dans le cas où la déviation est peu prononcée; car autrement on n'aperçoit que la face postérieure du col. On le ramène dans le champ de l'instrument en le faisant basculer, mais en sens inverse de ce qui se pratique en cas d'antéversion. La rétroversion de l'utérus est moins fréquente que l'antéversion; et bien qu'elle soit souvent aussi une cause de stérilité, cette conséquence fâcheuse paraît être relativement plus rare ici que dans le cas précédent.

C. — Les LATÉROVERSIONS ne présentent pas un aussi grand intérêt comme étude, attendu qu'elles existent rarement seules. Elles accompagnent ordinairement l'antéversion et la rétroversion. On les rencontre plus souvent à droite qu'à gauche, sans doute à cause de la présence du rectum qui est à gauche, et qui s'oppose à ce que la déviation se fasse de ce côté, surtout quand il ý a constipation, état que l'on rencontre le plus fréquemment chez la femme.

III. — FLEXIONS UTÉRINES. — On entend par là une déformation de la matrice dans laquelle le col et le corps cessent d'avoir le même axe, par suite d'une plicature de l'un sur l'autre. Suivant que le fond de l'organe est plié en avant, en arrière ou sur le côté, il y a *antéflexion* (*Fig.* 36), *rétroflexion* (*Fig.* 37) ou *latéroflexion*.

Les études sérieuses faites de nos jours sur ces questions

ont permis d'observer que, chez l'enfant en bas âge, le corps de l'utérus à l'état normal est fléchi en avant. Avec la puberté cette flexion disparaît souvent et devient une simple anté-courbure.

Mais il n'en est pas toujours ainsi, et un certain nombre de femmes arrivent à un âge quelquefois assez avancé avec une antéflexion prononcée qui n'a jamais été soupçonnée. Ces exemples de flexions sans accidents concomitants ont été notés dans d'autres cas que quand il y a antéflexion congénitale. D'où l'on a conclu avec raison que, dans les flexions comme dans les versions de la matrice, il n'y avait pas toujours à se préoccuper outre mesure des phénomènes de déplacement.

Mais il y a des flexions qui constituent un état pathologique, et qui souvent, d'ailleurs, accompagnent d'autres déviations de l'utérus. La flexion se produit ordinairement vers le niveau de la jonction du col avec le corps de l'organe. Le tissu propre de l'utérus se trouve modifié en cet endroit, dans lequel la flexion occasionne diverses altérations, notamment le ramollissement, l'engorgement, la dégénérescence graisseuse. La cavité utérine se trouve interceptée par suite de la plicature des parois sur elles-mêmes ; c'est à peine s'il reste un petit espace libre pour donner passage au sang des règles et aux autres sécrétions de l'utérus. Encore dans certains cas, à la vérité assez rares, le canal est complètement obstrué. Par suite, les organes voisins sont quelquefois lésés aussi d'une manière plus ou moins directe. Ainsi, la pression exercée sur les veines du bas-ventre peut occasionner des varices de la vessie ou des hémorrhoïdes. De cette pression peut encore résulter une inflammation de la muqueuse de ces organes.

Le corps de l'utérus reste mobile, dans certains cas, surtout quand le mal ne date pas de loin. Mais plus tard, il se forme des brides et des adhérences inflammatoires entre le fond de l'organe et les parties environnantes.

Les symptômes des flexions utérines ne se dégagent pas toujours d'une manière très nette au milieu des signes qui se rapportent à l'inflammation chronique de la matrice, très souvent concomitante. Il en résulte que, si l'on n'est pas mis sur la voie par quelque circonstance particulière, la flexion pourra être méconnue pendant un temps plus ou moins long. Mais lorsqu'il y a lieu d'examiner les organes, soit à cause de l'inflammation dont ils sont le siége, soit surtout parce que la femme est stérile et voudrait faire remédier à cet état, il est difficile qu'un observateur attentif ne découvre pas une flexion. J'aurai soin d'indiquer plus loin les caractères propres à chacune. Quant aux flexions qui n'entraînent aucune incommodité, il ne saurait résulter, pour la santé, de grands inconvénients si leur présence reste méconnue, à part, bien entendu, la question de stérilité.

Les mariages ou les rapports sexuels prématurés, les accouchements laborieux et les avortements, l'imprudence de certaines femmes qui se lèvent ou sortent trop tôt après leurs couches, ou qui se livrent au coït avant d'être complètement rétablies, telles sont les causes qui paraissent le plus souvent provoquer les flexions utérines. Ces déplacements, du reste, sont peu graves en eux-mêmes ; mais ils peuvent compliquer, d'une manière plus ou moins fâcheuse, d'autres affections. Ils sont cause souvent de graves désordres dans la fonction menstruelle, qui ne se fait que très difficilement et s'accompagne de vives douleurs; même il arrive que les règles ne puissent aucunement venir. D'un autre côté, les flexions de matrice entraînent presque infailliblement la stérilité de la manière la plus complète. Car la femme ne peut même pas concevoir, ce dont il est facile de ce rendre compte par la

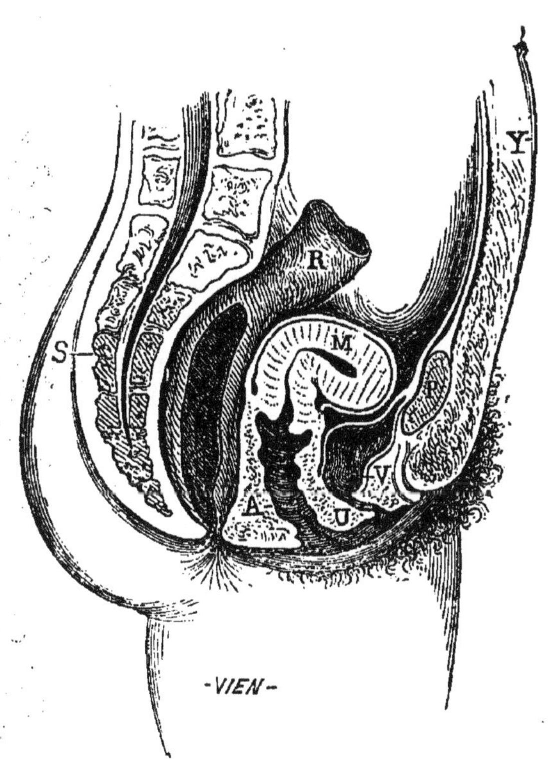

Fig. 36.

ANTÉFLEXION DE LA MATRICE.

S, os sacrum. Y, parois de l'abdomen. P, os pubis. A, vagin. U, canal de l'urèthre. R, intestin rectum. M, matrice fléchie en avant, ce qui constitue l'antéflexion. V, vessie comprimée par le fond de la matrice fléchie.

disposition des parties. Toutefois, il y a bien ici, comme partout, quelques exceptions, mais elles sont extrêmement rares.

Quand les flexions utérines ne déterminent aucun accident, je suis d'avis qu'on ne tente rien pour redresser l'utérus. Je considère en effet, dans ce cas, la guérison comme inutile. Il faut cependant excepter le cas où la flexion occasionnerait la stérilité chez une femme qui désirerait vivement avoir des enfants. Dans ces circonstances, comme lorsque la flexion détermine quelques désordres, on devra agir. Mais on fera toujours bien de s'adresser tout d'abord aux affections concomitantes, lesquelles sont souvent la seule cause des désordres observés. Si après avoir combattu l'inflammation et les phénomènes nerveux, si après avoir restauré les forces de la malade, il reste encore du malaise et quelques autres symptômes de mauvais augure, on pourra songer à attaquer directement la flexion. Plusieurs moyens sont mis en usage contre cette affection.

D'abord on emploie la sonde utérine (*fig.* 32 et 33) dont j'ai déjà parlé à propos des versions de matrice. Mais ici, comme il s'agit de redresser l'organe replié sur lui-même, on enfonce l'instrument jusqu'à une certaine profondeur, en ayant soin d'aller graduellement et avec la plus grande précaution. Ainsi, dans les premières séances, on ne dépasse pas un certain point; puis ensuite, on va tout doucement en avant, jusqu'à ce que l'on soit parvenu à franchir le point où l'utérus est fléchi sur lui-même. Ces précautions sont nécessaires pour éviter tous les accidents que peut quelquefois provoquer cette manœuvre, dont je suis, d'ailleurs, fort peu partisan.

Je préfère mettre en œuvre l'électricité, méthode toute nouvelle, et qui déjà compte de beaux succès. En appliquant au col de l'utérus un courant électrique, on peut rendre aux muscles de l'organe leur tonicité. Par suite, ces muscles, en se contractant, tendent à redresser la matrice. Après plusieurs applications du courant électrique, on obtiendra un redressement momentané des parois utérines, et cela sans violence aucune. On ne guérira pas toujours la flexion d'une manière permanente, mais on y parviendra très souvent. En tout cas, on arrive à rendre la difformité moins dangereuse, et l'on obtient la cessation des accidents dont la flexion est la cause. Je noterai en première ligne la difficulté des règles et les douleurs que provoque leur éruption. Ce résultat seul mérite bien quelque considération.

A ces moyens je conseille d'ajouter l'usage des eaux minérales, et, en particulier ici, celles de Mont-Dore, de Plombières, de Cauterets, suivant les cas. Enfin les bains de mer, pour terminer définitivement le traitement.

A. — ANTÉFLEXION. — Dans ce déplacement (V. *fig*. 36), le col conservant sa position normale, le corps de l'utérus forme avec lui un angle aigu, tourné en avant. Néanmoins, dans quelques cas d'ailleurs assez rares, c'est le corps qui garde sa position normale et le col qui se fléchit sur lui.

En pratiquant le toucher par le vagin, on sent le col de l'utérus dans sa position normale, ou projeté en avant. Si l'on revient alors de haut en bas, en maintenant le doigt sur la paroi antérieure du vagin, on trouve d'abord l'angle rentrant que forme le col sur le corps ; et plus en bas, le corps de l'utérus forme un plan résistant qui arrête le doigt. Si l'on applique le spéculum, on verra le col dans la position que je viens d'indiquer.

B. Rétroflexion. — Ici (*fig.* 37) le corps de l'utérus est infléchi en arrière, et forme avec le col un angle ouvert en arrière.

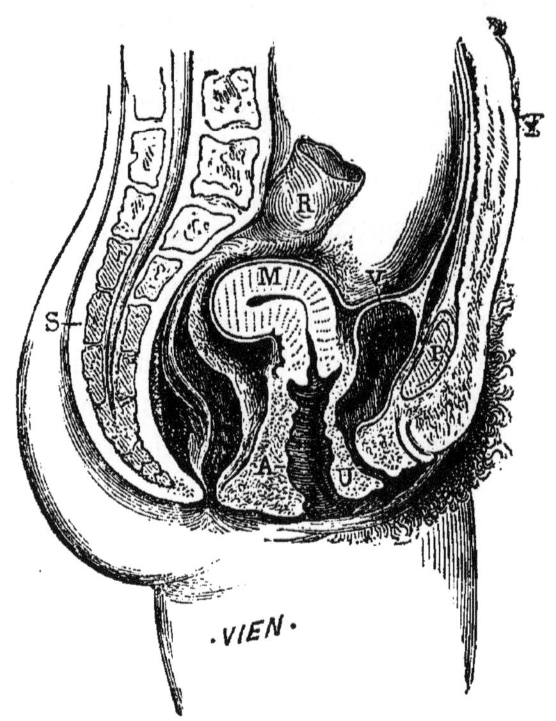

Fig. 37.

RÉTROFLEXION DE LA MATRICE.

S, os sacrum. Y, parois de l'abdomen. P, os pubis. A, vagin. U, canal de l'urèthre. V, vessie. M, matrice fléchie en arrière, ce qui constitue la rétroflexion. R, intestin rectum comprimé par le fond de la matrice fléchie.

Le toucher vaginal permet de constater la position souvent normale du col ; puis, si l'on appuie sur la paroi postérieure, on perçoit et la dépression produite par l'angle de flexion, et quelquefois aussi le fond de l'utérus ; celui-ci, en tout cas, sera facilement perçu à l'aide du toucher rectal.

C. — Les latéroflexions, assez rarement observées du reste, se combinent généralement avec d'autres déplacements.

Je n'ai rien à ajouter à ce que j'ai dit concernant le traitement des flexions utérines.

IV. — Renversement de l'utérus. — Ce déplacement consiste en ce que la matrice se renverse sur elle-même et se retourne, pour ainsi dire, à la manière d'un doigt de gant.

Toutefois, le renversement n'est pas toujours complet ; on observe plusieurs degrés, depuis celui dans lequel le fond de l'utérus a subi une simple dépression, comme le cul d'une fiole de verre, jusqu'à celui dans lequel la matrice, complètement retournée, entraîne avec elle la partie supérieure du vagin et vient pendre entre les cuisses de la malade. La dépression que présente supérieurement l'utérus est en rapport avec le degré du renversement. En pratiquant le toucher vaginal, on sent une tumeur globuleuse et arrondie, qui fait saillie dans le conduit. Quand la tumeur pend hors de la vulve, l'examen ne présente aucune difficulté. Le tissu de l'utérus est enflammé et quelquefois gangréné en certains endroits ; dans d'autres cas, il a contracté des adhérences inflammatoires avec les organes voisins.

Le renversement de l'utérus se produit quelquefois à la suite d'un accouchement, soit parce que le cordon ombilical est trop court ou enroulé autour du fœtus, soit parce que l'on a opéré des tractions violentes et prématurées sur ce cordon. Ce déplacement peut avoir lieu pareillement en dehors de l'état puerpéral, sous des influences qui rappellent plus ou moins cet état, par exemple quand la matrice est distendue par un polype fibreux, inséré sur le fond de l'organe.

Quand le renversement se produit d'une manière brusque et rapide, les malades éprouvent une douleur très vive; cette douleur est beaucoup moins forte dans le cas contraire. Lorsque ce déplacement est consécutif à un accouchement, il peut déterminer une hémorrhagie, quelquefois assez abondante pour inspirer des craintes sérieuses. Quand on est assez heureux pour pouvoir enrayer ces premiers accidents, la malade voit peu à peu ses douleurs se calmer. Mais le sang se montre de nouveau, surtout à l'époque des règles, et souvent l'écoulement, sans être très abondant, demeure continu. Il en résulte un grand affaiblissement et une profonde altération de la santé. Celles chez lesquelles l'hémorrhagie ne se montre qu'à l'époque régulière, sont moins débilitées; mais le plus souvent encore elles ont presque constamment des pertes blanches qui les épuisent. La marche est pénible, souvent même impossible. Il y a des troubles très accusés dans les fonctions urinaires et digestives. Dans certains cas, il peut survenir des symptômes de péritonite.

Si l'on palpe l'abdomen, on provoque peu de douleur, et l'on peut sentir une dépression à la place que devrait occuper l'utérus. Du reste, il est généralement facile de ne pas se tromper sur le caractère de cette affection. Les signes que je viens d'exposer permettront de la distinguer facilement.

On ne saurait se dissimuler que le renversement de l'utérus est une chose grave, surtout s'il a eu lieu rapidement et complètement, parce que les malades sont alors exposées à une hémorrhagie qui peut les emporter. De plus, c'est une affection très rebelle, que l'on peut à la vérité guérir, mais qui n'est pas à l'abri des récidives.

On devra donc prendre toutes les précautions nécessaires au moment de l'accouchement pour ne pas s'exposer à cet accident. Quand, malgré tout, on n'aura pu l'empêcher, il faudra réduire l'organe, c'est-à-dire lui rendre sa position normale, ce qui présente des difficultés d'autant plus grandes que le renversement est plus prononcé et la maladie plus ancienne. Quand, au contraire, le mal est récent, c'est beaucoup moins difficile, et les contractions utérines suffisent même dans certains cas pour remettre toutes choses en bon état.

Je donne le conseil d'essayer de pratiquer pendant quelque temps une compression permanente et graduée sur la tumeur. Si cela ne réussit pas, il faudra pratiquer des manœuvres directes pour remettre l'organe à sa place. En même temps, on aura soin de combattre par les moyens connus et indiqués ailleurs, les inflammations et ulcérations, et de protéger la muqueuse contre les frottements qui l'irritent continuellement. On arrivera ainsi à la longue à calmer les accidents concomitants, et l'on se retrouvera dans des conditions plus avantageuses pour pouvoir réduire définitivement le déplacement, si l'on n'y avait pas réussi tout d'abord.

IV. — MALADIES DES OVAIRES.

L'ovaire joue dans la production du flux menstruel et dans l'acte de la génération un rôle tellement essentiel, que les altérations de cet organe ont un retentissement inévitable sur les importantes fonctions dont je parle. A raison de ces circonstances, l'étude des diverses lésions dont l'ovaire peut devenir le siége présente un grand intérêt. Mais comme je ne puis dans ce livre donner à toutes les questions un égal développement, je ne parlerai ici que de l'inflammation et des kystes de l'ovaire.

Du reste, on a observé dans l'ovaire diverses dégénérescences, notamment la dégénérescence cancéreuse. Je citerai encore la cartilaginification et l'ossification de l'organe. D'autres fois, enfin, il s'y forme des productions calcaires qui finissent par l'envahir plus ou moins complètement. De ces diverses altérations peut résulter souvent la stérilité, surtout si les deux ovaires sont attaqués. C'est principalement à cause de cette conséquence possible que j'ai cru devoir signaler ces diverses affections.

§ Ier. — INFLAMMATION DE L'OVAIRE.

L'inflammation de l'ovaire ou ovarite, peut être simple ou bien puerpérale, c'est-à-dire consécutive à l'accouchement, ou enfin symptomatique d'une autre affection. Il est bon de connaître ces différences, car la terminaison est loin d'être la même dans tous les cas. Ainsi, tandis que l'inflammation simple se termine ordinairement d'une manière heureuse, il arrive souvent que les autres finissent par un abcès ou par la gangrène. Ce que je vais dire se rapporte surtout à l'ovarite simple.

Lorsque l'ovaire est envahi par l'inflammation, il acquiert un volume triple ou quadruple de celui qu'il présente à l'état normal, et même, dans certains cas, il devient aussi gros que le poing d'un adulte. Quand les choses sont à ce degré, la tumeur formée par l'ovaire enflammé repousse l'utérus qu'elle dévie et met en latéroversion; elle comprime en même temps le rectum, la vessie, les vaisseaux et les nerfs contenus dans le bas-ventre. Enfin, son volume augmentant, elle finit par faire saillie sous les parois de l'abdomen, où l'on peut la sentir un peu au-dessus de l'aîne. Il existe à ce niveau une douleur continue plus ou moins intense, que la pression exaspère. A l'aide du toucher pratiqué par le vagin, on constate la compression et le déplacement de la matrice, qui transmet ordinairement à la tumeur ovarique les mouvements imprimés par le doigt au col utérin. Quand c'est l'ovaire gauche qui est enflammé, le toucher pratiqué par le rectum permet de constater les rapports de la tumeur avec cet intestin. Du reste, la marche est pénible et douloureuse; les malades ont souvent des nausées et des envies de vomir. Enfin, il existe ordinairement une fièvre plus ou moins intense.

La marche de cette inflammation est continue, et sa durée ne dépasse guère une ou deux semaines, quand elle doit se terminer par résolution de tous les symptômes. Mais lorsque l'ovarite se termine par un abcès, la recrudescence des accidents annonce la formation de la suppuration. La malade a des crampes dans la jambe qui correspond à l'ovaire enflammé; de l'engourdissement et du gonflement de ce membre résultent pareillement de la même cause. L'abcès une fois formé, étend de plus en plus son foyer, jusqu'à ce que la matière purulente qu'il contient se fraie un chemin au dehors. Or, il peut arriver que cet abcès se vide dans un des organes environnants, comme le vagin, la vessie, le rectum; ou bien la paroi de l'abdomen finit par être amincie et perforée, et le pus s'écoule par cette ouverture; ou enfin, cette matière se fraie une voie jusque dans le péritoine, où sa présence provoque une péritonite suraiguë promptement mortelle. Mais le plus ordinairement, l'ouverture se fait par une voie naturelle, et l'évacuation de l'abcès soulage notablement la malade. Il y a quelquefois des alternatives d'écoulement et de rétention de pus, le foyer se refermant jusqu'à ce que la matière purulente acculée se fraie un nouveau passage. La quantité de la suppuration épuise certains sujets qui finissent par succomber. D'autres arrivent à pouvoir se guérir après plusieurs mois de traitement. Mais il en est un grand nombre de celles-ci chez lesquelles persévèrent une ouverture fistuleuse, ou un noyau d'engorgement, qui demandent à être surveillés.

Rarement mortelle, l'inflammation de l'ovaire est cependant une maladie fâcheuse, persistante, et occasionnant des accidents et des rechutes qui peuvent avoir les plus graves conséquences.

Le traitement allopathique de l'ovarite simple est celui de toutes les inflammations. La saignée, mais surtout les sangsues ou les ventouses scarifiées, appliquées aux aînes, rendent de très grands services, principalement quand le mal est pris dès le début. On y ajoute quelques bains, des cataplasmes maintenus constamment au niveau de la partie enflammée. En même temps, quelques légers laxatifs sont administrés pour s'opposer à la constipation. Avec ces moyens bien simples, on parvient le plus souvent à enrayer l'inflammation ovarienne en moins de deux semaines.

Mais si la suppuration est établie, on favorise par tous les moyens possibles l'écoulement du pus à l'extérieur, soit par les voies naturelles, soit à travers les parois du ventre. Et quand le foyer est vidé, on y pousse quelques injections, pour empêcher la stagnation du pus.

L'ovarite se traite homœopathiquement aussi comme la plupart des autres inflammations, et je n'ai pas à insister ici sur les moyens à employer en pareil cas. On met principalement en usage : *acon.*, *merc.*, *lach.*, *plat.*, etc. En cas de suppuration, *sil.* rendra de très grands services.

§ 2. — KYSTES DE L'OVAIRE.

Je désigne sous ce nom une affection dans laquelle l'ovaire renferme, dans une ou plusieurs poches dont il est creusé, un liquide quelconque. On désigne encore cette affection sous le nom de hydropisie enkystée de l'ovaire. Sans être des plus fréquentes, cette maladie se rencontre cependant assez souvent chez les femmes.

Afin de bien comprendre ce qui va suivre, rappelons qu'un kyste est une poche ou sac sans ouverture, qui se développe accidentellement sous certaines influences que nous n'avons pas à examiner ici, et qui peut contenir diverses substances liquides ou solides. On a vu dans quelques-uns des articles de ce livre que des kystes pouvaient se rencontrer dans différentes parties du corps, et présentaient des modifications variables suivant leur siége et les conditions de leur évolution. Or, les kystes de l'ovaire affectent trois formes principales. Ils sont : 1° *uniloculaires* quand il n'y a qu'une seule loge, une seule cavité; qu'il existe à l'intérieur du kyste quelques cloisons incomplètes, peu importe, pourvu que toutes les parties communiquent entre elles et ne forment qu'un seul tout. 2° *Multiloculaires*. Ici, il y a plusieurs loges ou cavités indépendantes les unes des autres, à cloisons complètes et ne communiquant pas entre elles. La tumeur formée par le kyste présente dans ce cas des bosselures et des inégalités. Chaque loge peut renfermer un liquide de nature et de densité différentes. 3° *Aréolaires* ou *vésiculaires*. Les kystes de cette nature sont constitués par des vésicules de grandeur variable qui peuvent communiquer entre elles, ou rester indépendantes les unes des autres.

Le liquide que renferme la tumeur est séreux ou gélatineux, quelquefois albumineux ; ou bien encore le kyste contient des matières solides ; et l'on sait que souvent alors on y trouve des matières grasses, des débris d'enfant ou, pour parler plus exactement, de fœtus, des cheveux, des dents, etc. Quand le liquide que renferme le kyste est foncé, cela indique la présence d'une plus ou moins grande quantité de sang mélangé aux produits de la tumeur. Quelquefois aussi, il se trouve du pus en quantité variable. Mais cette dernière particularité ne se remarque guère que quand il y a eu quelque inflammation concomitante.

Les parois du kyste se composent généralement de plusieurs membranes. La plus externe est formée généralement par le péritoine distendu. Au-dessous se trouve une membrane fibreuse, après laquelle on rencontre un plan musculaire à peine accusé. Enfin, tout à fait intérieurement, il y a une dernière membrane ayant le plus ordinairement l'aspect d'une membrane séreuse, comme le péritoine qui sert d'enveloppe extérieure. Entre chacune de ces parois, rampent des vaisseaux artériels et veineux, parmi lesquels il s'en trouve dont le diamètre est considérable. La présence de ces vaisseaux ne laisse pas que d'avoir une certaine importance pour l'opérateur quand il s'agit de ponctionner ou d'extirper la tumeur.

Le poids de ces kystes, qui d'ailleurs est proportionnel à leur grosseur, ne saurait être évalué d'une manière générale. En effet, cela varie de 1 à 100 kilogrammes et plus. Le plus ordinairement, cependant, les kystes ovariques ont de 5 à 10 kilogrammes. La tumeur, tantôt lisse, tantôt bosselée, prend quelquefois un développement assez grand pour envahir tout ou partie de la cavité abdominale, dans laquelle elle peut demeurer libre, ou au contraire être retenue et adhérer aux organes environnants, au moyen de brides ou de pédicules résultant de quelques inflammations partielles.

Telle est la nature des kystes de l'ovaire. Les débuts de l'affection ne se font guère remarquer, et les symptômes n'étant pas bien apparents, la maladie peut arriver jusqu'à un certain degré sans même être soupçonnée.

Quelquefois il y a un peu de gêne, des tiraillements et autres incommodités du même genre que l'on attribue à toute autre cause, et auxquelles on ne prête pas grande attention.

Mais bientôt le ventre augmentant de volume, on commence à soupçonner quelque chose. Il est à remarquer que cette augmentation progressive a lieu d'un seul côté d'abord, l'autre restant aplati ; mais la tumeur, continuant à s'accroître, envahit au bout d'un certain temps le milieu du ventre. Tant que le kyste n'est pas devenu très volumineux, on peut le palper et le circonscrire avec les deux mains à travers les parois abdominales.

En introduisant le doigt jusqu'en haut du vagin, on constate la présence d'une tumeur indépendante de la matrice. Celle-ci qui, dans le commencement, a pu garder sa position normale, ne tarde pas à être refoulée et déplacée, quelquefois abaissée, au point qu'elle vient faire saillie à l'entrée de la vulve ; dans d'autres cas, elle est entraînée en haut par le kyste.

La menstruation devient rare et irrégulière, quelquefois même les règles cessent complètement de paraître. En même temps, la malade perd l'appétit, elle a des nausées et de fréquentes envies de vomir. Ces symptômes, dont quelques-uns sont passagers, coïncidant avec une augmentation dans le volume du ventre, on a pu croire souvent à l'existence d'une grossesse.

La compression exercée par la tumeur sur l'intestin d'une part et les uretères de l'autre, détermine la constipation et la rétention d'urine ; d'un autre côté le refoulement des poumons par le kyste rend la respiration beaucoup plus difficile. Enfin, il n'est pas rare de voir les

jambes enflées et infiltrées de sérosité. Si tous ces accidents continuent à se produire, ils s'aggravent de jour
en jour, et par suite il en résulte pour la malade un
état d'affaiblissement notable et de cachexie. Mais il
faut quelquefois bien longtemps avant que les choses
soient en cet état. Généralement, en effet, la marche
de ces tumeurs est lente, et il faut un temps assez
long, dans certains cas une ou plusieurs années, avant
qu'elles aient acquis leur entier développement. Il n'en
est malheureusement pas toujours ainsi, et l'on a vu
des kystes de l'ovaire devenir en quelques mois seulement très volumineux. La terminaison est différente, suivant que les malades se sont soumises à un traitement
ou qu'elles ont laissé faire la nature. Dans ce dernier
cas, il peut arriver qu'elles n'en soient pas incommodées
d'une manière notable, et qu'elles puissent demeurer
ainsi indéfiniment. On a vu aussi quelques kystes disparaître spontanément. Mais il faut reconnaître que ces
exemples sont bien rares. Il arrive en effet le plus
souvent que la tumeur à la longue finit par s'enflammer et suppurer; la matière purulente s'échappe dans
le péritoine, et la mort de la malade est la conséquence inévitable de cet accident. Nous verrons plus
loin de quelles ressources la chirurgie dispose contre les
kystes de l'ovaire, et comment le traitement modifie heureusement ces fâcheuses prédispositions.

Afin que l'on ne puisse confondre les kystes ovariques
avec une grossesse commençante, quelques remarques
seront utiles. Dans la grossesse, la tumeur occupe tout
d'abord la ligne médiane, et nous avons vu que le kyste
se développait d'abord sur le côté. La grossesse accomplit

ordinairement toutes ses périodes dans l'espace de neuf mois ; il s'en faut souvent de beaucoup que les kystes de l'ovaire soient après cet espace de temps à la moitié de leur développement ; mais même, dès quatre mois et demi ou cinq mois, les mouvements de l'enfant se faisant sentir seront un indice important. Enfin, à cette époque un praticien habile percevra les bruits du cœur de l'enfant, et dès lors le doute ne sera plus possible. Aucun de ces phénomènes ne s'observe à propos des kystes de l'ovaire. Jamais dans la grossesse la tumeur n'est bosselée, comme cela arrive souvent pour les kystes. La pratique du toucher vaginal donne encore quelques autres indications sur lesquelles je ne puis m'étendre ici.

Le traitement des kystes de l'ovaire est éminemment chirurgical. Je vais indiquer brièvement les moyens mis en pratique.

La *ponction* consiste à plonger la lame d'un bistouri étroit ou d'un trocart au travers des parois du ventre et du kyste, afin que, par l'ouverture ainsi faite, le liquide de la tumeur puisse s'écouler au dehors. On fait quelquefois suivre la ponction d'une injection iodée, afin d'irriter les parois du kyste, et d'obtenir ainsi que les deux feuillets contractant des adhérences inflammatoires, la cavité se trouve oblitérée.

La *compression* est plutôt un adjuvant qu'un moyen de guérison. On l'emploie quand la tumeur a été vidée, afin d'empêcher un nouvel afflux de liquide.

Quand le kyste a plusieurs loges indépendantes les unes des autres, ou quand la matière renfermée dans sa cavité est solide, il faut avoir recours à d'autres procédés. C'est dans ce cas que l'on a recours à l'*incision* du kyste.

Mais le procédé le plus radical consiste dans l'extirpation complète de la tumeur. Cette opération, connue aujourd'hui sous le nom d'*ovariotomie*, a été longtemps redoutée. Aujourd'hui des succès assez nombreux sont venus démontrer que ce procédé était aussi praticable qu'un autre. Je n'ai pas à décrire ici cette opération que je conseille généralement, quand on ne peut espérer parvenir à un résultat complet avec les autres moyens. Mais, comme d'un autre côté, elle présente par elle-même une certaine gravité, je suis d'avis qu'on ne la pratique jamais à la légère et sans motifs sérieux.

Telles sont les ressources principales de la chirurgie contre les tumeurs enkystées de l'ovaire. Je n'ai pu entrer ici dans tous les détails que comporte le sujet ni indiquer les adjuvants que la médecine apporte au traitement chirurgical.

Je dirai seulement, en terminant cet article, que si les kystes de l'ovaire constituent une affection grave, on peut, surtout aujourd'hui, les guérir dans bon nombre de cas, grâce aux progrès réalisés tout récemment par la chirurgie. Et quand on ne peut obtenir une guérison radicale, un traitement palliatif qui diminuera l'intensité des accidents rendra toujours de très grands services.

V. — MALADIES DU SEIN.

L'organe de la lactation se trouve, comme toutes les autres parties du corps, exposé à un grand nombre d'affections diverses, parmi lesquelles quelques-unes ne présentent rien de particulier qui mérite de fixer l'attention. Mais nous étudierons d'une manière toute spéciale, en premier lieu, ce qui a trait aux affections inflammatoires du sein et à leurs suites. Un second article sera consacré à l'étude si intéressante des diverses tumeurs qui peuvent siéger au sein.

§ Ier. — AFFECTIONS INFLAMMATOIRES.

Si l'on se rappelle bien la description que j'ai donnée de la mamelle, on comprendra facilement que l'inflammation puisse attaquer dans le sein plusieurs parties différentes. Je vais exposer rapidement ce qui a trait à chacune de ces variétés.

I. — Eczéma du mamelon et de l'aréole. — L'eczéma est une affection de la peau, caractérisée par la présence de petites vésicules très rapprochées les unes des autres. Quelle que soit la partie du corps envahie par l'eczéma, l'éruption s'annonce par un sentiment de fourmillement et de cuisson à la peau. Ensuite, apparaissent les vésicules dont le liquide étant bientôt résorbé, il reste une excoriation très superficielle de la peau, qui bientôt se couvre de croûtes.

L'eczéma du mamelon se présente assez souvent chez les nourrices qui ont sevré, sous forme de croûtes épaisses, fendillées, adhérentes à la peau ; en même temps il se fait un léger suintement par la partie malade. En tombant, ces croûtes laissent à nu une surface rouge et comme framboisée. L'endroit malade est le siége d'une vive démangeaison. Cet eczéma occupe tantôt le mamelon seul, tantôt l'aréole, tantôt l'un et l'autre, et même s'étend quelquefois plus loin sur le sein et au-delà.

Le traitement consiste à recouvrir la partie malade de cataplasmes, afin de faire tomber les croûtes. Ce résultat obtenu, on fera des onctions avec l'une des pommades dont je donne la formule :

Pr. : Sous-carbonate de soude.....   10 gr.

     Axonge....................   40 gr.

     Vin d'opium composé.......   5 gr.

Mêlez.

Autre :

Pr. : Calomel à la vapeur.........   2 gr.

     Camphre..................   0 30.

     Axonge..................   30 gr.

Mêlez.

On est quelquefois obligé de cautériser la partie malade avec la pierre infernale. Les bains simples, ou mieux les bains sulfureux ou alcalins, sont aussi fort utiles dans le traitement de l'eczéma du sein. Cette maladie d'ailleurs ne présente aucune gravité.

II. — Excoriations et gerçures du mamelon. — Il est
extrêmement rare d'observer ces lésions en dehors de l'état
d'allaitement. On les rencontre principalement chez les
femmes jeunes et à peau fine, qui nourrissent pour la première fois. Souvent, l'enfant exerce une succion très
énergique, très douloureuse pour la mère; il en résulte
des excoriations bientôt suivies de gerçures et de crevasses
du mamelon. Il est à peine nécessaire d'ajouter que, si la
femme continue malgré tout d'allaiter, les gerçures deviennent plus grandes et plus douloureuses, et il se forme des
crevasses profondes. La mamelle devient le siége d'un
écoulement sanguin, auquel répondent souvent des accidents généraux sérieux, notamment la fièvre, la perte du
sommeil et de l'appétit. Enfin, cette affection peut devenir
le point de départ d'un abcès du sein. En effet, par les
conduits galactophores, et surtout par les vaisseaux lymphatiques, l'inflammation peut se propager au reste de
l'organe.

Pour obvier à ces désordres, on devra tout d'abord
essayer de donner au mamelon une forme convenable, afin
de prévenir les excoriations et les crevasses. On devra
aussi chercher à émousser sa sensibilité, au moyen de lotions toniques ou astringentes, par exemple la décoction
de roses de Provins, de quinquina, etc. On couvre la surface ulcérée de pommades adoucissantes, comme le cold
cream, le cérat, la pommade de concombres, etc. Mais il
est expressément recommandé de ne jamais employer ni
pommade ni onguent, dans la composition desquels entrent
des substances vénéneuses qui pourraient empoisonner
l'enfant, et produire de graves désordres chez la mère.
L'usage même de bouts de sein ne préserverait pas suffi-

samment de cet accident. On est quelquefois obligé de cautériser avec la pierre infernale. On a encore conseillé avec succès contre les gerçures du sein la teinture de cachou, l'huile d'œuf, le beurre de cacao, la glycérine. La teinture de benjoin étendue d'eau, mélangée avec le collodion, constitue un topique qui, appliqué sur le mamelon, le protége d'une manière très efficace. Les bouts de sein que l'on conseille assez généralement, présentent quelques avantages. Enfin, si malgré tous les soins le mal est rebelle, il faut absolument faire cesser l'allaitement. La guérison n'est qu'à ce prix.

III. — Inflammations du sein proprement dites. — L'inflammation peut avoir son siége dans différentes parties de l'organe.

Elle envahit quelquefois le mamelon et l'aréole qui l'entoure, et alors les conduits galactophores peuvent être pris, ou seulement le parenchyme aréolaire, quelquefois tous les deux. Dans certains cas, l'inflammation demeure à la superficie; dans d'autres, elle pénètre en profondeur. Presque toujours ces désordres viennent à la suite de l'allaitement et des crevasses, ou des gerçures qui en sont souvent la conséquence. On devra donc s'appliquer d'abord à guérir ces gerçures. S'il se forme des abcès, il deviendra souvent nécessaire de les ouvrir. Il faudra pareillement faire cesser l'allaitement, non-seulement à cause de la mère, mais pour empêcher que l'enfant ne soit exposé, en tétant, à avaler du pus.

Quand l'inflammation s'étend en profondeur, elle pénètre dans les téguments ou dans la glande elle-même. Si elle se limite aux parties tégumentaires, elle peut rester circonscrite en un point, ou au contraire s'avancer sur tout le pourtour de l'organe, et quelquefois même aller jusqu'à atteindre la peau des régions voisines. Dans le premier cas, il suffira de quelques soins bien dirigés pour remettre les choses en état ; dans l'autre, au contraire, il pourra résulter de là des désordres assez graves pour mettre en danger la vie des malades. On devra surtout redouter cet accident, s'il y a de larges décollements de la peau et de vastes abcès.

Lorsque l'on craindra une inflammation de ce genre, on devra essayer de la faire avorter en employant les émissions sanguines sur une vaste échelle, et en mettant en usage les émollients, les bains, et généralement tous les moyens les plus énergiques usités contre les inflammations. Si malgré ces soins, on ne parvient pas à enrayer la marche du mal, il faut absolument que l'on ouvre les abcès le plus promptement possible. On détergera ensuite le foyer avec des liquides toniques ou astringents, comme la décoction de quinquina, l'infusion vineuse de roses de Provins, etc. Il faut, en même temps, que les forces de la malade soient soutenues à l'aide d'un régime fortifiant et réparateur, afin de parer aux pertes incessantes occasionnées par une suppuration abondante.

Dans d'autres circonstances, c'est la glande mammaire elle-même qui est atteinte par l'inflammation, soit d'emblée, soit que le mal ait débuté par d'autres parties du sein. Ici encore, plusieurs cas se présentent. Ainsi par exemple, les conduits galactophores sont quelquefois seuls engorgés. Cela arrive chez les nouvelles accouchées, plus rarement à la fin de la grossesse. Le plus souvent, ce simple engorgement a une terminaison heureuse, et n'entraîne pas de suites graves. Mais dans quelques cas, cette lésion peut devenir le point de départ d'une inflammation de la glande. Cette inflammation se manifeste d'abord par la douleur et la tuméfaction du sein, et bientôt ces symptômes augmentant d'intensité, la fièvre s'allume, la tension de l'organe devient de plus en plus grande, la peau rougit, s'amincit, et finit ordinairement par s'ouvrir pour donner issue au pus des abcès, quelquefois nombreux, qui se sont formés. Ce pus est souvent mélangé de lait. Dans la plupart des cas, de quelque manière que le pus ait trouvé une issue au dehors, une fois que le foyer est vidé, il se déterge, et l'ouverture se ferme. D'autres fois elle reste fistuleuse.

C'est le plus souvent chez les nouvelles accouchées, et à la suite d'un engorgement laiteux, que l'on observe l'inflammation de la glande mammaire. Les femmes qui nourrissent sont plus exposées que les autres à tous ces maux, quoi qu'en aient dit certains philosophes. L'exposition du sein à un air froid a souvent été signalée comme pouvant occasionner l'inflammation de la glande. Je suis persuadé que cela n'a aucune influence sur cette affection. Dans quelques cas, beaucoup moins fréquents qu'on ne le suppose généralement, les violences extérieures, les coups portés sur le sein ont pu déterminer ces désordres.

Le traitement diffère peu de celui indiqué plus haut pour faire avorter les inflammations tégumentaires du sein. Si l'on n'y peut parvenir, je conseille toujours d'ouvrir une issue au pus par l'instrument tranchant, sans attendre que la peau s'amincisse et se perfore, parce que dans ce cas, l'ouverture laisse une cicatrice souvent difforme et de fâcheuse apparence. Toutefois, il ne faudrait pas conclure de là que l'on doive se hâter d'intervenir. Il sera bon, au contraire, d'attendre quelque temps , et ce sera seulement lorsque le médecin aura de bonnes raisons pour penser que le pus est réuni en un seul foyer, qu'il sera salutaire de lui ouvrir une issue.

Comme médication interne, on prescrit ordinairement quelques purgatifs et laxatifs, afin de diminuer la sécrétion du lait. Il est bien entendu d'ailleurs que, dès qu'il devient évident que la suppuration est établie, on devra cesser l'allaitement.

Il arrive quelquefois que quand l'abcès est guéri, il reste un ou plusieurs petits noyaux indurés qui inquiètent les malades , et que l'on a pris, dans certains cas , pour des tumeurs de mauvaise nature. Ces inquiétudes sont pour le moins exagérées. Il faut savoir, en effet , que très souvent les inflammations, surtout celles qui envahissent des parenchymes, se terminent par induration. Du reste, dans le cas présent, il est souvent facile de faire disparaître ce noyau induré au bout d'un certain temps, à l'aide de fondants, de vésicatoires , etc. On le fait pour rassurer les malades et uniquement dans ce but; car, je le répète, ces productions pathologiques ne compromettent aucunement la santé.

Enfin, il y a des cas dans lesquels l'inflammation atteint les tissus situés au-dessous de la glande mammaire. Par conséquent, il peut se former en ce lieu des abcès qui séparent pour ainsi dire cette glande des parois de la poitrine, le sein se trouve alors soulevé, et la peau est tiraillée et tendue, surtout vers la base. Ces abcès ont une certaine tendance à s'étendre en surface; et il est assez rare, en effet, qu'ils se limitent à la circonférence du sein ; mais fusant sous la peau, ils peuvent provoquer des décollements assez considérables sur d'autres parties du corps. Les symptômes locaux s'accompagnent d'un appareil fébrile intense avec insomnie et quelquefois délire. La marche de cette affection est généralement très rapide. Le plus souvent, la suppuration s'établit en trois ou quatre jours ; mais le pus ne se fait pas toujours assez promptement jour au dehors, pour éviter les décollements de la peau des régions voisines. C'est pourquoi, dès que l'on a la certitude que la suppuration est établie, on doit donner issue au pus à l'aide du bistouri, tant afin d'éviter les désordres dont je parle, que pour obtenir une cicatrice régulière. Qu'on ne soit pas étonné de me voir insister si souvent sur la nécessité de l'instrument tranchant. C'est après tout, dans les abcès de la mamelle, le moyen curatif par excellence. Une fois la suppuration établie, il faut nécessairement que le pus s'écoule au dehors. Or, il vaut infiniment mieux que la voie soit ouverte d'une manière raisonnée, que par la nature aveugle qui ne choisit pas toujours le meilleur endroit. D'ailleurs, ou épargne ainsi aux malades des douleurs longues et aiguës. Le soulagement produit par l'ouverture d'un abcès est instantané, et les malades se trouvent délivrées en moins de temps qu'il n'en faut pour le dire. J'ajoute, et cette considération a bien quelque valeur, que les souffrances si redoutées du contact de l'instrument tranchant sont, en ces circonstances du moins, à peu près illusoires. Outre que l'on a à peine le temps de sentir le contact du fer, outre que les douleurs occasionnées par les abcès sont beaucoup plus aiguës que celles que l'on craint si fort, il faut dire que dans les tissus tendus, endoloris et souvent à moitié mortifiés, le passage presque instantané d'une lancette ou d'un bistouri est à peine perçu. Pour tous ces motifs et pour bien d'autres encore que je ne puis développer, je conseille généralement d'ouvrir par l'instrument tranchant les abcès du sein.

IV.—Fistules du sein.—Les abcès du sein, comme ceux d'ailleurs des autres régions, laissent quelquefois à leur suite certaines altérations plus ou moins graves ; une des plus fréquentes est constituée par la présence des trajets fistuleux plus ou moins sinueux par lesquels s'écoulent des matières purulentes, ou quelquefois du lait. Ces fistules persévèrent quelquefois fort longtemps. On les observe surtout chez les personnes dont les abcès se sont ouverts naturellement. Le recollement des parois se faisant alors d'une manière irrégulière, certaines parties restent écartées, pendant que les autres se réunissent, et c'est ainsi que se forme le trajet fistuleux.

La compression, les injections irritantes avec la teinture d'iode ou le vin, etc., et enfin l'incision et la cautérisation, tels sont les moyens que l'on emploie pour arriver à guérir les fistules du sein. Je n'ai pas à discuter ici l'emploi de ces divers agents. Mais je dois dire que cette affection est très rebelle, et que, même avec le traitement le mieux entendu, il est quelquefois très long et très difficile de se rendre maître des fistules du sein, et de les guérir radicalement.

V. — Engorgement du sein. — Cet état s'observe dans diverses circonstances, et ne constitue pas toujours une maladie. C'est ainsi, par exemple, qu'on voit le sein s'engorger chez les jeunes femmes à l'époque des règles, pour reprendre ensuite son élasticité et sa consistance normales. Il en est de même au commencement de la grossesse ; mais ici encore, après quelque temps, l'engorgement disparaît spontanément.

Quelques femmes dont les mamelles sont très volumineuses et pendantes, ont parfois la partie inférieure de l'organe plus dure que le reste. L'engorgement se produit ici, parce que les fluides, suivant les lois de la pesanteur, s'accumulent dans la partie la plus déclive. Cet état ne présente rien de grave. En ayant soin de maintenir les seins relevés dans un corset convenablement disposé, on se rendra facilement maître de cette petite infirmité.

L'engorgement simple du sein est quelquefois produit par la lactation, par la menstruation irrégulière chez les chlorotiques, ou dans certains cas par quelque violence extérieure. Il y a de l'empâtement et du gonflement, mais sans douleur, tellement que cet état peut persister pendant un temps assez long, sans que les malades elles-mêmes s'en aperçoivent. Ces symptômes deviennent un peu plus saillants au moment des règles, et provoquent alors quelquefois une légère douleur. Il suffit le plus généralement pour guérir ces accidents légers, d'exercer sur le sein pendant quelque temps une compression méthodique et d'appliquer des cataplasmes émollients; en même temps on fait usage d'une pommade fondante, comme la suivante :

Iodure de plomb............ 5 gram.

Axonge.................... 40 gram.

Mêlez.

Toutefois, chez les chlorotiques, on devra mettre en usage un traitement général que j'ai indiqué plus haut à l'article *chlorose*. Chez ces personnes, en effet, l'engorgement du sein étant symptomatique d'une autre affection, tout ce que l'on pourrait tenter aurait peu de chance de succès, tant qu'on ne se sera pas rendu maître de la maladie principale.

Quant aux engorgements ou indurations qui persistent quelquefois après les abcès du sein, j'en ai parlé plus haut, et j'ai signalé leur peu de gravité. Du reste, ils finissent le plus souvent par disparaître spontanément.

§ 2. — TUMEURS DU SEIN.

Diverses tumeurs peuvent se rencontrer à la mamelle. Les unes, dont je dirai d'abord quelques mots, sont désignées sous le nom générique de tumeurs bénignes; les autres sont les tumeurs cancéreuses, sur l'histoire desquelles je m'étendrai davantage.

Avant d'entrer en matière, il est utile de faire remarquer que les diverses espèces de tumeurs qui peuvent siéger à la mamelle sont en assez grand nombre. Mais, ainsi que la suite le fera voir, les tumeurs bénignes sont beaucoup plus nombreuses que les autres. De là résulte pour les malades un double enseignement. D'abord, ne pas s'alarmer dès que le sein devient le siége d'une tumeur quelconque; car bien évidemment il y a un grand nombre de chances pour que cette affection ne donne pas lieu à des suites funestes, les tumeurs bénignes étant beaucoup plus fréquentes. En second lieu, je donne le conseil de ne pas croire trop facilement aux prétendues guérisons de cancers que l'on signale tous les jours dans un certain monde. Je me suis expliqué déjà à cet égard. Mais sans vouloir traiter de nouveau cette question, je tiens à dire qu'il n'y a peut-être pas un sujet à propos duquel la crédulité publique ait été plus exploitée, et sur lequel le charlatanisme se soit exercé avec plus d'audace. Dans mainte circonstance, on n'a pas craint d'altérer la vérité, au point de donner pour guéries de cancers des personnes qui ne l'étaient pas. Ou bien, et cela n'est peut-être pas moins blâmable, on prétend avoir guéri de cancers des malades qui n'avaient que des tumeurs bénignes. Cela s'est vu. De pareils actes ne se qualifient pas. Doit-on cependant considérer le cancer comme une affection toujours et nécessairement incurable ? Je suis loin de partager là-dessus le scepticisme de la plupart des médecins, pour lesquels ceci ne fait pas même une question. J'espère avoir démontré dans l'article consacré à l'étude du cancer en général, que l'on doit se garer pareillement de l'un et de l'autre excès, et avoir prouvé que le cancer ne devait pas être regardé comme nécessairement incurable. Je citerai plus loin de nouvelles preuves à l'appui de ce que j'avance. — Mais avant de parler des tumeurs cancéreuses, nous dirons d'abord quelques mots des tumeurs dites bénignes.

I. — TUMEURS BÉNIGNES.—Je désigne sous ce nom les tumeurs qui ne sont pas le résultat de l'inflammation et qui ne sont pas susceptibles d'infecter l'économie entière, comme le cancer. Toutefois, la bénignité de ces tumeurs est purement relative, car quelques-unes peuvent entraîner des conséquences funestes. Les tumeurs de la mamelle sont de diverses espèces, je signalerai les principales.

A. — HYPERTROPHIE DU SEIN. — On sait que l'hypertrophie consiste dans l'augmentation de volume d'un organe

ou d'un tissu quelconque. L'hypertrophie du sein peut
être générale ou partielle. Dans le premier cas, toute la
mamelle prend un développement qui, dans quelques circonstances, devient considérable. Ainsi, l'on cite une
observation dans laquelle il est question d'une mamelle
hypertrophiée qui pesait jusqu'à 23 livres.

Le plus ordinairement, les deux mamelles sont prises en
même temps; d'autres fois une seule est affectée. Le mal
a généralement une marche lente et progressive; il peut
rester stationnaire ou même diminuer spontanément, mais
c'est le cas le moins fréquent. Et quand le volume du sein
dépasse une certaine limite, il peut résulter de là des
désordres assez graves pour que l'on doive se mettre en
mesure de parer à ces inconvénients. On est quelquefois
obligé d'en arriver à l'amputation de la tumeur mammaire.
Cette opération présente peu de difficulté si la tumeur est
pédiculée. Dans le cas contraire, on tâche d'arriver à produire artificiellement un pédicule au moyen d'une compression bien dirigée, et ce résultat obtenu, on procède
plus facilement à l'extirpation de la tumeur hypertrophique.

L'hypertrophie partielle du sein est plus souvent observée que la précédente, Des recherches récentes ont permis
de reconnaître que dans ces circonstances, ce sont
quelques-uns des éléments constitutifs de la glande mammaire elle-même qui augmentent de volume. En général,
ces tumeurs se forment sans provoquer de douleurs bien
accusées, à part peut-être un peu de gêne aux époques
menstruelles. Souvent c'est par hasard que les malades
constatent leur présence, à moins que leur développement
ne soit devenu considérable; mais même dans ce cas, la

santé générale n'est aucunement altérée, à part quelques rares exceptions. Selon toute probabilité, les violences extérieures ont une influence notable sur la production de ces tumeurs ; on les observe aussi plus fréquemment chez les femmes mal réglées.

Comme l'hypertrophie partielle occasionne peu de troubles dans la santé, et n'entraîne généralement aucune fâcheuse conséquence, il suffit d'ordinaire de surveiller les malades, sans les soumettre à aucun traitement. Souvent ces tumeurs disparaissent spontanément. Mais il n'en est pas toujours ainsi ; abandonnées à elles-mêmes, elles s'ulcèrent et suppurent quelquefois. D'ailleurs les femmes sont souvent, malgré tout ce qu'on peut leur dire, préoccupées de la présence de cette tumeur au sein. L'extirpation est donc souvent nécessaire. Cette opération ne présente d'ailleurs aucune difficulté sérieuse. La tumeur peut s'enlever et s'énucléer à la manière d'un corps étranger, à l'aide d'une incision faite aux téguments. On réunit ensuite la plaie, et le plus ordinairement la cicatrisation ne se fait guère attendre.

B. — Lipomes de la mamelle. — Les lipomes de la mamelle se présentent dans les mêmes conditions que sur les autres parties du corps. Ce sont des masses graisseuses et divisées par lobes, et dont la texture paraît distincte de celle des tissus ambiants. Le lipome forme dans la peau de la mamelle une tumeur saillante à bosselures molles, sans douleur, et d'un volume généralement peu considérable.

Cette tumeur, qui ne présente aucune gravité et ne donne lieu à aucune conséquence fâcheuse, pourrait, sans inconvénient, être abandonnée à elle-même. Mais ici comme dans le cas précédent, les malades, toujours préoccupées de la présence d'une tumeur au sein, veulent absolument qu'on les en débarrasse. Il n'y a pas d'autre traitement possible que l'extirpation de la tumeur.

C. — TUMEURS TUBERCULEUSES. — Ces tumeurs constituent plutôt un symptôme d'une affection générale qu'une maladie particulière. Elles se présentent au sein sous diverses formes, soit à l'état de tubercules disséminés, soit à l'état de tumeurs lymphatiques purulentes.

Le traitement consiste à fendre, énucléer et vider ces tumeurs. Mais il ne faut pas oublier que comme elles sont la manifestation d'un état général grave, si l'on peut obtenir leur guérison, on doit en même temps, pour qu'elle soit stable, diriger son attention sur la maladie principale et instituer un traitement en conséquence. Ce sera le cas de donner les ferrugineux, les toniques, l'huile de foie de morue, etc.

D. — TUMEURS LAITEUSES. — La tumeur laiteuse ou galactocèle peut être constituée non-seulement par du lait, mais encore par un ou plusieurs éléments de ce liquide. Ces tumeurs sont produites, selon toute probabilité, par l'accumulation du lait dans un conduit galactophore dont l'orifice est oblitéré. Il se forme alors un ou plusieurs kystes plus ou moins volumineux, tantôt isolés, tantôt communiquant entre eux. Selon que la tumeur renferme du lait pur, ou seulement la partie séreuse, ou bien au contraire la partie solidifiable ou caséum, elle peut être liquide, semi-liquide, ou solide; *il se forme même dans certains cas des concrétions assez dures.*

La mamelle est gonflée et tendue, sans que cependant la femme éprouve les douleurs qui accompagnent d'ordinaire l'inflammation. Mais la douleur se fait sentir et devient fort aiguë quand l'enfant prend le sein. Cet état peut persévérer fort longtemps, et si l'art n'intervient pas, il se forme souvent des fistules qui laissent écouler au dehors les éléments contenus dans la tumeur. Toutefois, ces fistules finissent le plus souvent par se tarir spontanément. Il résulte de là que cette affection n'entraîne pas en général des conséquences très fâcheuses, à moins cependant que l'on ne continue à donner le sein, auquel cas le mal peut devenir plus grave.

On devra donc commencer par sevrer l'enfant, et on s'occupera en même temps de tarir la sécrétion laiteuse à l'aide de moyens ordinaires, purgatifs, régime sévère, etc. On s'occupera ensuite directement de la tumeur. Parmi tous les moyens qui ont été préconisés, l'incision et le séton sont ceux auxquels on devra donner la préférence et qui donnent les meilleurs résultats.

E. — TUMEURS IMAGINAIRES. — Il pourra paraître étrange que je parle ici de tumeurs qui n'existent que dans l'imagination des malades. Cependant, c'est un fait d'observation que nombre de médecins ont pu constater, que souvent les femmes croient avoir, se persuadent porter des tumeurs qui n'ont jamais existé. Mais cela s'explique quand on se rend compte des préoccupations incessantes des personnes du sexe relativement aux tumeurs du sein. Souvent le récit ou la description exacte et détaillée d'une maladie font naître chez les personnes qui l'entendent la crainte d'être elles-mêmes exposées à pareille chose. On

·comprend donc très bien que quelquefois des femmes aient pu croire souffrir d'une tumeur complètement imaginaire. Ici, d'ailleurs, l'erreur est d'autant plus excusable que, même à l'état normal, et suivant que l'exploration est plus ou moins habilement dirigée, on trouve ou on peut trouver dans le sein quelques inégalités ou nodosités qui, aux yeux d'une personne sans expérience, peuvent en imposer pour une tumeur. Si à cela se joignent quelques douleurs névralgiques ou autres, c'en est plus qu'il ne faut pour que le mal soit considéré comme très grave.

Les tumeurs imaginaires sont heureusement et de beaucoup les plus fréquentes. Mais, par compensation, ce sont peut-être celles qu'on a le plus de peine à guérir. Je m'explique. Quand j'opère une malade d'une vraie tumeur au sein, il est clair que, une fois l'opération faite et la cicatrisation obtenue, cette malade sait parfaitement que sa tumeur n'existe plus. Mais, persuader à une femme qui croit avoir et sentir une tumeur au sein, que cette tumeur n'existe que dans son imagination, est chose autrement difficile. Les raisonnements les plus clairs, les démonstrations les plus évidentes, les affirmations les plus positives, rien n'y fait. La malade est persuadée qu'il y a une tumeur, et elle n'aura ni trève, ni repos qu'on l'en ait débarrassée. La chose est allée assez loin dans certains cas, pour que l'on ait vu des femmes demander à grands cris l'extirpation de la tumeur, et même l'amputation du sein! Ce sont là cependant des opérations bien graves, et pour lesquelles on éprouve généralement une profonde répulsion. J'ai été moi-même littéralement harcelé pendant plusieurs mois par une dame, je ne veux pas dire une malade, qui, convaincue qu'elle avait au sein un mal terrible (c'était son expression), voulait à tout prix qu'on l'en débarrassât. Comme bon nombre de personnes qui se trouvent dans le même cas, elle semblait s'exagérer à plaisir la gravité de sa maladie. Tout lui était bon pour fortifier ses appréhensions : elle recherchait la crainte et l'inquiétude comme d'autres recherchent la sécurité. A l'encontre de ceux qui tâchent toujours de se faire illusion, elle, au contraire, paraissait ne songer qu'à se créer de nouveaux soucis. Aujourd'hui, cette personne se porte parfaitement bien, et elle le sait. Depuis que je l'ai traitée pour sa prétendue tumeur et que j'ai pu parvenir à tranquilliser son imagination, elle a eu un enfant et l'a nourri. Maintenant, tout est pour le mieux. Mais on n'obtient pas toujours un résultat aussi satisfaisant. En dépit de tout ce qu'on peut dire pour chercher à les rassurer, les femmes demeurent convaincues qu'on veut leur donner le change, qu'on veut leur cacher la vérité, les aveugler sur leur état, etc. Que faire en pareil cas? Attendre et gagner du temps. Lorsqu'après plusieurs mois et quelquefois plusieurs années, ces malades obstinées constatent que leur état n'a pas empiré, que le volume du sein n'a pas augmenté, que les douleurs qu'elles ont cru ressentir ne sont pas devenues plus aiguës, qu'en un mot la santé générale n'a souffert aucune atteinte sérieuse, toutes choses qu'un médecin intelligent et dévoué saura faire ressortir, elles commencent à soupçonner que ceux qui les rassuraient n'avaient peut-être pas tort. Une fois entrées dans cette voie, la guérison, je veux dire celle de l'esprit malade, fait des progrès rapides, et tout rentre bientôt dans l'ordre. Quant à celles qui ne se rendraient pas à ces preuves si convaincantes, il y aurait lieu de modifier à leur égard la conduite à tenir. Mais je ne puis insister davantage ici sur cette question.

§ 2. — TUMEURS CANCÉREUSES DU SEIN.

On a observé au sein toutes les espèces de cancer. Mais néanmoins l'encéphaloïde et surtout le squirrhe y sont de beaucoup les plus fréquents.

La tumeur squirrheuse (*fig* 14) est ordinairement dure, bosselée, inégale, adhérente aux tissus qui l'entourent. Elle est d'une consistance variable. Tantôt elle ressemble à de la couenne de lard, tantôt elle est d'une dureté telle, qu'à peine l'instrument tranchant peut l'entamer. Dans certains cas, la tumeur est globuleuse et assez régulière, la mamelle étant seulement un peu augmentée de volume; dans d'autres, c'est tout l'opposé, et le tissu de la glande étant atrophié, revenu sur lui-même et comme raccourci, le volume de la mamelle est notablement diminué. Des cancers de ce genre peuvent exister pendant un temps fort long, et même plusieurs années, sans porter d'atteintes sérieuses à l'état général de la santé. Il est à peine nécessaire de remarquer que ce sont là des cas exceptionnels.

Il arrive quelquefois que le squirrhe envahisse tout d'abord la peau du sein. Dans ces cas, on observe d'abord sur les téguments des plaques étendues en nombre variable. D'abord isolées, ces plaques finissent par se rejoindre et former un tout compacte. Si l'on palpe la région, on trouve la peau durcie, comme calleuse. Cette dégénérescence ne s'étend pas ordinairement en profondeur; le cas se présente quelquefois, mais rarement, et alors la mamelle est envahie consécutivement. Mais le plus souvent le mal gagne en surface de proche en proche, et envahit successivement une partie des téguments du tronc. Il peut arriver qu'à un certain moment, la peau ainsi modifiée, forme autour de la poitrine une sorte de cuirasse plus ou moins compacte. D'autres fois, au lieu d'observer une lésion si étendue, on trouve de petites masses indurées, de volume variable, à aspect pustuleux, que l'on rencontre aussi quelquefois dans le tissu de la glande mammaire.

Le cancer encéphaloïde est un peu moins fréquent au sein que le squirrhe. Il se présente ordinairement (*fig.* 15) sous la forme d'une tumeur arrondie et lisse, quelquefois enkystée; et quand plusieurs tumeurs sont accolées, la masse est bosselée. Après quelque temps, ces tumeurs prennent un accroissement quelquefois très considérable, et se ramollissent partiellement, de sorte que la consistance n'est pas la même partout.

On a aussi observé au sein des tumeurs fibro-plastiques, sorte de cancer hybride dans lequel le microscope ne découvre pas la cellule cancéreuse caractéristique, mais qui cependant, ainsi que les cancroïdes et les tumeurs épithéliales, ne diffèrent pas, quant à leur évolution et à leurs effets, des véritables tumeurs cancéreuses.

Rien de plus insidieux que la manière dont se produit et se développe le cancer du sein. Dans le principe, une petite tumeur dure, et ne causant d'ailleurs aucune douleur, c'est tout ce que l'on peut constater. Ce petit noyau induré n'attirant pas toujours tout d'abord l'attention, il peut se passer quelque temps avant que la malade elle-même en ait conscience. Plus tard, la tumeur adhère aux organes voisins et prend un certain accroissement. Sa présence devient alors manifeste, d'autant plus que la malade ne tarde pas à éprouver dans la région du sein des douleurs et des élancements très pénibles et de plus en plus fréquents. Ce symptôme cependant manque quelquefois.

Au bout d'un certain temps, la malade voit diminuer son embonpoint; ses traits se tirent, le teint devient d'une couleur jaune-paille, et l'appétit se perd peu à peu. Au moment des règles, si la malade voit encore, il y a une exacerbation dans les symptômes. Le mal continuant à faire des progrès, la tumeur prend un accroissement notable; les veines qui rampent sous la peau deviennent variqueuses. Bientôt la peau s'amincit, et il se produit une perte de substance à forme ulcéreuse. Les bords de la plaie sont ramollis, tandis que le fond est dur; il s'en écoule un liquide sanieux d'une odeur fétide. Les tissus environnants sont envahis en partie par le mal; c'est ainsi que les ganglions lymphatiques de l'aisselle d'abord, et plus tard de la base du cou, s'enflamment, s'engorgent, s'indurent, et finalement subissent aussi la dégénérescence cancéreuse. Le bras est tuméfié. La maladie arrivée à ce point, s'il n'y est pas apporté remède, prend chaque jour des proportions plus inquiétantes. L'état général devient alarmant, les digestions ne se font plus; une diarrhée rebelle affaiblit de plus en plus le sujet, et la mort termine enfin cette existence misérable. Si malgré tout cela la vie se prolonge, le cancer fait toujours cependant de nouveaux progrès, envahissant et détruisant les tissus voisins, les muscles, les côtes, etc. L'autre sein est atteint à son tour, et alors le mal parcourt beaucoup plus rapidement la série d'accidents observés d'abord de l'autre côté. Il est à remarquer d'ailleurs que, quand les choses en sont arrivées à ce point, d'autres masses cancéreuses se sont formées et comme disséminées dans le reste de l'économie.

Le cancer du sein peut donner lieu à diverses complications, parmi lesquelles je signalerai tout d'abord la pleurésie aiguë. Il est facile de s'en rendre compte. En effet, la plèvre est une membrane séreuse qui tapisse la paroi intérieure de la poitrine et enveloppe les poumons; l'inflammation de cette membrane a reçu le nom de pleurésie. Or, quand le cancer du sein s'étend en profondeur, il finit par arriver jusqu'aux côtes sous lesquelles se trouve la plèvre. Celle-ci, aux premières atteintes du mal, commence par s'enflammer, et l'inflammation dans ce cas peut devenir assez grave pour faire périr les malades. Si l'on parvient cependant à s'en rendre maître, le danger n'est point entièrement conjuré. Car il peut survenir consécutivement un épanchement chronique de la plèvre, autre complication pour le moins aussi redoutable que la première.

Dans une description aussi abrégée, je suis forcément obligé d'omettre quelques détails, et je ne puis m'arrêter à décrire toutes les variétés de cancer que l'on observe à la région du sein. Je ferai cependant une exception pour le cancer en plaque ou en cuirasse dont j'ai déjà dit plus haut quelques mots. Cette forme est insidieuse. Dans le principe, c'est à peine si l'on accorde quelque attention à ses premières manifestations. Bientôt cependant, et dans un espace de temps relativement court, la respiration devient plus difficile; la malade éprouve comme une sensation de brûlure avec élancements. Il semble que la poitrine se resserre; et de fait, à mesure que le mal s'étend de proche en proche, il finit par envahir tout le thorax qu'il enserre alors dans une sorte de cuirasse dure et inextensible. Dès lors, les mouvements respiratoires deviennent à peu près impossibles, et si cela dure quelque temps, la malade peut périr par asphyxie.

Quelle que soit la forme du cancer, il occasionne souvent des hémorrhagies plus ou moins abondantes qui procurent ordinairement aux malades un soulagement momentané. Il est aussi quelquefois arrivé que la gangrène s'étant emparée de toute la masse cancéreuse, celle-ci se soit détachée complètement, et que la malade ait été par là même guérie. Mais ce sont là des cas extrêmement rares ; à peine possède-t-on quelques observations authentiques de faits de ce genre, et l'on ne peut raisonnablement espérer que les choses se passent d'une manière exceptionnelle.

Les causes du cancer du sein sont aussi inconnues que pour ce qui concerne les autres organes. On l'observe surtout chez les femmes de trente à cinquante ans, et plus particulièrement au moment de l'âge critique. Les coups et contusions du sein, aussi bien que les troubles de la lactation, si souvent invoqués comme causes de cette affection, sont loin d'avoir sur sa production l'influence qu'on leur attribue.

Est-il toujours facile de reconnaître avec certitude un cancer du sein? C'est peut-être ici que l'on a commis le plus d'erreurs ; et l'on s'en rendra facilement compte, si l'on veut bien remarquer que la région du sein étant à découvert et facile à explorer, chacun et souvent chacune donne son avis avec une assurance d'autant plus grande, que le bagage scientifique est plus léger. Il est à remarquer en effet, et ceci est un fait d'expérience journalière en médecine comme en toute autre chose, que les gens qui savent le moins sont toujours sûrs de leur fait et ne doutent jamais de rien. Or, nous avons vu plus haut à combien de chances d'erreurs on est exposé quand on veut aborder la solution des questions relatives au cancer, surtout quand on n'a pas fait une étude consciencieuse et raisonnée de ces choses. Cependant un chirurgien instruit et expérimenté pourra, surtout s'il voit plusieurs fois la malade, éviter les chances d'erreur. On doit prendre en considération l'âge du sujet, sa constitution, la santé de ses parents, et surtout les symptômes et la marche de l'affection. Si de plus on se fait rendre compte des différents traitements essayés et des résultats produits, on ne confondra pas avec le cancer du sein les tumeurs hypertrophiques ou inflammatoires, les abcès, les kystes, les indurations chroniques, etc., qui peuvent plus ou moins le simuler. Or, je ne saurais trop le répéter, c'est le médecin seul (et ici médecin et chirurgien c'est tout un) qui est compétent dans ces questions, et c'est à lui qu'il faut s'adresser pour lever tous les doutes.

S'il est vrai que le cancer soit toujours une affection redoutable par sa nature même, il faut cependant reconnaître qu'au sein la gravité du mal est un peu atténuée par cette circonstance que la région étant parfaitement accessible, il devient beaucoup plus facile d'instituer un traitement local et de pratiquer au besoin une opération, quelquefois impossible dans d'autres régions. Cette opération a d'autant plus de chances de succès, que l'organe attaqué n'est aucunement essentiel à la vie. Il n'est pas rare de voir des femmes auxquelles on a enlevé un sein jouir ensuite, et pendant plusieurs années encore, d'une santé parfaite.

Quant à ce qui concerne le traitement, je n'ai rien à en
dire; je ne pourrais que répéter ce que j'ai dit plus haut
dans les généralités sur le cancer. J'y renvoie le lecteur.
Je dirai seulement à ce propos que nulle part plus qu'ici
une opération, faite dans de bonnes conditions, n'aura
de plus grandes chances de réussite. A l'appui de ce que
j'avance, je citerai quatre observations parmi plusieurs
autres que je trouve rapportées tout au long dans la *Gazette
hebdomadaire* de médecine et de chirurgie, année 1858,
pages 557 et suiv.

Il s'agit d'abord d'une femme de Vanves, près Paris,
venue à la consultation de l'Hôtel-Dieu pour une énorme
tumeur du sein gauche. Le professeur Sanson reconnut un
cancer, et l'engagea à se faire opérer à l'hôpital. Sur le
refus de cette femme, on lui donna un traitement consistant en frictions à l'hydriodate de potasse, avec de la
teinture d'iode et les ferrugineux à l'intérieur. La constitution qui était débilitée, devint meilleure, et la santé
générale s'améliora. Si bien que quand la malade se décida
enfin à subir l'opération, elle était bien plus en état de la
supporter. L'amputation du sein fut pratiquée par Blan-
din. La tumeur, examinée ensuite, fut reconnue par le célèbre chirurgien pour un cancer. Ceci se passait en 1836.
Un mois après l'opération, la malade quittait l'hôpital
parfaitement guérie. Elle eut depuis lors un enfant qu'elle
allaita avec le seul sein qui lui restait. Elle est morte
phthisique en 1853, c'est-à-dire dix-sept ans après l'opération, sans avoir eu jamais de récidive.

Le second cas, qui date de 1839, se rapporte à une
dame d'Angers, affectée d'une tumeur encéphaloïde volumineuse du sein droit. Les choses étaient arrivées à un tel

point, que l'on ne voulut même pas tenter une opération, craignant que la malade succombât entre les mains du chirurgien. On institua une médication destinée à adoucir les souffrances de la patiente. Elle prit tous les jours des pilules, dans la composition desquelles entraient des sels de fer, de la ciguë et de l'aconit. Elle fit, soir et matin, des onctions avec une pommade fondante iodurée et bromurée, remplacée de temps en temps par des applications topiques calmantes. Purgation légère tous les quinze jours environ, et régime fortifiant. Au bout de six mois, la malade avait repris des forces et de l'embonpoint, et elle put suppporter l'opération, qui consista à lui enlever le sein et les ganglions engorgés. La plaie énorme qui en résulta était complètement cicatrisée deux mois après, et la guérison ne s'est pas démentie depuis cette époque. La tumeur examinée après l'opération était un cancer encéphaloïde parfaitement caractérisé.

En 1841, une femme avait été opérée d'un cancer du sein droit par un médecin de Paris. Deux années après, il y eut récidive, et cette malade fut adressée à un autre médecin, qui lui conseilla un traitement analogue à celui dont j'ai déjà donné les indications. Ce traitement fut suivi exactement pendant plus d'une année. Sous son influence, les choses marchèrent si rapidement, que trois mois après l'avoir entrepris, la cicatrisation était complète, sans qu'il y eût eu à pratiquer une nouvelle opération. L'engorgement qui existait aux parties environnantes finit aussi par disparaître complètement. — Cette observation est doublement intéressante, puisqu'elle démontre que, même en cas de récidive, le cancer peut encore guérir, et cela sans qu'il soit toujours nécessaire d'opérer.

La femme d'un banquier de Paris, âgée de quarante-huit ans, encore réglée, et chez laquelle toutes les fonctions s'accomplissaient régulièrement, avait au sein gauche une tumeur énorme, dépassant le volume de la tête d'un adulte. A l'examen, cette tumeur offrait tous les signes cliniques du cancer. Mais son volume considérable ne permettait pas que l'on songeât à en faire l'ablation. On commença donc par soumettre la malade à un traitement interne, et à des applications topiques, d'après les indications déjà énoncées. Au bout de huit mois, les ganglions engorgés qui environnaient la tumeur, et la tumeur elle-même, avaient diminué de volume; la santé générale paraissait meilleure. C'est pourquoi, afin de ne pas compromettre ce commencement de succès par des retards inutiles, on décida la malade à accepter l'opération qui fut pratiquée en avril 1851. Les suites furent très simples, et la réunion de la plaie fut faite en peu de temps. Depuis lors, cette malade a quitté Paris. Mais pendant trois années qu'elle y séjourna encore après l'opération, non-seulement il n'y eut pas de récidive, mais encore la santé n'avait jamais été meilleure. — Il n'est pas inutile d'ajouter que l'examen de la tumeur, fait au microscope après l'ablation, confirma pleinement le diagnostic qui avait été posé tout d'abord.

Je pourrais encore citer un certain nombre de faits parfaitement authentiques, notamment l'observation d'une dame, chez laquelle existait une tumeur cancéreuse du sein, qu'on fut obligé d'opérer trois fois et qui fut enfin guérie radicalement. Ce fait remonte à 1841. Mais je pense en avoir dit assez pour faire bien comprendre que le cancer, surtout le cancer du sein, peut être guéri dans bon nombre de cas. C'était tout ce que je voulais prouver.

APPENDICE.

DE LA STÉRILITÉ.

Que doit-on entendre par le mot stérilité? Est-ce l'état d'une femme qui n'a pas d'enfants? Sans doute, cela est vrai sous un rapport. Mais ce n'est pas absolument exact, car il peut fort bien arriver que cette même femme, sans subir aucun traitement, placée seulement dans des conditions différentes, soit apte à engendrer et à devenir mère. Donc, de ce qu'une femme qui cependant désire des enfants n'en a pas, cela ne prouve nullement qu'elle soit incapable d'en avoir. En effet, la faute peut très bien venir de l'autre époux. C'est pourquoi, quand une union est stérile, on ne doit pas trop se hâter de porter un jugement sur les choses que l'on ignore, et qui de leur nature même sont assez obscures. Néanmoins, la femme étant beaucoup plus que l'homme exposée à des lésions et des troubles des organes générateurs, il est vrai de dire que le plus souvent c'est à quelque altération de ce genre que doit être attribuée l'infécondité du ménage. Je n'ai pas, du reste, à me préoccuper ici de ce qui peut s'opposer chez l'homme à la procréation des enfants. J'aborderai donc la question uniquement en ce qui concerne la femme.

Je définirai la stérilité : l'état d'une femme qui ne peut avoir d'enfants. Cette définition embrasse tous les cas possibles, depuis celui où la femme ne peut même pas concevoir, jusqu'à celui dans lequel ayant pu devenir enceinte, il lui est impossible d'amener l'enfant à terme.

Quant aux causes qui peuvent amener la stérilité, on les connaît presque toutes, si l'on a bien voulu me suivre jusqu'ici dans la lecture de ce livre. Un très grand nombre des maladies étudiées jusqu'à présent peuvent l'occasionner. J'indiquerai ces causes le plus brièvement possible, et j'aurai soin d'insister davantage sur celles dont j'ai peu ou point parlé.

On a dit non sans raison, que des approches sexuelles trop fréquemment répétées, étaient un obstacle à la fécondation. Sans pouvoir expliquer le fait d'une manière irréfragable, il est cependant possible jusqu'à un certain point de s'en rendre compte. Que de précautions n'impose-t-on pas aux jeunes femmes quand on a quelques motifs de les croire enceintes! On leur évite toute espèce de fatigue, on leur défend les marches trop longues, on leur interdit l'exercice du cheval, on va même quelquefois jusqu'à ne plus permettre la voiture autrement qu'au pas, et sur des chemins bien unis. Toutes ces précautions et d'autres, que l'on exagère sans doute dans bien des circonstances, ont cependant un motif, une raison d'être, c'est d'empêcher un avortement possible. On pense en effet, et avec raison, que les secousses et la fatigue peuvent prédisposer à cet accident. C'est pourquoi l'on agit sagement en éloignant toute cause possible de fatigue. Seulement, on ne songe pas toujours assez à prémunir la femme contre un ennemi bien autrement à craindre, d'abord parce qu'il est dans la place, et aussi parce qu'on le redoute moins, bien loin de là! Or, il est incontestable que les rapports sexuels fréquents déterminent, malgré tout, une certaine lassitude, sans parler de la surexcitation du système nerveux et des secousses qui en résultent. Et tout cela ayant un retentissement immédiat sur les organes générateurs, peut déterminer bien souvent le fâcheux événement que l'on redoute. En effet, lorsque la grossesse ne fait que commencer et que l'embryon est à peine formé, il suffit quelquefois, chez certaines femmes, de la moindre secousse pour le détacher. Et dès lors ce n'est plus qu'un corps étranger dont l'économie tend à se débarrasser. Ce corpuscule presque microscopique est alors entraîné au dehors, avec les mucosités et autres matières excrétées par la matrice. Que de fausses couches de quelques jours seulement qui n'ont pas même été soupçonnées, et qui n'ont pas eu d'autre cause! Que les femmes recueillent leurs souvenirs, et elles constateront que, dans telle ou telle circonstance, après certaines fatigues, elles ont éprouvé quelques tiraillements, quelques petites tranchées qu'elles attribuaient à n'importe quelle cause. Puis venait un léger écoulement, presque un suintement, et après deux ou trois jours de malaise, tout rentrait dans l'ordre. Je ne saurais prétendre que ces symptômes indiquent toujours une fausse couche; mais je soutiens que cela arrive plus souvent qu'on ne le croit. Veut-on des preuves à l'appui? Sans vouloir invoquer ici l'exemple des prostituées chez lesquelles bien d'autres causes viennent entraver la fécondation, j'en indiquerai un autre, pris dans des conditions tout à fait opposées, et dont personne ne contestera la force. A-t-on jamais bien réfléchi à ce fait que les statistiques mettent en évidence, à savoir que, dans la plupart des cas, les nouveaux mariés n'ont d'enfants qu'après plus d'une année de ménage? Pourtant, tout ici paraît devoir concourir à ce que la génération puisse s'effectuer dans les meilleures conditions. Généralement, à l'âge où l'on peut le plus espérer des enfants, les deux époux désirent toujours en avoir. Et cependant il se passe d'ordinaire au moins une année, souvent même davantage, avant que la jeune femme mette au monde son premier enfant. Je sais bien que quelquefois les choses se passent différemment, et qu'il y a des femmes qui accouchent neuf mois après leur mariage. Mais ce cas est le moins fréquent, et l'observation est là pour le prouver. Or, je le répète, cet exemple a une valeur d'autant plus grande, qu'ici toutes les conditions paraîtraient devoir se réunir pour hâter l'événement. Est-il besoin d'insister sur la cause de ces .retards, qui sont bien souvent pour les nouveaux mariés une occasion de découragement? On la devine facilement, et ce fait trouve son explication toute naturelle dans l'ardeur des premiers embrassements. Mais comme les forces humaines ont des bornes, il arrive nécessairement un moment où il faut, bon gré mal gré, se modérer. Ce moment arrive toujours; seulement il est plus ou moins retardé, suivant les circonstances. C'est alors que la fécondation peut s'opérer le plus souvent d'une manière définitive.

De ce qui vient d'être dit, il résulte que la fréquence des rapports sexuels ne saurait être considérée comme occasionnant positivement la stérilité, au moins comme je l'entends. Ici, en effet, il n'y a aucune lésion, aucune altération des organes, conséquemment aucun traitement à suivre. Il suffit d'éloigner la cause pour que l'effet ne se reproduise plus. Et, en effet, j'ai pu m'assurer dans plusieurs circonstances qu'en prescrivant simplement un peu de repos et la modération, on parvenait facilement au but désiré. C'est le conseil que je donne encore ici aux personnes qui croiraient que leur stérilité pourrait tenir à cette seule cause.

Certaines femmes ont été mariées trop jeunes, et chez elles les premières approches conjugales déterminent dans tout l'organisme, et dans l'appareil générateur en particulier, des troubles plus ou moins accusés. Quelques-unes de ces lésions persévèrent, et l'on se trouve alors en face des diverses affections de matrice dont je reparlerai plus bas. Dans d'autres cas, l'âge amène des modifications heureuses, en vertu desquelles la femme devient définitivement en état de concevoir et d'amener sa grossesse à terme. Mais on n'est pas en droit d'espérer qu'il en arrivera toujours ainsi, et je ne saurais trop m'élever contre ces mariages précoces, dont le moindre inconvénient est d'exposer une jeune femme à une foule de maladies longues et pénibles.

Une cause tout opposée peut produire les mêmes effets, c'est-à-dire qu'une fille qui se marie à un âge trop avancé ne peut guère espérer d'être féconde. C'est qu'en effet, plus on approche de l'âge critique, moins on a de tendance à procréer des enfants. Et quand ce moment est dépassé, il n'y a plus lieu d'espérer en aucune façon.

Les flueurs blanches ont été considérées à juste titre comme occasionnant la stérilité. Il ne me paraît pas probable que, quand l'écoulement est modéré ou ne présente pas de caractère virulent, la leucorrhée simple suffise pour empêcher la fécondation. Mais dans les conditions opposées, il n'en est plus de même. La stérilité résulte alors de ce que la liqueur spermatique déposée dans les organes de la femme, se trouve décomposée par la matière de l'écoulement leucorrhéique, et devient dès lors impropre à féconder l'ovule. D'un autre côté, les flueurs blanches sont souvent l'indice d'une grande faiblesse et d'une débilitation générale de l'économie ; et il n'est pas besoin d'être médecin pour savoir que ce sont là de bien mauvaises conditions pour une femme. Si elle parvient à devenir enceinte, il y a de grandes chances pour qu'elle ne porte pas son enfant à terme, et qu'elle avorte dans le courant de la grossesse. Ici, l'indication à remplir est bien simple, et je renvoie pour cela au traitement de la leucorrhée.

Je n'ai parlé jusqu'à présent que des causes à l'influence desquelles il est toujours possible de se soustraire. Il n'en est pas de même de certaines conditions organiques qui peuvent exister chez la femme, même à son insu. Ici, je note tout d'abord les vices de conformation congénitaux ou accidentels des organes de la reproduction ou de leurs annexes.

En procédant du dehors au dedans, nous trouvons d'abord l'occlusion de la vulve, observée chez quelques sujets. Il est bien évident que dans ce cas il n'y a pas de conception possible, puisque les rapprochements sexuels ne peuvent avoir lieu. D'autres fois, c'est le vagin qui se trouve en partie oblitéré, ce qui ne permet guère non plus les rapports conjugaux ou les rend incomplets. Il peut arriver encore que la vulve et le vagin ne présentant aucune anomalie, l'orifice de l'utérus se trouve bouché plus ou moins complètement, soit temporairement et accidentellement, soit d'une manière permanente. Dans ce cas, les rapports peuvent parfaitement avoir lieu, mais la fécondation ne saurait s'opérer. Quand l'oblitération de l'orifice utérin n'est pas assez complète pour s'opposer à la sortie du sang des règles, les choses peuvent durer ainsi indéfiniment sans que rien mette sur la voie ; et à moins d'un examen sérieux et approfondi, la cause qui produit la stérilité pourra demeurer toujours méconnue. J'ajoute que, le plus souvent, il est extrêmement facile, une fois la cause du mal bien constatée, de la faire disparaître. Ainsi, par exemple, que ce soit une membrane qui se trouve au-devant de l'orifice, on l'excise séance tenante, et tout est fini. Quand ce sont des mucosités qui séjournent dans la cavité du col utérin, l'emploi de la sonde et quelques cautérisations légères en débarrassent facilement la malade. Une ou deux semaines suffisent ordinairement pour cela. Que ce soit, ainsi que j'ai pu l'observer une fois, une petite tumeur de nature fibreuse qui se trouve insérée sur les lèvres du col, l'ablation peut se faire en un instant. Dans ces diverses occurrences, ce sont de petites causes qui produisent de grands effets. Quant aux polypes qui ont leur siége dans la cavité même de la matrice, nous avons vu plus haut que souvent ils provoquaient des pertes, et que dès lors la conception devenait fort difficile. Mais même, avons-nous dit, quand une femme parvient à devenir enceinte dans ces conditions, il y a toujours lieu de redouter un avortement ou un accouchement très compliqué.

Dire que l'absence de menstruation est une cause de stérilité n'est pas exact. Le défaut de menstruation est ici plutôt l'indice que la cause. En effet, les règles n'apparaissant pas encore chez les personnes très jeunes, et cessant chez celles qui ont dépassé l'âge critique, cela indique que, chez les unes et les autres, il n'y a point évolution d'un ovule apte à être fécondé. Telle est la signification qu'il convient d'attacher à ce phénomène. Mais une femme n'est pas stérile dans de pareilles conditions; elle ne fait que subir la loi ordinaire de son sexe. D'ailleurs, on a vu des femmes qui n'avaient jamais été réglées devenir mères; ce fait, bien que très rare, s'est présenté quelquefois. Mais il faut reconnaître que le plus ordinairement, *dans l'immense majorité des cas, la présence de l'hémorrhagie périodique atteste la faculté d'engendrer chez la femme.* Or, quand ce flux *disparaît accidentellement et en dehors des conditions ordinaires de l'âge,* ou quand il n'apparaît pas à *l'époque de la vie où l'on a* raisonnablement lieu de l'attendre, la *femme est généralement* stérile, non pas parce que ses règles ne viennent point, mais parce qu'il existe un obstacle à ce que l'ovule accomplisse sa migration à travers ses voies naturelles. Dans ces circonstances, l'aménorrhée et la stérilité sont produites par la même cause. Or, plusieurs obstacles peuvent s'opposer à l'évolution naturelle de l'ovule, et entraîner conséquemment la stérilité. Je noterai d'abord l'obstruction des trompes. Elle peut résulter de quelque adhérence inflammatoire entre deux faces opposées de la muqueuse qui tapisse intérieurement ce conduit. La présence d'une tumeur cancéreuse ou autre, comprimant la trompe, produirait le même effet. D'un autre côté, si par suite d'une adhérence ou de la destruction d'une partie de ses franges, le pavillon de la trompe n'arrive plus à s'appliquer sur l'ovaire, l'ovule ne peut alors pénétrer dans la trompe, et de là dans la matrice. Il est toujours *produit à la vérité par l'ovaire,* mais il tombe dans le ventre et demeure perdu au point de vue de la génération. L'ovaire lui-même peut être envahi par quelque dégénérescence, ainsi qu'on l'a vu plus haut, et l'un des résultats prévus de ces affections est d'entraver la sécrétion des ovules.

On le voit donc, bien des causes mécaniques peuvent occasionner la stérilité. J'en ai d'autres encore à signaler. Mais en ce qui concerne celles dont j'ai parlé, il faut faire une remarque importante. Pour que des affections de la trompe ou de l'ovaire déterminent la stérilité, il est nécessaire que les deux trompes ou les deux ovaires soient envahis en même temps. En effet, tant que l'un des deux côtés fonctionne encore, les phénomènes nécessaires pour la génération peuvent toujours se produire.

En parlant des ulcérations de matrice, j'ai fait remarquer que souvent elles occasionnaient la stérilité. Dans ce cas, l'écoulement catarrhal concomitant agit comme la matière des flueurs blanches, en décomposant le sperme. La guérison de l'ulcère est ordinairement le signal d'une grossesse chez bien des femmes. On constate journellement des faits de cette nature; et mes observations personnelles, dont plusieurs ont été consignées dans ce livre, en font pareillement foi.

Les déplacements de matrice opposent souvent un obstacle mécanique à la fécondation. Dans l'article consacré à ces affections, j'ai suffisamment insisté sur ce point pour n'avoir pas à y revenir maintenant. Mais je ne veux point quitter ce sujet sans parler d'une observation qui se présente souvent dans la pratique. Ce sont presque toujours des femmes désireuses d'avoir des enfants qui viennent trouver le médecin pour être guéries de leurs déplacements. Ce fait m'a toujours paru significatif, et il prouve bien que, même les personnes étrangères à la science médicale, se font une idée assez juste de l'influence que peuvent avoir ces dérangements d'organes sur les fonctions génératrices de la femme.

J'ai signalé les principales causes connues de la stérilité chez la femme. La plupart d'entre elles peuvent être constatées pendant la vie, et dans différents articles auxquels je renvoie le lecteur, j'ai indiqué les moyens de les connaître. D'autres ne peuvent être que soupçonnées ; parmi celles-ci l'on doit ranger les affections des ovaires et des trompes.

Quant au traitement qu'il convient d'opposer à la stérilité, il est absolument impossible de l'indiquer d'une manière générale. Les moyens à opposer à chaque affection diffèrent beaucoup entre eux, et je ne puis que me référer à ce que j'ai dit déjà dans d'autres articles au sujet de chacune. On verra par les quelques observations qui suivent qu'il est souvent facile de remédier à la stérilité. Mais il s'en faut de beaucoup que l'on puisse toujours espérer la réussite. Certaines affections qui produisent la stérilité sont évidemment au-dessus des ressources de l'art. Quant aux autres, heureusement les plus nombreuses, il arrive cependant que l'on ne puisse s'en rendre maître, à cause de l'indocilité et de l'impatience des malades, qui ne veulent pas se soumettre à un traitement un peu long, et se lassent bientôt ; ou bien parce que les obligations de leur état ne leur permettent pas de faire tout ce qu'il faudrait pour arriver au résultat désiré. Enfin, il y a des circonstances dans lesquelles le traitement le plus rationnel, parfaitement suivi, ne produit cependant pas ce qu'on était en droit d'en attendre, sans que rien ne puisse donner l'explication de ce fait. Mais cela ne doit jamais être un motif de découragement, parce que c'est quelquefois au moment où l'on commence à se désespérer qu'un mieux sensible se manifeste et que la guérison est proche.

Quand la stérilité est occasionnée par quelque maladie dont il soit possible de se rendre maître, elle est facilement curable. Je voudrais pouvoir citer ici tout au long quelques observations à l'appui de ce que j'avance. Mais pour ne point trop fatiguer l'attention, je me contenterai de donner le résumé de quelques-unes.

Obs. XXVII. — Mme F..., âgée de vingt-cinq ans, était mariée depuis quatre années sans avoir eu d'enfants, bien que son mari et elle en désirassent beaucoup. Cette dame vint me trouver. Elle avait des flueurs blanches abondantes dont je parvins à la guérir. Après un traitement de trois mois, elle devint enceinte, et est heureusement accouchée.

Obs. XXVIII. — Mme P..., âgée de vingt-huit ans, mariée à vingt-deux ans, avait eu, au commencement de son mariage, un enfant qu'elle avait perdu. Depuis lors elle n'avait pu en avoir d'autres. Mme P... avait ses règles deux fois par mois, et avec une abondance telle, qu'elle en était épuisée. Je crus trouver là la cause de la stérilité, et dirigeai le traitement en conséquence. Les hémorrhagies utérines devinrent après quelque temps moins fréquentes, et bientôt aussi moins abondantes. Six mois après m'avoir consulté, Mme P... commençait une grossesse qui est arrivée à bon terme.

Obs. XXIX. — Mme E..., âgée de trente-deux ans, mariée à vingt-un ans, avait eu successivement plusieurs grossesses, dont la première seulement était

arrivée à terme. Cette dame désirait beaucoup un second enfant. Quand elle me consulta, elle avait un
ulcère de matrice qui, selon toute probabilité, remontait à plusieurs années. Chez cette dame, le traitement
a été long et difficile, par suite de diverses circonstances
inutiles à relater ici. Mais enfin, elle guérit, et elle
accoucha heureusement en juillet 1863.

OBS. XXX. — Mme M..., mariée à quinze ans et demi,
était parvenue à l'âge de vingt-quatre ans sans avoir
d'enfants. Elle vint me consulter. Je constatai chez elle
une antéversion très prononcée, déterminée, selon toute
apparence, par des rapports sexuels prématurés. Je fus
assez heureux pour redresser la matrice, et bientôt
après Mme M... devenait enceinte. Elle mena sa
grossesse à bon terme, et accoucha heureusement,
après dix ans d'une union stérile.

OBS. XXXI. — J'ai accouché, en avril 1863, une dame
de trente-deux ans qui avait alors une fille de douze
ans. J'avais constaté, il y a plusieurs années, chez elle,
un déplacement très accusé de matrice, et je pensais
que selon toute probabilité elle n'aurait plus d'enfants. L'événement n'a pas justifié ces prévisions. Chez
cette dame, la matrice s'est redressée spontanément
et sans aucun traitement, et l'accouchement s'est accompli très heureusement.

Je pourrais ajouter d'autres faits à ceux qui précèdent. Mais outre que j'ai déjà eu l'occasion de citer
dans le courant de l'ouvrage plusieurs observations se
rapportant plus ou moins directement à ce sujet, celles-
ci me paraissent suffisantes pour faire voir que dans
maintes circonstances on peut guérir de la stérilité. C'est
tout ce que je voulais prouver. Le dernier fait que j'ai
cité montre même que la guérison peut être due quel-

quefois aux seuls efforts de la nature. Mais, à vrai dire, ce sont là des cas très exceptionnels et extrêmement rares.

TROISIÈME PARTIE

—

MALADIES DE L'APPAREIL URINAIRE.

—

Je ne saurais prétendre donner ici une histoire complète des affections des voies urinaires. Ce chapitre seul demanderait plus d'un volume. Mais ce livre eût été incomplet, si je ne m'étais efforcé de faire connaître, au moins sommairement, les principales maladies de cet appareil. Bien entendu, je m'attacherai spécialement à faire ressortir ce qui peut avoir trait en particulier aux affections des voies urinaires chez la femme.

§ 1er. — INFLAMMATION DES REINS.

L'inflammation du rein est souvent notée comme complication dans certaines maladies ; je signalerai entre autres la goutte et le rhumatisme. Ce que j'en dirai ici se rapporte à l'inflammation simple et dégagée de toute complication. Quand la maladie intéresse le tissu propre ou parenchyme du rein, on lui donne en médecine le nom de *néphrite ;* tandis qu'on appelle *pyélite* l'inflammation des calices et du bassinet. Mais cette distinction toute scientifique a rarement lieu d'être faite dans la pratique, car le plus souvent l'affection inflammatoire se propage d'une partie du rein à l'autre, et l'ensemble des symptômes qui la caractérisent garde le nom générique de néphrite.

Cette affection est rare chez les enfants et les jeunes gens, à moins qu'ils n'aient une affection calculeuse. On l'observe davantage chez les adultes, et plus fréquemment encore chez les vieillards. La gravelle et toutes les affections calculeuses produisent souvent la néphrite, à cause des troubles que la présence des graviers et des sables occasionnent dans les reins. Les autres corps étrangers, quels qu'ils soient, peuvent déterminer les mêmes altérations, ainsi que l'observation l'a démontré. La rétention d'urine, lorsqu'elle est complète, peut pareillement déterminer l'inflammation du rein ; dans ce cas, en effet, l'urine qui reflue par les uretères jusqu'au rein lui-même, s'y décompose et produit des désordres que l'on peut facilement soupçonner. Mais nous verrons plus loin que la rétention d'urine et souvent le résultat de quelque maladie du cerveau ou de la moëlle épiniaire, et qu'on la retrouve souvent aussi dans les fièvres graves et en particulier dans la fièvre typhoïde. On doit donc considérer ces diverses maladies comme des causes possibles, quoique éloignées, de la néphrite. Il est inutile, sans doute, de dire que les coups, les contusions et les plaies de la région lombaire peuvent déterminer l'inflammation du rein ; ce qui se passe dans ce cas n'a rien que de prévu. Le froid et l'humidité, auxquels certaines personnes sont très sensibles, occasionnent souvent chez ces sujets diverses inflammations, et entre autres celle dont je m'occupe ici. On a quelquefois attribué, non sans motifs, à l'abus des diurétiques, c'est-à-dire des mé-

dicaments qui font uriner abondamment, la production
de la néphrite.

Les lésions qui caractérisent cette inflammation sont
assez accusées. Au commencement de la maladie, le rein
est engorgé de sang, soit dans toute son étendue, soit
seulement à quelques endroits. Le tissu de l'organe, induré
d'abord, se ramollit ensuite; plus tard, dans quelques cas,
il s'établit de la suppuration. On a même observé quelquefois de la gangrène; mais ces cas sont rares. Les lésions
que je viens d'indiquer se rapportent surtout au tissu ou
parenchyme du rein. Mais il arrive aussi que l'inflammation et la suppuration envahissent les calices et le bassinet.

Les malades éprouvent une douleur quelquefois sourde
et obtuse, ou au contraire très intense, dans la région des
reins ou des lombes. Cette douleur qui se fait sentir d'un
seul côté ou des deux à la fois, suivant qu'un rein seul est
pris ou que tous deux sont malades, peut s'étendre aux
parties environnantes ou au contraire rester limitée. La
pression l'exaspère, en sorte que si l'on touche la partie
affectée, même en prenant les précautions usitées en pareille circonstance, on arrache quelquefois des cris aux
malades.

L'examen des urines mérite ici une sérieuse attention.
Ce liquide est excrété généralement en quantité moindre ;
et, si les deux reins sont pris, il y a presque suppression
d'urine. Néanmoins, les malades sont tourmentées par un
continuel besoin d'uriner, et c'est à peine cependant si,
au prix des plus violents efforts, elles parviennent à
rendre quelques gouttes d'urine. Du reste, elle est peu
colorée, à moins qu'on ait affaire à une néphrite rhuma-
tismale, ou goutteuse; mais elle est quelquefois mélangée

de sang, et dans d'autres cas, on y trouve des mucosités et même du pus, indice de l'inflammation concomitante des calices et du bassinet.

La marche de l'affection est continue Certains symptômes, notamment ceux qui dépendent de la présence du pus dans la sécrétion urinaire, ont pu faire croire quelquefois à des intermittences qui n'étaient pas réelles, la néphrite suivant toujours régulièrement son cours. Il faut dire aussi que cette maladie récidive très facilement, circonstance qui a pu encore induire en erreur quelques observateurs, surtout si les récidives se produisaient à des intervalles assez rapprochés. La durée de la néphrite aiguë est de une à deux semaines environ. Après ce laps de temps, la maladie se termine de diverses manières. Si la guérison doit être obtenue, on voit les symptômes s'amender graduellement, et le retour à la santé s'effectuer en quelques jours. D'autres fois, la suppuration envahit le rein. On ne trouve pas pour cela toujours du pus dans l'urine, ce phénomène étant propre à la pyélite ; mais la fièvre s'allume avec plus de force et d'intensité et dure sans aucune rémission ; bientôt les forces s'épuisent totalement, et les malades succombent. Enfin, dans d'autres cas, la néphrite passe à l'état chronique.

La gravité de l'affection est en rapport avec les causes qui l'ont produite. Ainsi, elle est peu dangereuse si elle résulte d'une contusion ou de quelque violence extérieure, causes dont l'action est généralement passagère. Mais il en est autrement si la néphrite est occasionnée par des influences difficiles ou impossibles à modifier, par exemple une lésion de la vessie, de l'urèthre, de la matrice, etc. La néphrite survenant à la fin des affections graves doit être considérée comme très fâcheuse, surtout s'il se développe des phénomènes typhoïdes.

Le traitement consiste ordinairement en saignées générales ou locales, auxquelles on ajoute des bains et quelques autres soins accessoires. Je ne m'y étends pas davantage, tout ce qui concerne les affections des voies urinaires devant être exclusivement dans les attributions de l'homme de l'art.

Quelques mots maintenant sur la néphrite chronique. Ici les phénomènes présentent une intensité beaucoup moindre. La douleur, moins aiguë, est d'ailleurs ordinairement limitée à l'endroit malade; elle est sourde et présente quelques analogies avec celles produites par le rhumatisme. La néphrite chronique est souvent intermittente dans le principe, circonstance qui n'existe pas dans la néphrite aiguë. Mais, du reste, elle devient souvent continue, par suite des écarts de régime ou des excès.

L'urine est peu abondante, mais fréquemment excrétée. Elle est alcaline et trouble. Rarement on y trouve du sang ou de l'albumine, mais on y constate souvent la présence de sédiments abondants de phosphate calcaire. Plus tard, si le bassinet vient à s'enflammer, on y découvre aussi du mucus et du pus.

La néphrite chronique peut succéder à l'état aigu ou se produire d'emblée. Dans le premier cas, il survient quelquefois une exacerbation des symptômes primitifs, la fièvre s'allume, et les malades tombent dans le dépérissement par suite de ce retour à l'état aigu. Mais le plus généralement, au contraire, on constate une rémission notable dans les symptômes. Si la néphrite chronique se produit d'emblée, elle ne retentit pas tout d'abord d'une manière très accusée sur l'économie, et les symptômes sont assez effacés. Toutefois, sous l'influence d'un excès ou d'un écart de régime, quelquefois à propos du moindre dérangement dans les habitudes, on voit apparaître la réaction fébrile et l'épuisement chez les malades; et puis après quelque temps d'un traitement convenablement dirigé, les symptômes reprennent ce caractère d'effacement propre à beaucoup d'affections chroniques. Ces alternatives de bien et de mal peuvent se succéder indéfiniment, en sorte que la durée de cette maladie est souvent illimitée. La guérison, quand on l'obtient, s'annonce comme précédemment, par la disparition graduelle des symptômes. Mais la terminaison n'est pas toujours aussi heureuse; les malades succombent quelquefois par suite de l'épuisement de cette longue maladie, ou bien encore consécutivement à quelque excès qui a ramené une crise aiguë, à laquelle la constitution trop débilitée ne peut plus résister.

Le traitement consiste dans l'emploi des révulsifs à la peau sur la partie malade. Pour remplir ce but, on applique ordinairement des cautères. En même temps, on relève les forces des malades à l'aide des toniques et des amers. Les eaux minérales sulfureuses ou ferrugineuses rendent ici de très grands services. Enfin, il faut mettre les malades dans les meilleures conditions d'hygiène.

Les principaux médicaments que l'homœopathie met ici en usage sont les suivants : *bell.*, *canth.*, *cann.*, *sass.* Il importe de ne pas oublier que l'emploi de la médication homœopathique n'est pas un obstacle à des eaux minérales.

§ 2. — INFLAMMATION DE LA VESSIE.

L'inflammation de vessie ou *cystite* est une maladie très anciennement connue, et dont on retrouve des exemples dans la plupart des anciens auteurs. Elle peut être aiguë ou chronique. Ce que je vais dire dans cet article se rapporte à la forme aiguë. Nous étudierons dans l'article suivant la forme chronique ou catarrhe de la vessie.

On observe très rarement la cystite chez les enfants; elle se présente plutôt chez les adultes et surtout chez les personnes avancées en âge. Il faut excepter cependant le cas où la vessie s'irrite et s'enflamme par suite de la présence d'un vésicatoire sur quelque partie de l'économie. Chez certains sujets, en effet, les cantharides, qui entrent dans la composition de l'emplâtre vésicant, ont toujours pour effet d'occasionner à la vessie une inflammation assez intense. L'influence de cette cause se fait sentir à tous les âges. On a peu occasion de voir la cystite se développer spontanément. Le plus ordinairement elle est occasionnée par quelque violence extérieure qui agit d'une manière plus ou moins directe sur le réservoir de l'urine. Sans parler des plaies et des blessures de cette région, je signalerai comme cause fréquente les opérations de sondage ou de lithotritie, la présence de la pierre dans la vessie, le séjour d'un corps étranger dans cet organe, la rétention d'urine, la compression exercée par la tête de l'enfant au moment de l'accouchement, etc. Le froid, les excès alcooliques, l'abus de certains médicaments, et en particulier des diurétiques, peuvent aussi, dans certains cas, occasionner l'inflammation de la vessie. Du reste, cette affection est souvent symptomatique d'une autre maladie, et l'on sait que dans le rhumatisme articulaire, dans la goutte, ainsi que dans certaines affections chroniques de la peau, il est fréquent de trouver la vessie enflammée. Enfin, la cystite survient quelquefois à la suite de l'inflammation d'un organe voisin, comme le rein, l'urèthre, la matrice, le vagin, etc.

C'est particulièrement la membrane interne ou muqueuse qui est le siége des diverses altérations caractéristiques de la cystite. Cette membrane est ordinairement rouge et tuméfiée par places; dans certains points elle est ulcérée plus ou moins profondément, parfois même elle est gangrénée. Très souvent il y a du pus dans la vessie. Dans un certain nombre de cas, l'inflammation est bornée au col de l'organe, et c'est cette affection que l'on décrit ordinairement sous le nom de cystite du col. Les symptômes qui la caractérisent sont analogues à ceux de l'inflammation générale du réservoir urinaire; seulement, ils paraissent se borner à la partie affectée.

Les malades éprouvent dans la région vésicale une douleur intense qui se propage quelquefois jusque sur le trajet des uretères. L'excrétion des urines, et surtout le moment qui suit immédiatement l'émission de ce liquide, sont extrêmement pénibles. Comme le besoin se renouvelle souvent, et qu'à chaque fois l'urine n'est rendue qu'en petite quantité, les malades n'ont guère de repos. Très souvent aussi, il y a une rétention complète d'urine. Que la rétention ait déterminé l'inflammation, ou qu'au contraire l'inflammation provoque la rétention d'urine, ainsi qu'on l'a observé dans plusieurs cas, toujours est-il que si l'on ne vient pas à temps en aide à la malade, la vessie

prend un développement considérable par suite de l'accumulation de l'urine, et ses parois peuvent se rompre. Cet
accident, sur la gravité duquel il est inutile d'insister, est
surtout à redouter quand les téguments de l'organe sont
gangrénés.

Si l'on examine les urines, on les trouve ordinairement
au début colorées en rouge ; et s'il y a des ulcérations de
la muqueuse vésicale, le sang qui se mêle à l'urine contribue à lui faire garder cette coloration. L'urine devient
plus tard épaisse, trouble et visqueuse, et elle contient des
mucosités en abondance variable. Parfois il s'y trouve mélangée de la matière purulente, mais jamais en quantité
aussi grande que dans le catarrhe de vessie, que nous étudierons tout à l'heure. Dans quelques cas, on trouve au
fond du vase des petits graviers. Quand la cystite a été
occasionnée par l'application d'un vésicatoire, l'urine
excrétée contient souvent des membranes ou fragments de
membranes roulées sur elles-mêmes.

Si l'inflammation est très intense, les malades ont de
la fièvre, et il s'y joint quelquefois de l'insomnie, de l'agitation, du délire. En même temps, le corps exhale une
sueur abondante à odeur urineuse. Ces symptômes deviennent plus accusés et s'accompagnent, dans les cas malheu-
reux, de quelques autres plus graves encore. Mais cela ne
se présente généralement que chez les personnes âgées, ou
bien lorsque l'on n'a pu parer aux premiers accidents, et
que l'accumulation de l'urine dans la vessie a déterminé
les complications graves dont il a été parlé plus haut.

Le plus ordinairement, après un certain temps, la fièvre
diminue, le cours des urines se rétablit, et la maladie
marche vers la guérison. Du reste, la marche et la durée

de cette affection sont assez variables. La constitution du sujet exerce sur ces éléments de la maladie une incontestable influence. Ainsi, chez une personne dans la force de l'âge et d'une constitution robuste, la maladie parcourra plus promptement ses périodes que chez celles dout l'âge et les infirmités ont détérioré le tempérament. Les causes du mal doivent aussi être prises en considération. C'est ce qui explique comment l'inflammation de vessie consécutive à des manœuvres de lithotritie ou de sondage, etc., a une marche généralement rapide. J'en dirai autant de la cystite cantharidienne, c'est-à-dire celle déterminée par la présence d'un vésicatoire ; la durée de l'inflammation vésicale, dans ce cas, ne dépasse guère un ou deux jours. Mais dans les circonstances ordinaires, la cystite a une durée qui varie entre une ou deux semaines à un ou deux mois. Il est vrai que quand la maladie persévère longtemps, elle présente des alternatives de mieux et de mal, de fausses guérisons et de récidives, qui découragent souvent les malades.

La cystite peut se terminer de différentes manières. La guérison n'est pas rare, et elle constitue la terminaison la plus heureuse. D'autres fois, la suppuration s'empare de la vessie, soit que la muqueuse sécrète du pus, soit qu'il se forme de petits abcès entre les diverses tuniques qui forment les parois de l'organe. Si le pus est sécrété par la membrane muqueuse, il sort avec l'urine, et l'on peut constater sa présence dans ce liquide. Dans le cas où il s'est formé de petits abcès, ceux-ci peuvent s'ouvrir en dedans de la vessie, et le pus est encore expulsé par l'urèthre. Mais si ces abcès viennent à s'ouvrir sur la face extérieure de la vessie, le liquide purulent tombe dans la cavité abdominale ; d'autre part la vessie perforée laisse échapper par la plaie l'urine qui suit la même route que le pus. Il en résulte des désordres d'une très grande gravité, et souvent une péritonie suraiguë qui emporte les malades en quelques heures. Dans d'autres cas, il n'y a pas d'abcès, mais la membrane muqueuse est ulcérée ou gangrénée ; une plaie se forme ; la vessie se trouvant perforée donne issue à l'urine, comme je viens d'indiquer, et les mêmes accidents se produisent. Toutefois, l'ulcération ne dépassant pas quelquefois la muqueuse, il n'y a dans ces cas de lésion qu'à cette membrane, ou tout au plus aux vaisseaux qui rampent en dessous. Cela donne lieu à quelques hémorrhagies, et le sang qui sort avec l'urine en est l'indice. Ces hémorrhagies, quelquefois peu abondantes, n'ont pas alors une très grande gravité ; mais on doit toujours être tenu en éveil, parce qu'un vaisseau plus important peut être rompu et occasionner une perte de sang assez considérable pour mettre en question la vie des malades. Enfin, la cystite aiguë peut se terminer par le passage à l'état chronique.

Lorsqu'il ne surgit aucune des complications qui ont été indiquées, la cystite ne présente pas une grande gravité. On conçoit qu'il n'en est plus ainsi lorsqu'il y a des complications. Parmi celles-ci, je signalerai en particulier la rétention d'urine et tous les accidents qui en résultent, notamment la distension des uretères et des reins, etc. On doit craindre aussi la péritonite, qui peut être occasionnée par la rupture de la vessie. En tout cas, la cystite est moins grave chez la femme que chez l'homme.

Le traitement de la cystite est très simple. Les émissions sanguines et les bains en font la base. Comme adjuvants, on emploie souvent les narcotiques et les anti-spasmodiques pour calmer les douleurs des malades. Je me bornerai ici à ces indications.

La médication homœopathique oppose à la cystite des moyens qui se rapprochent beaucoup de ceux mis en usage contre l'inflammation du rein. Ce sera l'affaire du médecin de discerner quels sont les médicaments qui conviennent le plus particulièrement dans le cas présent.

§ 3. — INFLAMMATION CHRONIQUE OU CATARRHE DE VESSIE.

Dans un langage rigoureusement scientifique, l'inflammation chronique et le catarrhe de vessie ne devraient pas être confondus sous la même dénomination. En effet, le catarrhe n'est qu'un symptôme, le principal à la vérité, de l'inflammation chronique de la vessie, symptôme qui persévère souvent après que tous les autres ont disparu, mais il ne constitue pas à lui seul une maladie essentielle. Toutefois, l'usage ayant prévalu de désigner sous le même nom la cystite chronique et le catarrhe de vessie, je m'y conformerai.

On observe ici des lésions analogues à celles de l'inflammation aiguë de la vessie; seulement elles paraissent avoir une intensité moindre. Les ulcérations de la membrane muqueuse sont fréquentes et assez étendues, tant en surface qu'en profondeur, au point que dans certains endroits cette membrane paraît complètement détruite; ailleurs elle est ramollie et amincie, tandis qu'au contraire dans d'autres endroits elle est notablement épaissie. L'induration accompagne quelquefois l'épaississement, en sorte que les parois d'une vessie ainsi altérée peuvent ne point s'affaisser lorsqu'on y a fait une incision.

La maladie succède quelquefois à une cystite aiguë. On voit alors les symptômes diminuer d'acuité ; mais la convalescence ne se fait pas franchement. Ainsi, bien que les douleurs aient cessé, que les envies d'uriner soient devenues plus rares, que la rétention d'urine ait disparu, cependant les urines ne sont pas revenues à leur état normal, et il reste quelques légers malaises ; le passage à l'état chronique s'opère alors presque insensiblement. Dans d'autres cas, le catarrhe de vessie débute sans aucune affection antécédente. Quoi qu'il en soit, on observe à peu près les mêmes symptômes que dans la cystite aiguë, mais beaucoup moins accusés. Les envies d'uriner sont fréquentes, l'émission de l'urine est pénible et difficile, quelquefois même il y a rétention de ce liquide. Quand il y a de la fièvre, ce qui est assez rare, elle n'est pas très intense et disparaît assez facilement. Néanmoins, on observe quelquefois des accès avec frissons. Ceci arrive surtout quand il y a quelque exacerbation dans la maladie.

L'urine est excrétée en quantité variable. Ordinairement les malades en rendent comme à l'état normal. La coloration est pâle ; mais s'il y a du sang dans la vessie, l'urine est épaisse, jaune-brun ou noirâtre. Son odeur est souvent fétide. On peut y trouver aussi des nuages assez épais et floconneux tenus en suspension, des filaments blanchâtres qui ressemblent à des fausses membranes, des mucosités épaisses, filantes et visqueuses plus ou moins abondantes ; ce dernier produit caractérise complètement le catarrhe vésical. Enfin, d'autres fois il y a du pus qui, par le refroidissement et le repos, se précipite au fond du vase, et qu'il est toujours facile de reconnaître. La présence du pus indique souvent une altération de la membrane muqueuse.

Si le catarrhe de vessie est peu intense et s'il ne se prolonge pas outre mesure, la maladie n'a pas un grand retentissement sur l'économie, et les symptômes locaux que je viens de décrire sont à peu près les seuls qu'on observe. Mais dans des conditions opposées, les choses se passent différemment, et des symptômes généraux plus ou moins graves viennent s'ajouter aux premiers. Il y a de l'amaigrissement, de la faiblesse, des troubles digestifs ; l'appétit est nul, il y a même dégoût de toute nourriture. Il arrive fréquemment qu'à la suite de ces divers désordres, les malades se laissent aller au découragement et à la tristesse, ou même deviennent hypochondriaques. Du reste, la durée du catarrhe est indéterminée ; cette infirmité peut persister plusieurs années indéfiniment, et même pendant toute la vie. La maladie, dans ces circonstances, présente des phases diverses, les malades se trouvant bien un jour et mal un autre. Ces alternatives peuvent se renouveler bien des fois. La maladie peut se terminer par la guérison ; mais ici encore il faut bien se souvenir que la récidive résultera d'un excès ou d'un écart de régime, et qu'il faudra fort peu de chose pour la provoquer. On n'oubliera pas non plus que les récidives fréquentes finissent par détériorer la constitution et par affaiblir les malades, qui peuvent succomber à l'épuisement ou à quelque affection intercurrente provoquée par l'état catarrhal de la vessie.

Lorsque le catarrhe de vessie n'altère pas la santé générale, il constitue une simple infirmité. Mais rarement il en est ainsi, et la maladie est sujette à un grand nombre de complications qui l'aggravent; par exemple, la vessie est souvent paralysée, ou bien elle est le siége de concrétions pierreuses dont nous étudierons plus loin la nature; ou bien encore il y a des ulcérations qui, vu l'état de faiblesse et d'atonie du sujet, tendent plutôt à s'étendre qu'à se guérir, etc. Chez les vieillards, le catarrhe de vessie présente une gravité plus grande qu'aux autres époques de la vie. Cette affection demande donc beaucoup de soins et un traitement bien entendu.

Le passage ou le retour à l'état aigu est toujours une circonstance fâcheuse; il peut en résulter des phénomènes typhoïdes ou cérébraux, entraînant presque infailliblement la mort.

Le séjour d'une pierre dans la vessie prédispose au catarrhe de cet organe; il en est de même d'un corps étranger quelconque. Chez quelques sujets, l'atonie générale de la constitution occasionne souvent un état catarrhal de certaines muqueuses, et en particulier de celle de la vessie. Bien que cette maladie s'observe plus fréquemment chez les personnes à profession sédentaire ou chez celles qui ont l'habitude de retenir leurs urines, il résulte cependant d'une observation attentive qu'on la rencontre moins souvent chez la femme que chez l'homme. J'ai déjà dit que le catarrhe de vessie était relativement beaucoup plus fréquent chez les vieillards. Dans quelques circonstances, la disparition d'une affection dartreuse ou d'un rhumatisme, ou d'un accès de goutte, a pour résultat de provoquer un état catarrhal de la vessie.

Dans le traitement, il est évident que l'on devra s'attacher à supprimer les causes probables du catarrhe vésical.

Ainsi, l'on extraira de la vessie la pierre ou le corps étranger, ou bien on cherchera à produire, à l'aide de dérivatifs,
une irritation analogue à celle dont l'absence paraît occasionner le catarrhe. En cas de rétention d'urine, on devra
sonder la malade. Il s'agira ensuite de traiter le catarrhe
lui-même. Comme médication directe, j'emploie ordinairement les balsamiques, la térébenthine, le baume du
Pérou, ou encore l'eau de goudron, la tisane de bourgeons
de sapins, etc. Toutes ces substances ayant la propriété
d'activer la sécrétion des muqueuses, il résultera de leur
emploi une influence heureuse sur la muqueuse vésicale
en particulier. Ces médicaments se donnent à l'intérieur
en tisanes ou en lavements; d'autres fois, suivant les cas,
on en fait des injections dans la vessie. On emploie aussi
les irrigations, les injections caustiques, moyens qui ont
besoin d'être surveillés. L'usage des eaux minérales est un
excellent mode de traitement; mais on doit se montrer
très difficile sur le choix qu'il convient d'en faire. Chez les
vieillards épuisés, il suffira quelquefois de prescrire un
traitement tonique et fortifiant. Telles sont les bases du
traitement du catarrhe vésical, sur lequel je ne saurais
donner ici de plus amples détails, afin de ne pas provoquer,
de la part de malades souvent inexpérimentés, la pratique
d'un traitement pour le choix duquel on devra nécessairement s'aider des lumières du médecin.

Le catarrhe de vessie est une des affections où l'homœopathie rend de très grands services. On emploie
ici *dulc.*, *puls.*, *sulf.*, *n. vom.*. *aut.*, etc. Si l'on ne
guérit pas toujours les malades (quelle est la médication
qui soit constamment infaillible?), du moins on peut
être assuré de les soulager. Dans tous les cas, l'homœo-

pathie compte ici des succès plus nombreux que toute autre méthode.

§ 4. — DE LA RÉTENTION D'URINE.

Cette affection consiste en ce que l'urine sécrétée par les reins s'accumule dans la vessie, et ne peut plus être expulsée. Elle existe comme complication dans certaines maladies dont elle est alors un symptôme, notamment dans les fièvres graves, dans l'inflammation aiguë ou chronique de la vessie, etc.

En dehors de ces circonstances, la rétention d'urine s'observe dans deux cas dont les conditions paraissent bien opposées : 1° quand il y a un obstacle au cours de l'urine du côté du col de la vessie ou du canal de l'urèthre, la vessie d'ailleurs restant saine ; 2° quand l'urine ne trouvant aucun obstacle à son écoulement, c'est la vessie qui manque de ressort et d'élasticité pour provoquer l'expulsion du liquide.

La rétention d'urine de la première espèce peut être causée par la présence d'un corps étranger faisant bouchon, comme serait par exemple une pierre plus ou moins grosse, contenue dans la vessie, ou un polype, ou encore un caillot de sang. La présence d'une tumeur dans les parois du canal de l'urèthre peut produire le même effet. Il en est de même quand la matrice a subi certains déplacements, lorsque par exemple il existe une antéversion compliquée d'antéflexion, car alors cet organe comprime le col de la vessie ou le canal de l'urèthre. Dans la grossesse, il se produit quelquefois aussi des effets analogues. La présence dans le vagin d'un pessaire mal posé a pu dans certain cas contribuer à la rétention d'urine. Il arrive aussi quelquefois que le col de la vessie ou le canal de l'urèthre subit une coarctation plus ou moins durable, comme cela se voit chez certaines femmes hystériques. Enfin, il peut exister un rétrécissement de l'urèthre; mais il convient de dire que cela se rencontre très rarement chez la femme.

Quand la rétention d'urine est due au manque de ressort des fibres de la vessie, c'est que l'organe se trouve paralysé. Cette paralysie peut provenir d'une maladie du cerveau ou de la moëlle épinière; d'autres fois, c'est une infirmité acquise chez certaines personnes âgées, par suite de la faiblesse très grande de l'organe. La distension accidentelle et exagérée de la vessie a quelquefois pour conséquence de lui faire perdre son ressort, et de produire ainsi la rétention d'urine. C'est ce que l'on peut observer assez souvent chez les femmes et les jeunes filles trop esclaves des bienséances et d'une pudeur exagérée, qui ne leur permet pas de satisfaire les besoins naturels chaque fois que cela serait nécessaire. Les excès de table et surtout de boisson souvent renouvelés finissent, à la longue, par produire pareillement une distension considérable de la vessie; mais c'est à peine si je dois signaler ici cette cause qu'il est bien rare d'observer chez la femme.

Quoi qu'il en soit, la vessie est ordinairement très distendue, et elle acquiert chez certains sujets des dimensions considérables. Il en résulte que les organes voisins, vagin, rectum, etc., sont plus ou moins comprimés, ce qui peut amener des désordres assez graves. Quand la rétention d'urine s'est produite lentement et graduellement, les parois de la vessie sont ordinairement épaissies et hypertrophiées, surtout si l'affection est occasionnée par un obstacle au cours de l'urine. Mais si la vessie s'est trouvée distendue brusquement ou au moins en peu de temps, il n'est pas rare que ses parois se trouvent au contraire amincies, et dans ce dernier cas une rupture du réservoir urinaire n'est pas impossible. L'urine est généralement foncée, et, surtout chez les vieillards, elle exhale une odeur forte et ammoniacale. Si l'urine est accumulée en grande quantité dans la vessie, lorsque celle-ci est complètement distendue, il peut arriver que les uretères se dilatent aussi d'une manière notable, et que l'urine reflue dans ces conduits.

Les symptômes se présentent différemment, suivant la cause qui a produit la rétention d'urine. Quand cette affection est due à un obstacle apporté au cours de l'urine, les malades éprouvent tout d'abord de la difficulté à rejeter ce liquide au dehors ; mais cependant ils peuvent encore y parvenir, bien qu'avec de la peine. Quand la paralysie de la vessie se produit progressivement, c'est à peine si dans les commencements on peut soupçonner la rétention d'urine, parce que les malades vident encore leur vessie, incomplètement à la vérité, mais sans en avoir conscience ; il n'existe encore qu'une simple paresse de l'organe. Les contractions vésicales sont encore suffisantes pour permettre d'évacuer l'urine, mais le jet est moins fort ; puis au bout d'un certain temps, il devient nécessaire que les muscles de l'abdomen se contractent pour aider la vessie; et encore, malgré ce renfort, il est très difficile d'expulser le tout. Le mal faisant des progrès, on reste un temps plus long sans essayer de vider la vessie, et quand on le fait, il faut de plus grands efforts pour y parvenir, tant qu'enfin la rétention d'urine arrive à être complète. Dans les cas où la paralysie de vessie est due à quelque lésion du cerveau ou de la moëlle épinière, la rétention d'urine est complète tout de suite.

De quelque manière que cela se produise, quand la rétention d'urine est une fois complète, la distension de la vessie va sans cesse en augmentant. Les malades éprouvent d'abord une simple gêne. Mais au-delà d'une certaine mesure, il se produit une douleur continue au bas-ventre et en arrière le long du trajet des uretères jusqu'au rein. Cette douleur est exaspérée par les mouvements, par la marche, etc. Quand il existe un obstacle invincible au cours de l'urine, on voit quelquefois les malades faire des efforts fréquents et désespérés pour uriner. Pour peu que cet état se prolonge, la fièvre s'allume, les malades ont des nausées et des vomissements et exhalent une odeur urineuse ; on observe des symptômes alarmants. Mais lorsqu'il n'y a pas d'obstacle mécanique à la sortie de l'urine, ce liquide s'écoule goutte à goutte au dehors par regorgement, en vertu d'un mécanisme facile à comprendre. Tant que la vessie a pu s'agrandir, l'urine s'y est accumulée ; mais quand la distension est arrivée aux dernières limites possibles, le liquide arrivant sans cesse par les uretères doit nécessairement trouver une issue ou rompre la vessie ; or, comme il n'y a pas d'obstacle du côté de l'urèthre, l'urine passe naturellement par là, mais peu à peu, et dans une proportion équivalente à ce qui est déversé dans la vessie par l'uretère. De cette manière, la vessie toujours pleine contient toujours la même quantité de liquide.

Du reste, la vessie distendue fait à l'hypogastre une

saillie assez facile à constater et à reconnaître, quand on a quelque peu l'habitude de ce genre d'exploration.

Si l'on n'y porte pas remède, cet état de choses peut persévérer indéfiniment, surtout chez les vieillards. Cependant il survient quelquefois des complications qui peuvent entraîner de graves accidents ; mais cela est rare. Le plus souvent, la cause du mal étant connue, il est possible d'y apporter remède et d'instituer un traitement qui guérisse ou au moins soulage les malades. Lorsqu'il y a eu distension exagérée des fibres de la vessie, mais que cela n'a duré que peu de temps, les choses peuvent revenir assez facilement à l'état normal ; et ce résultat s'obtiendra d'autant plus facilement, que l'altération sera prolongée pendant un temps moins considérable. Voilà pourquoi la rétention d'urine que l'on observe chez les jeunes femmes présente des chances plus grandes de guérison radicale. Mais il ne faut pas en abuser, parce qu'il vient un moment où la cure devient plus difficile, et enfin peut être impossible.

Il est difficile de dire d'une manière générale si la rétention d'urine constitue une maladie grave. Cette question est subordonnée à celle de savoir quelle a été la cause première de l'affection. Ainsi, la rétention d'urine symptomatique d'une lésion du cerveau emprunte à cette particularité une gravité exceptionnelle, tandis que l'on ne devra se préoccuper que médiocrement de celle qui résultera par exemple d'une contraction spasmodique du canal de l'urèthre. Tout dépend donc en grande partie de la cause première de l'affection.

Lorsque l'on a quelques doutes sur la nature de la tumeur de l'hypogastre et que l'on n'est pas sûr d'avoir affaire à une rétention d'urine, il faut sonder la malade, opération généralement facile et jamais douloureuse chez la femme. On sait alors à quoi s'en tenir; non-seulement on connaît s'il y a ou non rétention d'urine, mais encore on peut distinguer la nature de cette affection. Ainsi, quand la vessie est paralysée, les premières gouttes seulement de l'urine sont expulsées avec force, parce que l'organe est surdistendu; mais ensuite le liquide coule en bavant. S'il n'y a point paralysie, et que la rétention d'urine provienne d'un obstacle quelconque, tout est projeté vigoureusement jusqu'à la fin, ce qui prouve que les fibres musculaires de la vessie se contractent énergiquement.

Le traitement à suivre diffère suivant la cause qui a produit la rétention d'urine. Quand elle est due à la présence d'un corps étranger, comme une pierre dans la vessie, ou à un rétrécissement de l'urèthre, elle exige des soins spéciaux dont il est parlé en d'autres articles. Chez

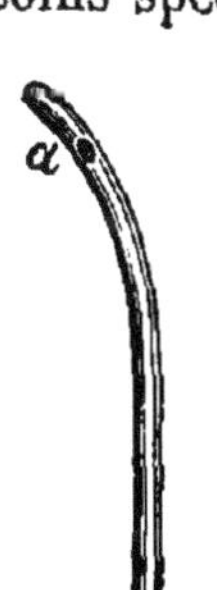

Fig. 38.

SONDE DE FEMME.

c, pavillon de la sonde. b, anse servant de point de repère à l'opérateur, en même temps qu'elle lui permet de maintenir l'instrument en position. a, œil de la sonde, par lequel s'écoulent les liquides contenus dans la vessie.

les personnes dont la vessie se trouve momentanément
paralysée par suite d'une distension accidentelle et de peu
de durée, comme dans le cas où l'on a gardé trop longtemps
ses urines, il suffit souvent d'éloigner la cause pour voir
disparaître la rétention d'urine. Mais, ainsi que je l'ai déjà
dit et que je ne saurais trop le répéter, il ne faut pas abuser
de cela, et l'on devra toujours se souvenir que cette infirmité peut finir par devenir incurable. Chez quelques sujets,
pour réveiller la contractilité des fibres musculaires de la
vessie, il faut appliquer un corps froid sur le ventre ou
dans l'intestin. Une serviette trempée dans l'eau glacée
appliquée sur l'hypogastre, un lavement à l'eau pareillement glacée, rempliront assez bien ce but. D'autres personnes ont besoin d'uriner dans un lieu frais pour pouvoir
vider leur vessie. C'est un fait que j'ai pu constater chez
quelques malades.

Enfin, quand la vessie est entièrement paralysée, que la
rétention d'urine est complète, on essaye de traiter la
lésion nerveuse, ce dont nous n'avons pas à nous occuper
ici. D'ailleurs, il faut bien reconnaître que dans la plupart
des cas on ne peut guère espérer de succès pour la maladie
principale. Mais du moins on peut toujours dans ce cas,
comme d'ailleurs dans tous les autres, soulager considérablement les malades, et, à l'aide d'un moyen bien simple,
annuler presque entièrement les inconvénients de la rétention d'urine. Ce moyen consiste à sonder les malades plusieurs fois le jour. Il est chez la femme d'une application
très facile. Il suffit généralement d'avoir sondé une femme
pour pouvoir les sonder toutes. On peut même se rendre
à soi-même ce service sans réclamer le secours d'une main
étrangère. On introduit le bec de la sonde (*fig.* 38), préala-

blement enduite d'un corps gras, dans le méat urinaire
et de là dans la vessie ; le liquide s'écoule au dehors par
l'ouverture opposée, ou pavillon de l'instrument. Quelle
que soit la cause de la rétention d'urine, en appliquant
la sonde on soulagera toujours et l'on guérira souvent.
J'ai soigné pendant quelque temps une femme atteinte
de rétention d'urine : je lui avais appris la manière de se
servir de la sonde, et dès la première séance elle maniait
facilement cet instrument. Je ne saurais trop recommander
cette pratique, fondamentale d'ailleurs, dans le traitement
de la rétention d'urine. *Il faut toujours sonder* les
malades. Tout est là !

§ 5. — DE L'INCONTINENCE D'URINE.

Cette affection, ou plutôt cette infirmité, consiste en ce
que l'urine contenue dans la vessie s'écoule involontaire-
ment au dehors. Ce qui se passe ici est tout le contraire de
ce que nous venons d'étudier dans l'article qui précède.
A la vérité, nous avons bien vu que, dans la rétention
d'urine, ce liquide sort quelquefois par regorgement. Mais
cette incontinence accidentelle ne constitue alors qu'un
symptôme dont je n'ai pas à m'occuper ici.

Il y a des personnes qui, la nuit, rêvent quelquefois
qu'elles sont sur le vase, et urinent dans leur lit par suite
de cette persuasion. On ne saurait prétendre qu'il y ait ici
incontinence d'urine, l'accident résultant alors seulement
d'une perception fausse due à la profondeur du sommeil,
et ne se produisant jamais chez ces personnes pendant la
veille.

Dans l'incontinence d'urine, l'écoulement peut se produire goutte à goutte par l'urèthre, à mesure que l'urine arrive dans la vessie, parce que le sphincter de la vessie ou de l'urèthre se trouve paralysé ; ou bien l'urine s'accumule pendant quelque temps ; puis à certains intervalles il se fait un écoulement par jet, surtout la nuit, que le sujet soit éveillé ou non. Dans le premier cas, l'incontinence d'urine est permanente ; elle est intermittente dans le second.

La première se rencontre fréquemment chez les personnes âgées, rarement chez les autres, et on l'observe d'ailleurs beaucoup plus fréquemment chez l'homme que chez la femme. Elle est le plus souvent le résultat d'une lésion du cerveau, par suite de laquelle le sphyncter de la vessie se trouve paralysé. Lorsque les fibres musculaires du sphincter ont été lésées d'une manière quelconque, l'incontinence d'urine peut en être le résultat, parce qu'alors il n'y a plus la force nécessaire pour fermer complètement le canal. Ces lésions peuvent dans certains cas être provoquées par des opérations diverses, notamment quand on est obligé de dilater le canal de l'urèthre pour extraire de la vessie un corps étranger quelconque. Dans d'autres cas, un calcul se mettant en travers du col vésical ou du canal de l'urèthre, empêche l'occlusion complète de ce conduit, et laissant une partie de son calibre ouvert, permet à l'urine de s'écouler par cette issue. On voit, chez certaines personnes, les émotions violentes, les attaques de nerfs, les convulsions, occasionner souvent une incontinence passagère d'urine. Pendant la grossesse et l'accouchement, la pression quelquefois violente exercée par la matrice sur la vessie peut déterminer les mêmes résultats. Mais il n'y a pas à ce préoccuper beaucoup de ces phénomènes accessoires, et qui disparaissent d'ailleurs avec la cause qui les a produits.

L'incontinence d'urine intermittente ou nocturne, s'observe surtout chez les enfants, rarement à un âge plus avancé, à moins qu'elle n'ait persévéré depuis l'enfance. Selon toute probabilité, la profondeur du sommeil unie à une certaine paresse est la cause occasionnelle de ce débordement ; la vessie, étant excitée, laisse aller l'urine, la rejette même au dehors par des contractions, sans que le sujet en ait conscience. Puis, l'habitude se prend chez certains sujets, au point qu'ils pissent au lit tout éveillés. J'insiste ici de nouveau pour que l'on ne confonde pas cet état avec celui des personnes qui urinent au lit par suite d'illusions causées par le sommeil. On voit que ce n'est pas du tout la même chose.

L'émission involontaire de l'urine constitue le symptôme caractéristique et à peu près unique de cette maladie. Ce phénomène est permanent ou intermittent, ainsi que je l'ai indiqué. Toutefois, dans ce dernier cas, il ne faudrait pas croire que l'émission de l'urine n'ait lieu que la nuit ; elle se produit aussi quelquefois le jour et pendant la veille. Seulement, quand cela arrive, c'est le plus souvent à la suite de quelque secousse ou d'une violente émotion. Quoi qu'il en soit, si cette infirmité persévère quelque temps, le contact presque continuel de l'urine qui salit le linge et les vêtements, finit par agir sur les téguments ; la peau s'enflamme et s'irrite ; il se produit des excoriations et des ulcérations qui peuvent quelquefois entraîner des accidents plus sérieux.

L'incontinence d'urine, d'abord intermittente, peut devenir permanente. C'est ce que l'on observe surtout chez le vieillard. A mesure que la paralysie du sphincter vésical fait des progrès, l'urine s'écoule plus fréquemment au dehors, et cet écoulement finit par devenir permanent. L'incontinence d'urine, quand elle s'est présentée tout d'abord avec le caractère de la permanence, demeure ordinairement toujours telle. La durée de cette affection paraît alors indéfinie, et ne se termine guère qu'avec la vie. Quant à l'incontinence nocturne ou intermittente, elle ne persévère pas d'ordinaire au-delà de la seconde enfance. On l'observe cependant quelquefois après la puberté, jusqu'à un âge relativement assez avancé, chez des jeunes filles réglées depuis longtemps.

Si cette affection ne présente aucun danger pour la vie, elle constitue tout au moins une incommodité fâcheuse. Les malades exhalent une odeur infecte d'urine qui les oblige à rompre tous les liens sociaux, surtout si l'incontinence est permanente. De plus, à moins de soins continuels et méticuleux, il faut s'attendre à voir la peau s'enflammer et s'ulcérer, ce qui ne laisse pas que d'occasionner des désordres assez graves. Cette infirmité est donc plus fâcheuse qu'on ne serait tout d'abord porté à le croire.

Il est toujours facile de ne pas se tromper sur la nature de cette affection. Mais il faut surtout s'attacher à connaître la cause qui l'a produite, parce que le traitement sera dirigé d'après cette indication. Pour ne citer qu'un exemple, on comprend que si l'incontinence d'urine était due à la présence d'une pierre dans la vessie ou dans l'urèthre, on devrait tout d'abord extraire ce corps étranger. Mais je ne m'occuperai ici du traitement que chez les enfants et adolescents.

On a conseillé de mettre en usage les moyens moraux, par exemple de chercher à faire honte aux enfants qui pissent au lit. Je ne nie pas que l'on n'ait obtenu ainsi quelques succès ; mais il ne faudrait pas trop compter là-dessus. J'aime mieux mettre en pratique le conseil donné par plusieurs auteurs, d'éveiller la nuit plusieurs fois les enfants pour les faire uriner. Je puis affirmer que, dans plusieurs circonstances, ce moyen a suffi. Mais on n'est pas toujours aussi heureux, et souvent il faut avoir recours à une médication plus ou moins énergique.

Les bains froids et les bains de siége sont souvent mis en usage ici. Je donne la préférence aux bains aromatiques, auxquels on ajoute la valeur d'un verre d'eau-de-vie, suivant la formule que voici :

Pr. :   Espèces aromatiques ....   1 kilog.
        Eau bouillante ....   12 kilog.
    Faites infuser une heure, passez et mélangez
        au bain. — Ajoutez :

        Eau-de-vie .... 250 gram.

On a guéri de jeunes malades en leur donnant à l'intérieur des cantharides, soit deux à quatre gouttes de teinture dans un verre d'eau sucrée, soit en pilules, comme il suit :

Pr. :   Cantharides en poudre..............   0,40
        Camphre...........................   0,40
        Savon de Venise...................   2 gr.
        F. S. A. 20 pilules.

En donner 1 à 2, quatre à six fois par jour.

Mais les cantharides constituent un moyen assez dangereux, et qui en tout cas demande à être surveillé.

L'emploi de la noix vomique et de la belladone ont donné jusqu'à présent d'assez beaux succès. On les administre ainsi que je l'indique ici :

Pr. : Extrait de noix vomique............ 0,40

Oxyde noir de fer................. 4 gr.

F. S. A. 24 pilules.

En donner une par jour.

On est quelquefois obligé de donner jusqu'à 48 et même 60 de ces pilules. Il faut encore continuer pendant quelque temps après la cessation des accidents. Si l'amélioration se fait trop longtemps attendre, on peut augmenter graduellement la dose de noix vomique. Mais ici encore on devra procéder avec la plus grande prudence.

L'extrait de belladone s'administre en pilules aussi, de la manière suivante :

Pr. : Poudre de belladone............... 0,10

Extrait de belladone.............. 0,05

F. S. A. 10 pilules.

La première semaine, donner chaque soir 1 pilule; on en donnera deux la semaine suivante, et l'on revient à une la troisième semaine.

Avec la belladone, le succès est presque toujours constant. Mais quelquefois il se fait attendre. Il ne faudra pas se décourager pour cela. On augmentera, on pourra même aller jusqu'à doubler la dose. On continuera plusieurs mois s'il est nécessaire. On obtiendra d'abord de l'amélioration, et la guérison finira par arriver.

Mais le médicament qui triomphe le plus constamment de l'incontinence d'urine, est dû à M. Grimaud, pharmacien à Poitiers. Cet habile praticien est parvenu à combiner ensemble le fer et l'ergot de seigle; il a même pu obtenir un composé inaltérable qui se donne sous forme de dragées. On en fait prendre aux malades un nombre variable, suivant les circonstances et l'appréciation du médecin. J'ai sous les yeux les rapports de médecins honorables qui constatent l'excellence de ce médicament, avec lequel la guérison est la règle la plus générale. J'ai eu moi-même occasion de le mettre en usage chez deux jeunes filles âgées, l'une de onze, l'autre de quatorze ans. Chez l'une et l'autre, le succès a été complet en moins de deux mois. Je ne saurais donc trop recommander l'usage des dragées au fer et à l'ergot de seigle contre une affection qui a fait, pendant longtemps, le désespoir de la médecine. Je ne veux pas dire que ce médicament réussira toujours et dans tous les cas ; mais je demeure convaincu qu'on lui devra toujours les plus nombreux succès, ainsi qu'en font foi, d'ailleurs, les nombreuses observations que j'ai pu lire à ce sujet dans divers recueils scientifiques.

Quant à la médication homœopathique, je n'ai jamais eu lieu jusqu'à présent de la mettre en usage contre l'incontinence d'urine. L'école d'Hahnemann conseille ici, suivant les diverses indications, *puls.*, *sulf.*, *cin.*, *sep.*, *sil.*, etc. Je sais que l'usage de l'homœopathie compte ici, comme ailleurs, des succès relativement nombreux. Mais fidèle à ma maxime, de chercher avant tout la guérison des malades, je suis d'avis qu'on devra toujours commencer par choisir le médicament qui a le mieux fait ses preuves. C'est assez dire à quelle méthode et à quel agent médicamenteux je donnerai toujours la préférence dans le cas présent.

Du reste, il conviendra de joindre au traitement une alimentation fortifiante. La nourriture sera solide et composée principalement de viandes noires et rôties. Les malades boiront ordinairement du bon vin. En même temps on les mettra à l'usage ordinaire du fer et du quinquina.

Grâce à ces moyens combinés, on se rendra maître de la maladie dans l'immense majorité des cas.

§ 6. — AFFECTIONS CALCULEUSES DES VOIES URINAIRES.

J'entends par là l'ensemble des troubles et des altérations qui résultent du séjour d'un calcul (du latin *calculus*, petit caillou) dans les reins, les uretères, la vessie, l'urèthre et les tissus voisins. On désigne encore ces maladies sous le nom générique de gravelle.

Lorsque les concrétions pierreuses dont il s'agit sont presque pulvérulentes, ou encore si elles ne dépassent guère le volume d'une tête d'épingle, on leur donne le nom de sable ou gravelle. Quand elles sont plus volumineuses, sans cependant excéder le calibre du canal de l'urèthre, même dilaté, elles prennent le nom de graviers. Enfin, lorsqu'elles deviennent assez grosses pour ne plus pouvoir traverser les voies naturelles, ce sont alors de véritables pierres ou calculs. Ces diverses concrétions ne sont que des degrés différents d'une affection dont la nature est, au fond, toujours la même. On commence par le sable ou la gravelle, et l'on finit par la pierre. Toute pierre, tout calcul a commencé par n'être qu'un grain de sable, et ce n'est qu'après un temps très long que la production morbide prend cet accroissement considérable que l'on a quelquefois remarqué. Mais il faut avoir soin de noter, cependant, que si tout calcul a commencé par être un grain de sable, la réciproque n'est pas vraie, très heureusement. Comparativement au nombre des graveleux, celui des calculeux est assez restreint, et l'on peut dire que ce n'est que rarement qu'un sable devient un calcul.

Examinons d'abord quels sont les désordres produits par la présence d'une concrétion pierreuse dans les reins et les uretères. Nous verrons ensuite ce qui se passe quand ce corps se trouve dans la vessie.

Le volume de ces productions morbides est extrêmement variable, non moins que leur nombre; car on a trouvé dans le rein quelquefois un seul calcul, dans d'autres cas jusqu'à dix mille graviers. Leur forme ne présente pas moins de différences, les calculs étant lisses ou raboteux, arrondis ou aigus, etc. Ils sont tantôt rouges, jaunes ou blancs, tantôt gris ou noirs. Les uns sont durs, les autres sont mous, etc. Si l'on veut se rendre compte de leur composition chimique, on voit qu'ils renferment un grand nombre de substances, notamment l'acide urique et certains urates, des carbonates, des oxalates, etc. On remarque que, selon le pays habité par les malades, certains sels prédominent généralement. Dans nos contrées, les urates sont d'ordinaire en plus notable quantité dans les concrétions calculeuses. Il y a des calculs qui sont cristallisés et d'une seule masse, d'autres qui sont formés de dépôts pulvérulents agrégés; dans les deux cas, la concrétion est homogène, c'est-à-dire que les diverses parties qui la composent sont toutes de même nature. D'autres fois, il existe un noyau, formé, soit par l'acide urique ou un oxalate, etc., soit par un caillot sanguin ou du mucus, soit par un corps étranger venu du dehors. Autour de ce noyau, se produit une espèce d'écorce ou d'enveloppe formée de couches superposées, granulées ou lamelleuses. Si la composition chimique de ces diverses couches est identique et que chaque couche se dépose avec régularité, la démarcation entre chacune d'elles est peu visible. Mais, le plus souvent, chacune des couches ayant une composition différente, il est facile de constater l'alternance entre elles.

La présence de ces concrétions dans les organes urinaires peut y occasionner diverses lésions, depuis la simple dilatation jusqu'à l'inflammation et l'ulcération de ces cavités.

Il peut arriver que ces concrétions existent dans les organes sans manifester leur présence par aucun symptôme morbide, soit qu'on ne trouve qu'après la mort des traces de leur présence, soit que pendant la vie les sujets rendent des graviers et même des calculs sans en souffrir. Mais ce sont là des cas exceptionnels, et le plus souvent le déplacement d'un gravier dans les reins, ou son passage dans les uretères, provoque des accès de colique néphrétique.

Les malades sont pris alors d'une douleur brusque, lancinante, continue et exacerbante, à la région des lombes. Cette douleur s'exaspère par la pression ou par les mouvements; peu à peu elle atteint la vessie, en suivant le trajet de l'uretère, et elle arrive jusqu'à l'aîne et à la cuisse. En même temps, les malades éprouvent des nausées et des vomissements bilieux. Privés complètement de sommeil, leur agitation est extrême, et ils vont même jusqu'à se rouler sur le sol; il peut alors survenir du délire et des convulsions. La sécrétion de l'urine est diminuée; le liquide est tantôt clair et limpide, tantôt trouble, chargé de mucus et sanguinolent. Il sort goutte à goutte. La sensibilité de l'urèthre est exaltée, et l'on voit quelquefois survenir, dans ces cas, des rétrécissements spasmodiques. Enfin, il y a des épreintes et un ténesme vésical qui font horriblement souffrir. Au milieu de tous ces accidents, il n'est pas rare de voir le pouls rester calme; mais, dans d'autres cas, il survient de la chaleur et un appareil fébrile plus ou moins intense. Tous ces phénomènes ont une marche croissante. Ils peuvent n'exister que pendant plusieurs heures, mais quelquefois aussi persister pendant un, deux et trois jours ; puis ils diminuent insensiblement, ou cessent tout à coup. C'est que le calcul a repris sa place, ou qu'il est descendu dans la vessie. Dans ce dernier cas, le soulagement est instantané, et le malade rend au bout de peu de temps un ou plusieurs graviers. Lorsque, parfois, le calcul ne tombe pas dans la vessie, et qu'il reste dans la position vicieuse qui cause la colique néphrétique, alors il survient une désorganisation des reins qui peut être si rapide, que la mort arrive au bout de quelques jours, soit par suite d'une inflammation du péritoine, soit par surexcitation et épuisement du système nerveux, effet des convulsions et du délire. Hâtons-nous de dire que ce sont là les cas les plus rares.

Les personnes atteintes de gravelle peuvent être plu-

sieurs mois, des années même, sans ressentir aucun mal.
Ne voyant survenir aucun nouvel accès, elles se croient
complètement guéries, quand sous l'influence du plus léger excès, ou même sans cause bien appréciable, elles
sont reprises d'une violente attaque. Ce cas se présente
surtout chez les personnes qui ont négligé de soigner leur
mal, et de suivre un régime qui prévienne, autant que
possible, la formation de nouveaux calculs.

Les femmes sont moins sujettes que les hommes à la
gravelle. Certaines alimentations y disposent; mais cependant cela ne suffirait pas pour produire l'affection calculeuse, s'il n'y avait d'ailleurs prédisposition chez le sujet.
J'en dirai autant de quelques maladies, et en particulier
des affections du col de la vessie ou du canal de l'urèthre
qui, occasionnant un séjour prolongé de l'urine dans les
voies urinaires, permettent qu'il se forme des noyaux, autour desquels se déposent les différentes couches de sels
calcaires qui constituent les calculs et les graviers. On s'est
demandé si la goutte produisait la gravelle, ou si celle-ci
devait être considérée comme une conséquence de la goutte.
Sans vouloir discuter ici à fond cette question, je dirai que,
selon toute vraisemblance, la goutte et la gravelle émanent
de la même source, et ne sont que deux manifestations
d'une même diathèse.

Dans le traitement, on doit s'appliquer tout d'abord à
combattre les accidents aigus, déterminés par le déplacement des calculs dans les voies urinaires. Dans ce but, on
administre à l'intérieur et à l'extérieur tous les calmants
dont dispose la médecine, notamment l'opium, la belladone,
le chloroforme, etc. On plonge les malades dans un bain,
où on les fait séjourner le plus longtemps possible. En même

temps, on administre des diurétiques, afin que l'urine s'écoulant en grande quantité, puisse entraîner avec elle et précipiter la concrétion.

En dehors des attaques, on doit s'appliquer à expulser ou à dissoudre la concrétion morbide. Les malades feront en sorte de prendre tous les jours un exercice modéré, sans être fatiguant. Elles se mettront à l'usage des boissons gazeuses diurétiques et des eaux minérales, et en particulier des eaux de Seltz, de Pougues, de Bussang, de Contréxeville, de Carlsbadt, etc. Mais le mieux sera de tâcher de connaître la composition chimique des graviers, afin de pouvoir instituer un traitement tout à fait approprié et un régime convenable. Ainsi, dans la gravelle urique, les viandes noires seront presque complètement proscrites, et les malades prendront une nourriture végétale et herbacée, avec quelques viandes blanches; les liqueurs fortes et les alcooliques seront interdits; toutefois le café est toléré. Aux repas, du vin léger, coupé avec une eau minérale, par exemple de l'eau de Vichy. On pourra continuer ainsi pendant quelques mois. Toutefois, il ne faudrait point faire durer ce régime trop longtemps, afin de ne pas détériorer le tempérament des malades. Dans les cas où l'on reconnaît la présence de calculs de carbonate de chaux, les données du traitement seront tout à fait opposées. Les malades mangeront des viandes fortes, suivront un régime très fortifiant, et boiront des boissons gazeuses acidulées.

Telles sont sommairement les indications à suivre dans le traitement de ces affections. Un mot maintenant sur les concrétions calculeuses de la vessie.

Quand le réservoir de l'urine est le siége d'une de ces productions morbides, ou bien elle y est venue des voies urinaires supérieures, c'est-à-dire du rein ou de l'uretère; ou bien elle s'y est formée sur place. Cette double origine explique comment les affections calculeuses de la vessie s'observent plus fréquemment que celles des autres parties des voies urinaires. Quand la concrétion s'est formée sur place dans la vessie, le point de départ peut être, ou bien un sédiment tiré d'un des éléments de l'urine, ou du mucus, ou un caillot de sang; ou bien un corps étranger venu du dehors, par exemple un fragment de sonde ou autre instrument laissé dans la vessie, des aiguilles, ou tout autre corps dont l'introduction dans la vessie trouve trop facilement son explication dans la dépravation d'une lubricité précoce.

Quoi qu'il en soit, on constate dans la vessie la présence de sables, de graviers ou de calculs. Ceux-ci peuvent être plus ou moins nombreux, et leurs dimensions comme leurs poids présentent de grandes différences. Si en effet quelques-uns sont très petits, on en voit d'autres qui mesurent neuf centimètres de long sur sept de large et six environ d'épaisseur. On conserve au musée Dupuytren des calculs de 116 grammes, 802 grammes, 1,596 grammes. Les formes de ces corps sont pareillement très variables, car les uns sont lenticulaires, les autres aplatis et oblongs; les uns lisses, les autres rugueux. Quelquefois, on en trouve plusieurs engrenés l'un dans l'autre. Au point de vue de leur composition chimique, ils sont tantôt homogènes, tantôt formés de parties dont la nature diffère.

Plusieurs symptômes indiquent la présence de calculs dans la vessie. Les urines rendues par les malades contiennent souvent des graviers; l'émission de ce liquide est difficile, et quelquefois même interrompue, probablement parce que le calibre de l'urèthre se trouve en partie intercepté par un calcul qui est venu se poser devant. Il y a du ténesme vésical, et, selon les cas, rétention ou incontinence d'urine. Le premier de ces phénomènes s'observe quand il arrive, ainsi que je disais quelques lignes plus haut, que le calcul intercepte complètement la lumière du canal de l'urèthre. Mais quand la concrétion pierreuse, trop petite pour oblitérer complètement le calibre de ce conduit, s'y pose en travers, il y a incontinence d'urine, parce qu'alors la présence de ce corps étranger rend impossible l'occlusion complète du canal ; l'urine alors s'écoule au dehors. Au commencement, elle ne présente aucun caractère particulier. Mais après quelque temps, elle contient des mucosités ou du pus, quelquefois même du sang en quantité variable. Pour lever tous les doutes, quand il en reste encore, on introduit une sonde dans la vessie; et pour peu que l'opérateur ait l'habitude de cette investigation, on arrive à percevoir un choc bien caractérisé de l'instrument contre la pierre contenue dans le réservoir urinaire. Toutefois, il ne faut pas se dissimuler que ce n'est pas toujours du premier coup que l'on arrive à obtenir ce résultat. La difficulté peut tenir ici à plusieurs causes : une des principales est la mobilité du calcul dans la vessie, en sorte que, pendant qu'on le cherche d'un côté, il fuit quelquefois de l'autre. Chez la femme, le toucher vaginal est très utile pour arriver à reconnaître la présence de la pierre dans la vessie. En effet, ces productions siégeant le plus souvent dans le bas-fond de l'organe, partie la plus rapprochée des parois vaginales, on comprend facilement que le doigt introduit dans le vagin puisse les sentir à travers ces cloisons minces et flexibles.

Il peut arriver que la vessie soit depuis longtemps le siége d'un ou plusieurs calculs, sans que les malades aient éprouvé des accidents. Mais le plus souvent il n'en est pas ainsi. Des symptômes graves se produisent et vont en augmentant d'intensité, si bien qu'au bout de quelque temps les malades éprouvent des douleurs, souvent intolérables, dans la région du bas-ventre et de la vessie. Ces douleurs, bientôt accompagnées d'inflammation, se propagent aux organes voisins, et si l'on n'a pas apporté remède au mal, la suppuration succède quelquefois à l'inflammation. Avec la suppuration peuvent se produire de très graves désordres, l'amaigrissement et l'affaiblissement du sujet, la désorganisation de parties essentielles. Finalement, la mort arrive quelquefois à la suite de toutes ces lésions.

De ce que je viens de dire, il est facile de conclure que la présence d'une ou plusieurs pierres dans la vessie constitue une affection des plus graves. Toutefois, le danger est moins grand chez la femme, dont les organes sont disposés de telle sorte, que l'expulsion du corps étranger par les voies naturelles est plus facile à obtenir. Il est rare, en tout cas, que l'organe puisse tolérer la présence du corps étranger. Il y a donc toujours danger sérieux si l'on n'opère pas. D'un autre côté, il faut bien savoir que quand même les malades sont débarrassés de leurs pierres, il existe toujours une prédisposition à voir se renouveler les mêmes accidents, et qu'il faut, par conséquent, surveiller beaucoup leur état.

Je ne puis ici qu'indiquer le traitement à suivre. Ce traitement est quelquefois préventif, c'est-à-dire institué en vue d'empêcher la production de la pierre chez les malades qui y paraissent prédisposés. On donne alors des boissons mucilagineuses et diurétiques, afin de provoquer l'expulsion d'une grande quantité d'urine qui puisse au besoin entraîner au dehors les calculs en voie de formation. Les eaux alcalines peuvent rendre ici quelques services. Inutile de dire que l'on devra éviter tout excès. Il faudra aussi ne pas prolonger trop le séjour au lit.

Lorsque la présence de la pierre est constatée dans la vessie, et que cependant les malades refusent de se soumettre à une opération qui les effraie, on est obligé d'employer seulement le traitement palliatif, qui consiste à combattre, tant bien que mal, les accidents inflammatoires concomitants, au moyen d'émissions sanguines et de calmants.

Mais si l'on veut se rendre maître du mal, il faut absolument recourir au traitement curatif, le seul à l'aide duquel on puisse espérer réellement guérir le mal. Dans ce but, on emploie les lithontriptiques; ce sont des liquides que l'on prend en boissons ou que l'on injecte dans la vessie, afin de dissoudre les calculs qui y sont contenus. Il est à peine nécessaire de dire que la nature du liquide médicamenteux variera, suivant la composition chimique du calcul. Il faut reconnaître que cette méthode n'a pas donné tous les heureux résultats qu'on en avait d'abord espéré.

L'extraction du calcul entier par l'urèthre est une opération assez facile à pratiquer chez la femme, pourvu cependant que la concrétion pierreuse n'ait pas un volume trop considérable. En effet, le canal de l'urèthre, outre qu'il est très court, peut encore être dilaté progressivement jusqu'à pouvoir admettre un doigt de moyenne grosseur. Donc, toutes les fois que la production morbide ne dépas-

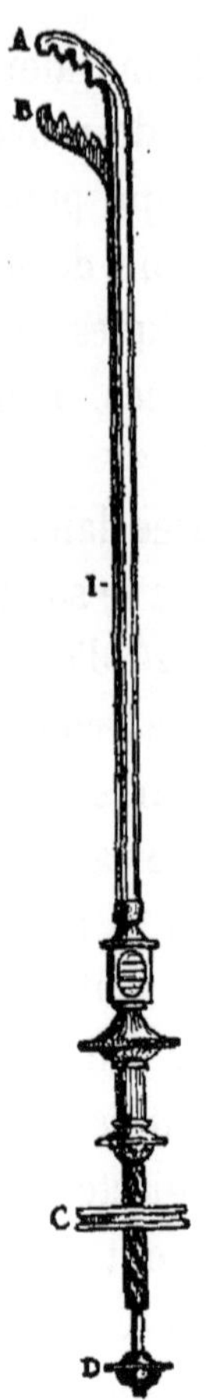

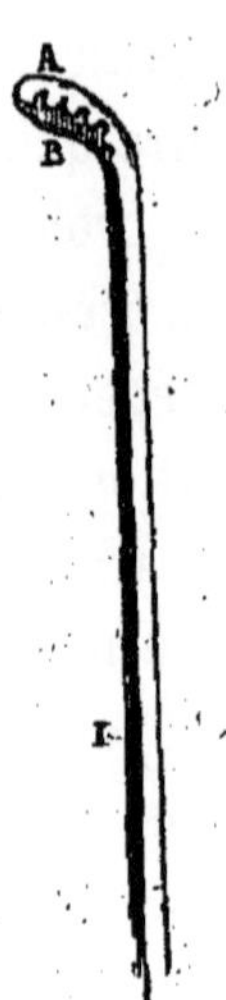

Fig. 40.

Fig. 39.

Cet instrument se compose de deux branches qui glissent l'une sur
l'autre, au moyen d'un mécanisme représenté dans la fig. 39, et se terminent par deux mors que l'on éloigne ou rapproche à volonté.

Fig. 39. D, bouton de la branche interne. C, écrou au moyen duquel
on fait glisser la branche interne I sur l'autre tige. B, mors de la branche interne. A, mors de la branche externe.

Fig. 40. Le même instrument représenté fermé, les deux mors A et
B étant rapprochés. On a supprimé ici le mécanisme décrit plus haut,
inutile à décrire de nouveau. Les deux mors sont ainsi rapprochés quand
on introduit l'instrument dans la vessie.

sera pas ce calibre, on pourra espérer parvenir à l'extraire en entier par cette voie. On se sert pour cela de pinces et d'instruments spéciaux.

Mais plusieurs circonstances, sur lesquelles il serait trop long d'insister, peuvent s'opposer à ce que l'on pratique cette opération. On est alors obligé d'avoir recours à l'opération de la taille ou à la lithotritie. La taille est une opération fort grave et que l'on ne pratique plus guère que quand on ne peut l'éviter. Je n'en parlerai pas davantage ici.

Toutes les fois que cela est possible, et heureusement c'est le plus souvent, on a recours à la lithotritie, opération qui consiste soit à briser, soit à écraser la pierre dans la vessie. Cette dernière méthode est celle que l'on met le plus souvent en usage aujourd'hui. On se sert pour cela d'instruments particuliers que l'on introduit dans la vessie par le canal de l'urèthre. Ces instruments (V. fig. 39, 40), qui généralement ont un volume peu considérable, une fois introduits dans la vessie préalablement remplie d'eau, pour empêcher que les parois de l'organe sóient atteintes, sont mus par un mécanisme particulier que dirige, du dehors, la main de l'opérateur. Bientôt, le calcul se trouve saisi entre les deux mors d'une pince qui le brise, le broie, l'écrase et le réduit en poussière (V. fig. 41). Le plus ordinairement il faut plusieurs séances pour que l'on arrive à briser jusqu'au dernier morceau. Il est facile de comprendre que quand ce résultat est obtenu, il suffit de quelques injections dans la vessie pour la débarrasser complètement de toute trace de concrétion pierreuse.

Tels sont les moyens mis en usage contre cette affection tant redoutée. On voit qu'on ne doit pas la considérer comme incurable. Mais en même temps il faut bien se souvenir de ce que je disais plus haut, c'est-à-dire qu'un calcul vésical constitue une prédisposition fâcheuse, et que l'on doit toujours surveiller l'état des personnes chez lesquelles on a eu occasion d'observer déjà cette affection.

§ 7. — DES CORPS ÉTRANGERS DANS LA VESSE.

On a trouvé dans la vessie des corps de toute espèce, et les annales de la science font mention à cet égard de détails extrêmement curieux. Il y en a certains dont la

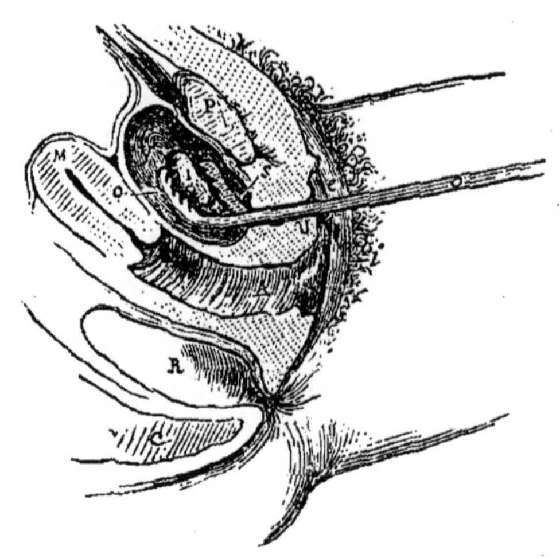

Figure 41.

PIERRE SAISIE DANS LA VESSIE PAR L'INSTRUMENT.

P, os pubis. *e*, petites lèvres. *i*, grandes lèvres. R, intestin rectum. C, os sacrum. A, vagin. M, matrice. — *La malade étant couchée, on introduit dans la vessie* V *la tige* oo, *fermée comme dans la fig. 40, en passant par* U, *canal de l'urèthre. Une fois l'instrument introduit, on écarte, au moyen du mécanisme précédemment décrit, les deux mors s o qui finissent par saisir la pierre ou le corps étranger I.*

présence dans le réservoir de l'urine s'explique tout naturellement, par exemple des fragments de sonde ou de tout autre instrument, des esquilles d'os brisés, des projectiles lancés par les armes à feu ; d'autres fois ce sont les matières stercorales qui, ayant traversé certaines parois, viennent se loger dans la vessie. Des fragments de pessaires ont pu y parvenir de la même manière. Mais dans quelques cas, il est absolument impossible de se rendre compte de la manière dont les corps étrangers ont pu se trouver introduits dans la vessie, à moins peut-être de soupçonner quelque acte de libertinage dépravé, moins rare qu'on ne serait porté à le penser chez certaines personnes. A ce sujet, l'expérience prouve surabondamment ce que j'avance ici.

Quel que soit le corps étranger introduit dans la vessie. et de quelque manière qu'il y soit arrivé, il se forme en très peu de jours autour de lui des incrustations nombreuses qui peuvent devenir le noyau d'un calcul. Et de fait, les symptômes qui révèlent la présence du corps étranger sont assez analogues à ceux de la pierre. Chez la femme, il peut arriver quelquefois, mais rarement cependant, que le corps étranger soit entraîné spontanément au dehors par les urines. Dans d'autres cas, malheureusement plus fréquents, leur présence peut occasionner des désordres graves, notamment l'ulcération et par suite la perforation des parois de la vessie.

Le traitement présente une indication unique, c'est-à-dire d'extraire le corps étranger. On procède à cette opération à l'aide de divers instruments fabriqués dans ce but. On a soin de remplir d'abord la vessie d'eau, et en introduisant le doigt dans le vagin, on peut facilement diriger le corps étranger sur les serres de l'instrument. Chez la femme, on peut quelquefois parvenir au même but, en dilatant convenablement le canal de l'urèthre par lequel on introduit un doigt qui saisit le corps étranger, et l'attire au dehors. Dans les cas où le corps étranger est trop volumineux, il faut d'abord le briser comme on le fait pour les calculs, et attirer ensuite au dehors chacun des morceaux.

En terminant ce qui a rapport aux diverses lésions des voies urinaires, je tiens à constater que les opérations auxquelles elles donnent lieu sont généralement plus faciles à pratiquer chez la femme.

[illegible]
[illegible]
[illegible]
[illegible]
[illegible]
[illegible]
[illegible]
[illegible]
[illegible] con-
[illegible]

TABLE DES MATIÈRES

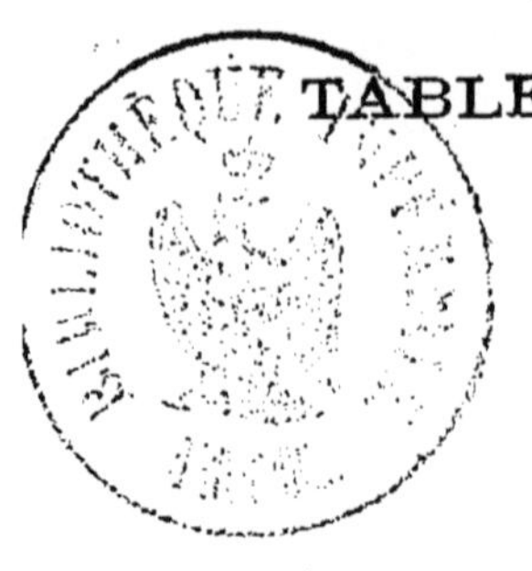

PREMIÈRE PARTIE.

MALADIES DÉPENDANT D'UN ÉTAT GÉNÉRAL DE L'ÉCONOMIE.

SECONDE PARTIE.

MALADIES DE L'APPAREIL GÉNITAL.

TROISIÈME PARTIE.

MALADIES DE L'APPAREIL URINAIRE.

Rouen, J. LECERF, imprimeur de la Cour Impériale et de la Mairie,
rue des Bons-Enfants, 46-48.

www.ingramcontent.com/pod-product-compliance
Ingram Content Group UK Ltd.
Pitfield, Milton Keynes, MK11 3LW, UK
UKHW020114130726
13696UKWH00001B/42